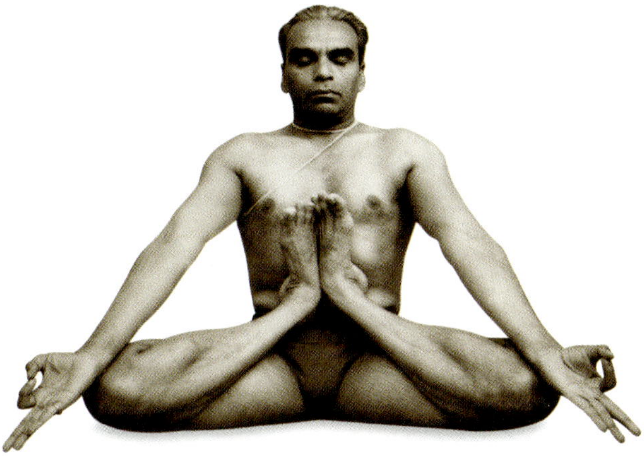

# Yoga Iyengar

# Yoga Iyengar

## Initiation aux 23 postures classiques

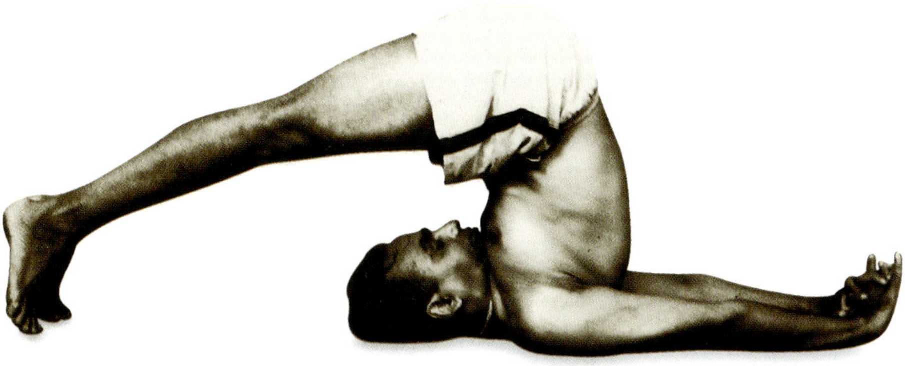

Quatrième édition

B.K.S Iyengar

LE COURRIER DU LIVRE
27, rue des Grands-Augustins
75006 Paris

DIRECTRICE ÉDITORIALE : Ranjana Sengupta
DIRECTRICE ARTISTIQUE : Aparna Sharma
ÉDITEURS : Dipali Singh, Sheema Mookherjee, Larissa Sayers
MAQUETTISTES : Ankita Saha, Nikki Dugal
ASSISTANTS ARTISTIQUES : Sunil Sharma, Pankaj Sharma, Harish Aggarwal
DIRECTRICE DE COLLECTION : Prita Maitra
DIRECTRICE DE COLLECTION : Penny Warren
CONTROLEUR ÉDITORIAL : Shuka Jain
CONTROLEUR ÉDITORIAL : Marianne Markham

Titre original :
*Iyengar yoga for beginners*

Publié pour la première fois en Grande-Bretagne en 2006
par Dorling Kindersley Limited
80 Strand, Londres WC2R ORL Royaume-Uni,
A Penguin Random House Company

Traduit de l'anglais par Julie Duran



ISBN : 978-2-7029-1131-0

Imprimé en Chine.

# SOMMAIRE



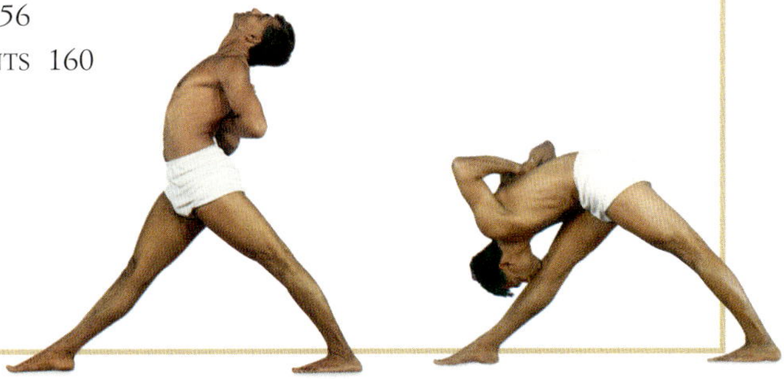

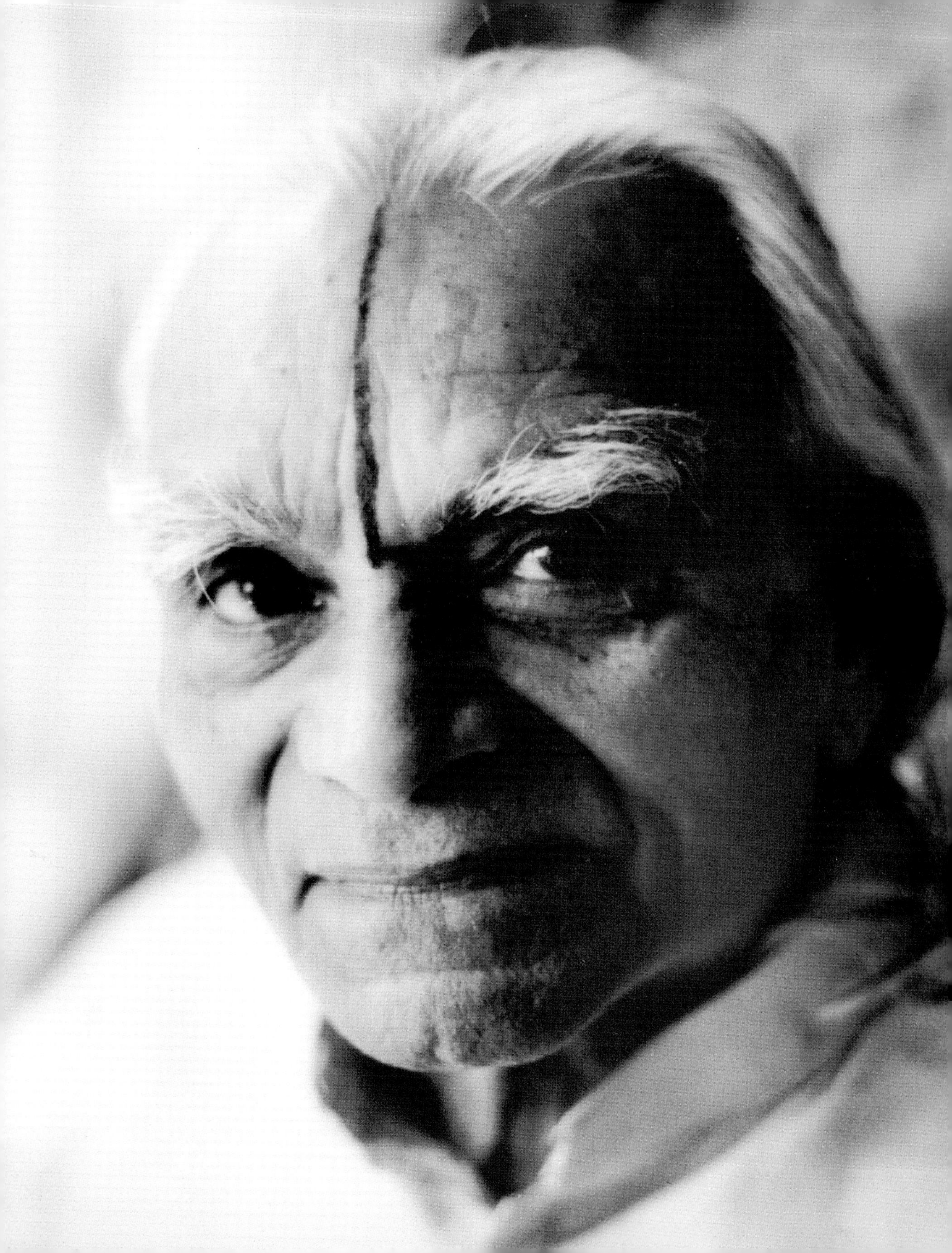

# AVANT-PROPOS

Le yogacharya B.K.S. Iyengar

**Tout le monde peut pratiquer le yoga.** Nul besoin d'être un expert ni d'être au sommet de sa forme physique pour pratiquer les asanas décrites dans ce livre. La vie moderne est usante et peut amener douleurs physiques et maladies, parce que nous négligeons notre corps en le soumettant à une course effrénée à la recherche du succès matériel. Le stress de la vie moderne peut aussi mener à la souffrance psychologique : sentiment d'infériorité, d'isolement, d'impuissance. Le yoga aide à réunir les plans physique et mental, ce qui amène une sensation d'équilibre intérieur et extérieur, que j'appelle alignement. Le véritable « alignement » signifie que le mental intérieur atteint chaque cellule et chaque fibre du corps.

Depuis soixante-dix ans que j'enseigne et que je pratique le yoga, j'ai pu me rendre compte que certains élèves n'accordent d'attention qu'aux aspects physiques du yoga. Leur pratique ressemble à une rivière au cours impétueux, sautant, retombant, mais qui manque de profondeur et n'a pas de direction bien précise. Parce qu'il se préoccupe aussi de ses besoins psychologiques et spirituels, un élève qui pratique sincèrement le yoga devient une rivière au flot tranquille, qui permet d'irriguer et de fertiliser les terres qui l'entourent. De la même façon que l'on ne peut se baigner deux fois dans la même rivière, chaque asana vous apporte une énergie vitale renouvelée.

Je me suis efforcé dans ce livre de me concentrer sur la technique, pour que les débutants eux-mêmes puissent comprendre comment il faut pratiquer les asanas pour en retirer un bénéfice maximum. En utilisant quelques accessoires simples, des élèves de capacités différentes peuvent peu à peu augmenter leur force physique, leur confiance en soi et leur souplesse, sans risquer de se faire mal ni de se blesser. Les techniques de yoga décrites et illustrées dans ce livre peuvent aussi être d'un précieux secours pour ceux qui souffrent de troubles physiques ou psychologiques spécifiques. Une pratique régulière leur permettra d'augmenter la force intérieure et la résistance naturelle du corps, de réduire la douleur et de s'attaquer à la racine du problème plutôt qu'à ses seuls symptômes. À travers le monde, les gens prennent conscience que les thérapies alternatives mènent à la santé de façon plus directe que les thérapies conventionnelles. J'espère que ce livre aidera tous ceux qui souhaitent changer leur vie par le yoga.
Puisse la bénédiction du yoga vous accompagner.

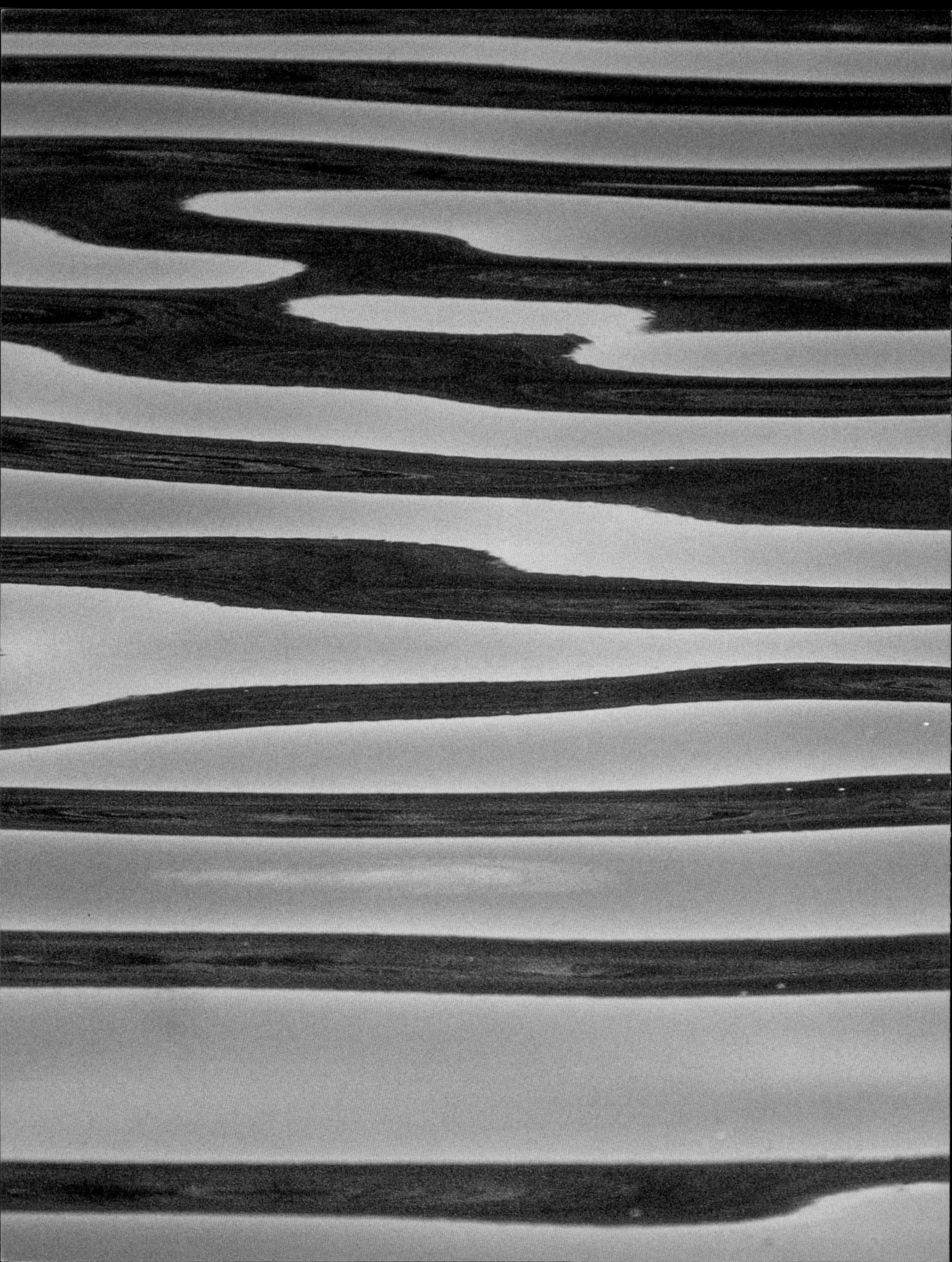

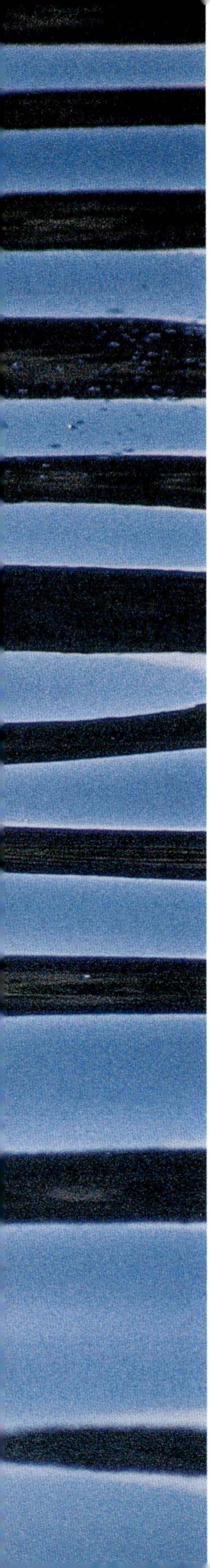

CHAPITRE 1

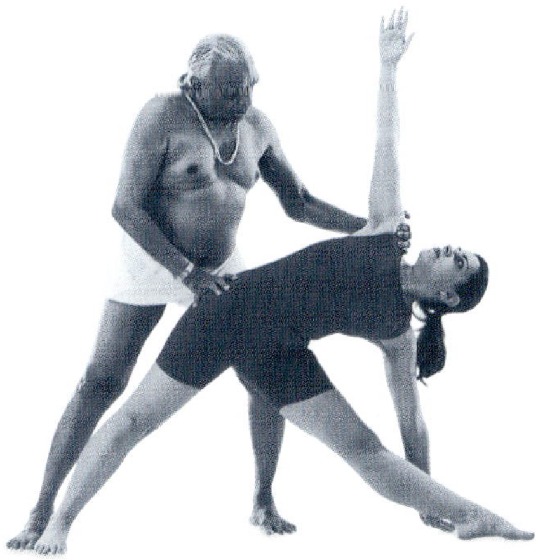

*« Le yoga est comme une lumière qui une fois allumée ne s'éteint plus jamais. Plus on pratique, plus la flamme est vive. »*

# *Qu'attendre du yoga ?*

Le but premier du yoga est de permettre au mental de recouvrer sa simplicité et sa paix, de se libérer de la confusion et de la détresse. Ce profond sentiment de calme vient de la pratique des asanas et du pranayama. Au contraire d'autres formes d'exercice qui sont fatigantes et usantes pour les muscles et les os, le yoga régénère doucement le corps. En revigorant le corps, le yoga libère le mental des sentiments négatifs causés par le rythme de la vie moderne. La pratique du yoga vous permet de faire le plein d'espoir et d'optimisme. Elle vous aide à surmonter tous les obstacles sur la voie qui mène à une santé parfaite et au contentement spirituel. C'est une véritable renaissance.

# Les buts du yoga

*La pratique du yoga vise à repousser les limites du corps. Le yoga nous enseigne que le but de la vie est de faire le voyage qui mène à l'âme. Le yoga offre à la fois le terme du voyage, son but et le moyen de l'atteindre.*

Lorsqu'il existe une harmonie parfaite entre le corps et le mental, nous atteignons la réalisation de soi. Le yoga nous enseigne que les obstacles que nous rencontrons sur le chemin de la réalisation de soi se manifestent par des indispositions physiques ou mentales. Lorsque notre état physique est déséquilibré, cela se répercute sur notre état mental : ce qui se dit en sanscrit *chittavritti*. La pratique du yoga nous permet de vaincre ce déséquilibre. Les asanas, ou postures du yoga, peuvent guérir *vyadhi*, les troubles du corps, et corriger *angamejayatva*, l'instabilité du corps. La pratique du yoga régule *shvasa-prashvasa*, qui se traduit par « respiration inégale » et qui est l'un des signaux du stress. Les asanas tonifient le corps tout entier. Elles renforcent les os et les muscles, corrigent la posture, améliorent la capacité respiratoire et augmentent l'énergie. Ce bien-être physique a un impact bénéfique sur le mental, lui apportant force et paix.

**Les asanas et le pranayama**

La pratique des asanas purifie le corps. De la même façon qu'un orfèvre chauffe l'or à la flamme pour le débarrasser de ses impuretés, les asanas, en augmentant la circulation du sang frais à l'intérieur du corps, le purgent de ses maladies et de ses toxines, conséquences d'un mode de vie irrégulier, d'habitudes malsaines et d'une mauvaise posture. Une pratique régulière des étirements, torsions, flexions et postures inversées, qui sont les mouvements de base des asanas, rend au corps sa force et sa vigueur. Les asanas ainsi que le pranayama (contrôle de la respiration) sont capables de rectifier les troubles physiques, physiologiques et psychologiques. Ils ont un impact positif sur les effets du stress et des maladies. Le yoga peut être bénéfique, entre autres, dans les cas d'ostéoarthrose, d'hypertension et d'hypotension, de diabète, d'asthme, d'anorexie.

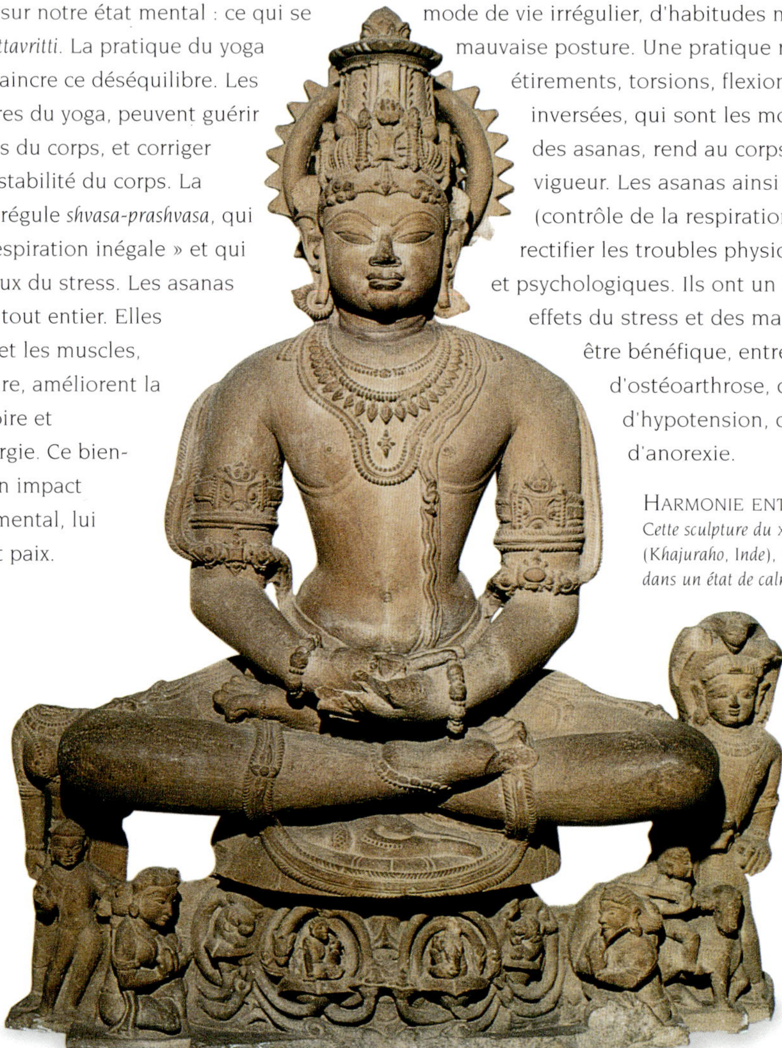

HARMONIE ENTRE LE CORPS ET L'ÂME
*Cette sculpture du Xe siècle, le* Yoga Narayan *(*Khajuraho, Inde*), représente le dieu* Vishnou *dans un état de calme yoguique profond.*

### Le mental et le corps

Le corps et le mental sont en interaction constante. La science du yoga ne reconnaît pas de démarcation entre l'endroit où finit le corps et là où commence le mental, mais appréhende les deux comme une seule entité intégrée. Les soucis de la vie quotidienne imposent un stress non négligeable au corps et au mental. Cela crée de l'anxiété, un sentiment de dépression, d'inquiétude et de colère. Les asanas, tout en donnant l'impression de n'agir que sur le corps physique, ont en fait une certaine influence sur l'équilibre chimique du cerveau, ce qui à son tour améliore l'état mental.

Les obstacles à cet équilibre parfait ont été définis il y a environ deux mille ans par le sage Patanjali dans les *Yoga Sutras*. Les historiens ne sont pas d'accord sur les dates exactes, mais il est établi que les sutras, ou aphorismes sur la philosophie et la pratique du yoga, ont été compilés entre 300 av. J.-C. et l'an 300 de notre ère, et que le corpus complet était appelé *Patanjala Yoga Darshana*. Dans le chapitre final des *Yoga Sutras*, le « Samadhi Pada », Patanjali discute des désordres qui sont à la racine de la souffrance. Selon le sage, les *vyadhi* ou les maladies physiques créent un bouleversement émotionnel. La tâche du yoga est de s'attaquer aux deux.

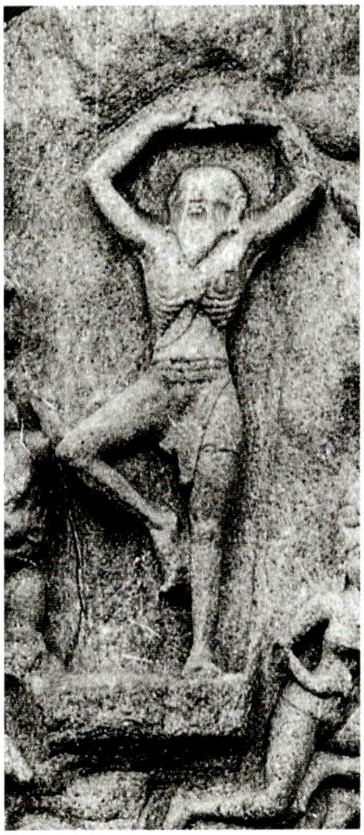

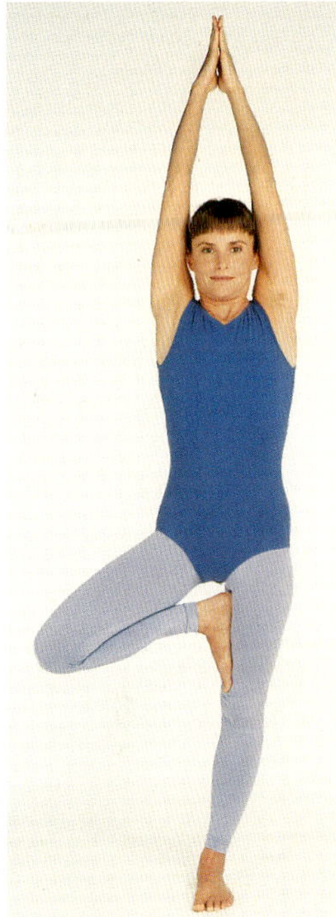

Tradition immémoriale

*Ce bas-relief du IVe siècle à Mahabalipuram, en Inde, et cette femme d'aujourd'hui montrent que certains mouvements classiques sont éternels.*

*« Après la pratique du yoga, le mental est tranquille et paisible. »*

Soulager la douleur est, encore aujourd'hui, l'une des principales raisons pour lesquelles les gens se tournent vers le yoga. Les asanas font travailler des parties spécifiques du corps avec pour effet d'apaiser et de détendre le mental. Les asanas inversées, par exemple, calment et stimulent le cerveau en même temps ; elles activent les glandes et les organes vitaux en apportant une quantité de sang frais au cerveau, lui permettant ainsi d'être à la fois alerte et détendu.

Le yoga possède la capacité unique de calmer les nerfs. Les nerfs fonctionnent comme une interface entre le corps physiologique et le corps psychologique (*voir page* 42). La pratique du yoga a un impact holistique en ce qu'elle détend le corps tout en calmant le mental.

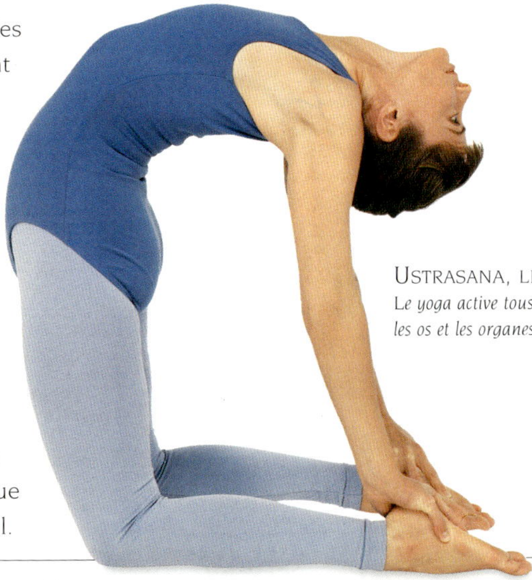

Ustrasana, le Chameau

*Le yoga active tous les muscles, les os et les organes.*

**Les étapes du yoga**

Le but premier du yoga est de rendre au mental sa simplicité, sa paix, son équilibre, de le libérer de la confusion et de la détresse. Cette simplicité, ce sentiment d'ordre et de calme viennent de la pratique des asanas et du pranayama. Les asanas unissent le corps, le mental, l'intelligence et, finalement, le soi profond en quatre étapes. La première étape, *arambhavastha*, est celle où la pratique se concentre seulement sur le corps physique. La deuxième étape est *ghatavastha*, lorsque le mental apprend à se mouvoir à l'unisson du corps. La troisième étape, *parichayavastha*, est atteinte lorsque l'intelligence ne fait plus qu'un avec le corps. L'étape finale est *nishpattyavastha*, l'état de perfection (*voir page* 42).

À travers ces étapes, la conscience spirituelle est peu à peu éveillée chez l'aspirant. *Dukkha*, la souffrance, ou douleur, s'évanouit et l'art de vivre dans la simplicité et la paix est ainsi réalisé.

**Le yoga comble un vide spirituel**

Le monde d'aujourd'hui est principalement tourné vers les possessions matérielles, ce qui contribue à créer un grand vide spirituel dans nos vies. Notre style de vie est inutilement compliqué et nous sommes en proie au stress, du fait de nos propres actions. Notre existence nous semble stérile et dénuée de sens. Il manque une dimension spirituelle à nos vies et à nos relations. Cela a conduit de nombreuses personnes au tempérament contemplatif à se rendre compte que le réconfort et l'inspiration, la paix et le bonheur ne peuvent pas venir de notre environnement extérieur, mais doivent être trouvés à l'intérieur.

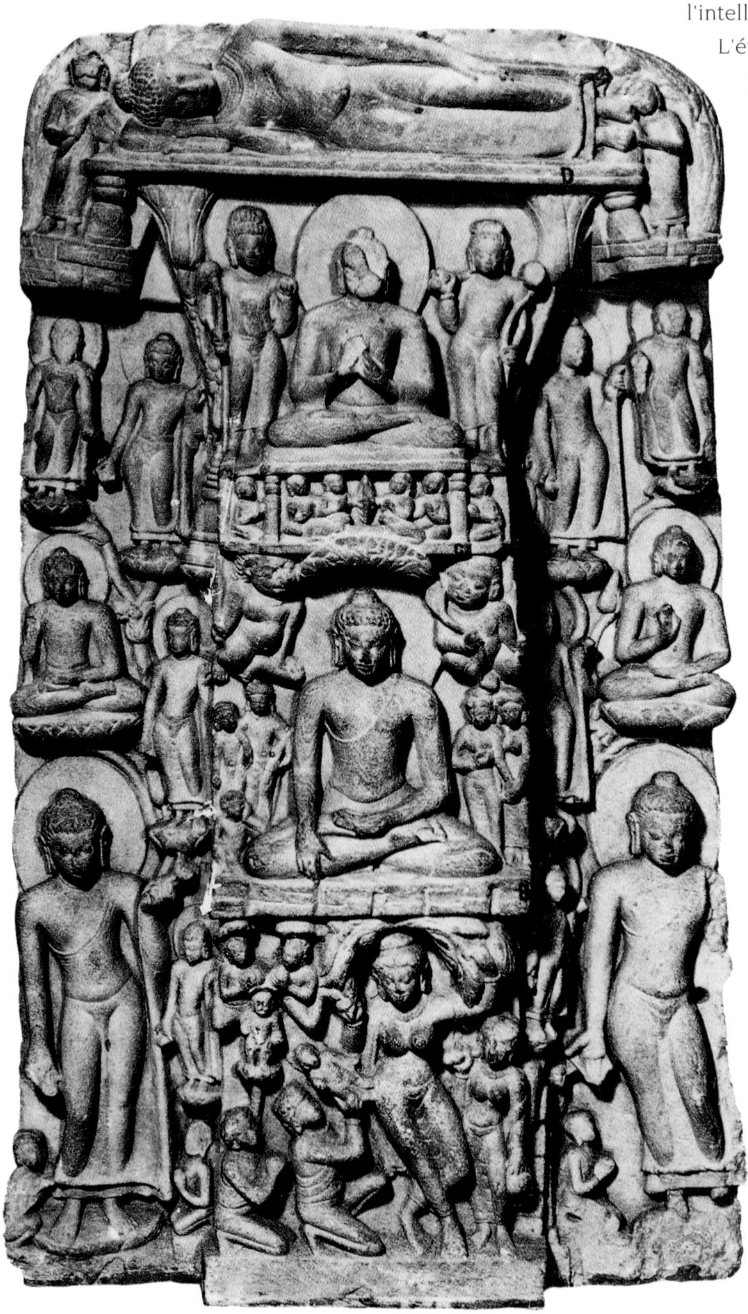

Les quatre étapes du Bouddha sur la voie de la réalisation de soi
*Cette frise du Vᵉ siècle qui se trouve à Sarnath, en Inde, représente les quatre évènements les plus importants de la vie du Bouddha. De bas en haut : la naissance du Bouddha, issu de la hanche de sa mère ; l'éveil à Bodh-Gaya ; Bouddha prêchant à ses disciples ; l'ascension vers le royaume céleste.*

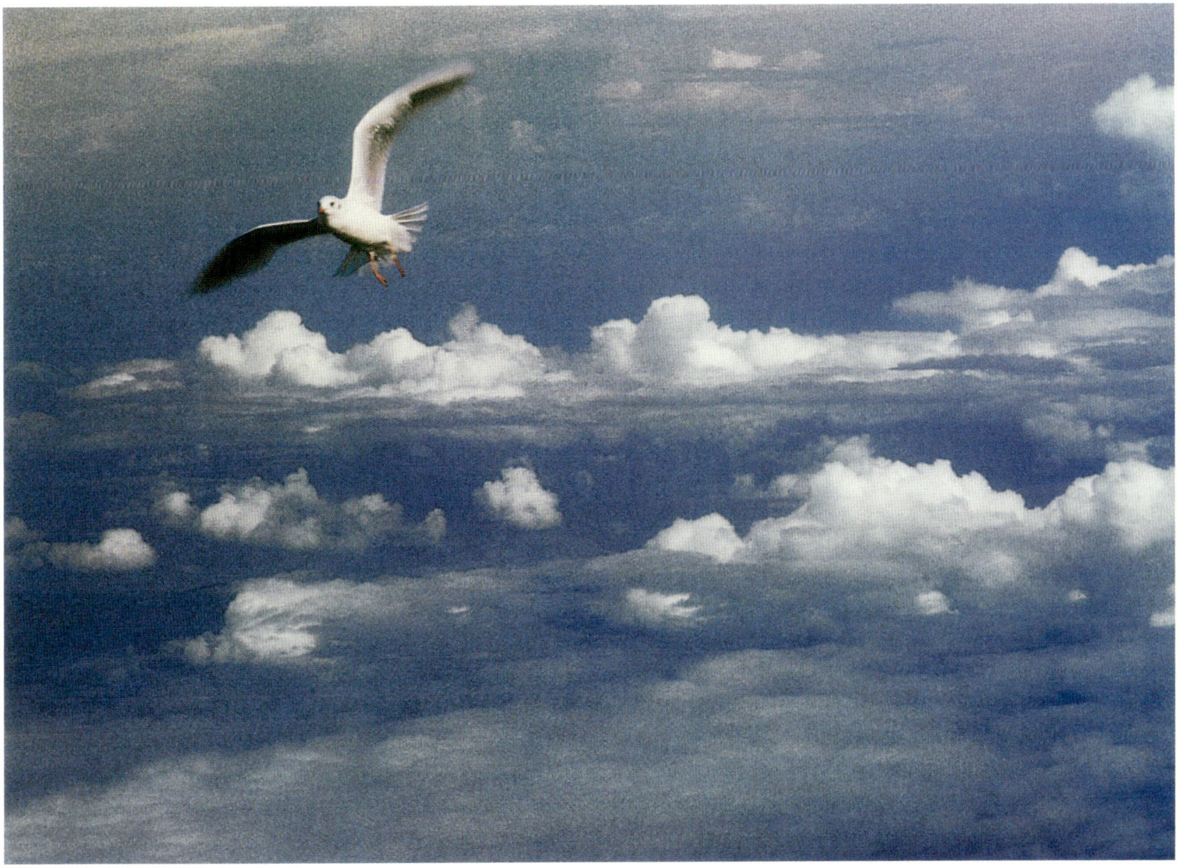

LE YOGA VOUS LIBÈRE
*Lorsque vous pratiquez le yoga, votre mental est libéré de ses entraves.*

**LA LIBERTÉ DU YOGA**

L'impact du yoga ne se réduit jamais à sa dimension physique. Les asanas, lorsqu'elles sont pratiquées correctement, sont un pont entre les sphères du physique et du mental. Le yoga endigue les sentiments de souffrance, de fatigue, de doute, de confusion, d'indifférence, de paresse, d'illusion et de désespoir qui nous assaillent de temps en temps. L'esprit du yoga refuse tout simplement d'accepter de telles émotions négatives, et cherche à surmonter ces sentiments qui ne sont que des turbulences sur la voie de la libération totale de soi. Une fois devenus des pratiquants sincères du yoga, nous cessons d'être tourmentés par ces états d'esprit malheureux et décourageants. Le yoga illumine votre vie. Si vous pratiquez avec sincérité, avec sérieux et avec honnêteté, sa lumière s'étendra à tous les aspects de votre vie. Une pratique régulière vous amènera à reconsidérer sous un jour nouveau votre vie et vos buts. Elle vous aidera à venir à bout des obstacles qui vous séparent d'une bonne santé et de la stabilité émotionnelle. De cette façon, le yoga vous aidera à atteindre l'émancipation et la réalisation de soi, qui sont les buts ultimes de la vie de chaque individu.

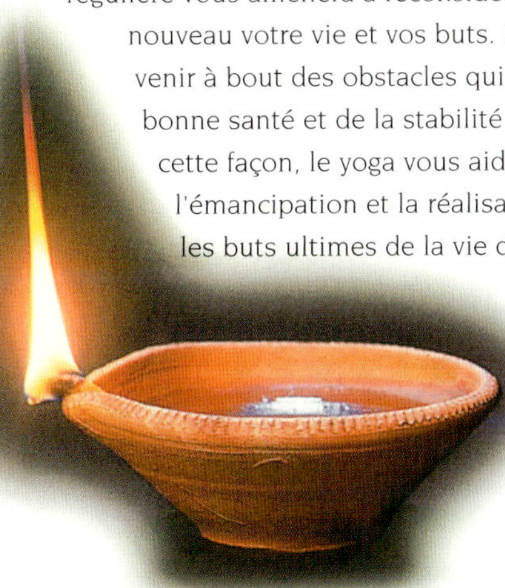

UNE FLAMME QUI NE VACILLE PAS
*Le yoga illumine votre vie et vous aide à vous voir vous-même sous un nouveau jour.*

# Que signifie le yoga ?

*Le yoga est un art ancien, fondé sur un savoir extrêmement subtil : celui du corps, du mental et de l'âme. La pratique prolongée du yoga conduira peu à peu l'élève à un sentiment de paix et à la conscience de ne faire qu'un avec son environnement.*

La plupart des gens savent que la pratique du yoga rend le corps fort et souple. Il est aussi bien connu que le yoga améliore le fonctionnement des systèmes respiratoire, digestif, circulatoire et hormonal. Le yoga apporte encore stabilité émotionnelle et clarté du mental, mais tout cela n'est que le début du voyage vers le samadhi, ou la réalisation de soi, qui est le but ultime du yoga.

Les sages qui méditaient sur la condition humaine il y a de cela deux mille ans en arrivèrent à définir quatre voies pour atteindre la réalisation de soi : *jnana marg*, la voie de la connaissance, qui consiste à apprendre à faire la différence entre le réel et l'irréel ; *karma marg*, la voie du service désintéressé, sans espoir de récompense ; *bhakti marg*, la voie de l'amour et de la dévotion ; et finalement *yoga marg*, la voie par laquelle le mental et ses actions sont peu à peu contrôlés. Toutes ces voies mènent au même but : le samadhi.

Le mot « yoga » vient de la racine sanscrite *yuj*, qui signifie « joindre », « mettre sous le joug » ; le sens qui en dérive est « concentrer son attention sur » ou « utiliser ». En termes philosophiques, le yoga consiste en l'union de l'âme individuelle, ou *jivatma*, avec l'âme universelle, ou *paramatma*. Cette union a pour résultat un état parfait de conscience dans lequel le sentiment de « je » n'existe tout simplement plus. L'union du corps et du mental, puis l'union du mental avec le soi sont des préludes à cette autre union. Le yoga constitue ainsi une expérience intérieure dynamique qui unit le corps, les sens, le mental et l'intelligence avec le soi.

Le sage Patanjali était un maître en yoga et une âme totalement éveillée. Ce grand penseur savait ressentir de l'empathie pour les joies et les peines de son peuple. Ses réflexions, ainsi que celles d'autres grands sages, sur les voies par lesquelles une personne peut réaliser pleinement son potentiel sont décrites dans les 196 *Yoga Sutras*.

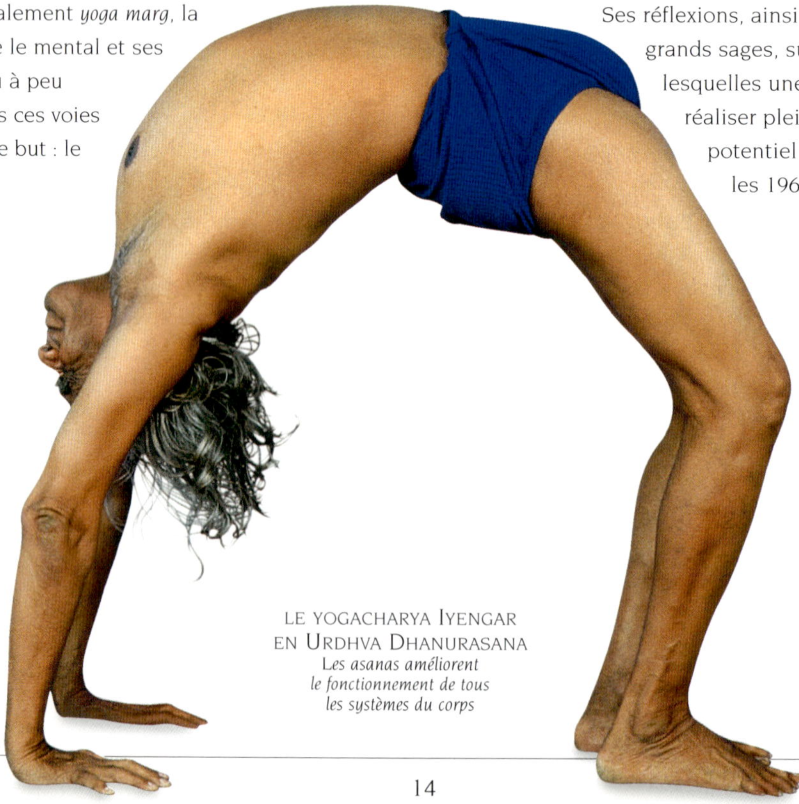

LE YOGACHARYA IYENGAR
EN URDHVA DHANURASANA
*Les asanas améliorent le fonctionnement de tous les systèmes du corps*

### Où mène la voie du yoga ?

Si l'on en croit *Patanjali*, le but du yoga est de calmer le chaos de pulsions et de pensées contradictoires qui s'agitent dans notre mental. Le mental, qui est à l'origine de ces pensées et pulsions, a une inclination naturelle vers *asmita*, l'égoïsme. De là viennent les préjugés et les partis pris qui amènent douleur et souffrance dans notre vie de tous les jours. La science du yoga localise l'intelligence à deux endroits : le cœur et la tête. L'intelligence du cœur, que l'on appelle aussi quelquefois « le mental racine », est en fait l'agent principal d'*ahankara*, ou orgueil erroné, qui trouble l'intelligence de la tête et provoque des variations désordonnées dans le corps et le mental.

Patanjali décrit ces afflictions de la façon suivante : *vyadhi* ou troubles du corps, *styana* ou réticence à se mettre au travail, *samshaya* ou doute, *pramada* ou indifférence, *alasya* ou paresse, *avirati* ou désir pour les satisfactions des sens, *bharanti darshana* ou connaissance erronée, *alabdha bhumikatva* ou indisposition, manque de goût pour quelque chose, *angamejayatva* ou instabilité du corps, et finalement *shvasa-prashvasa* ou respiration instable. Seul le yoga peut venir à bout de ces afflictions et discipliner le mental, les émotions, l'intellect et la raison.

### Le yoga astanga

Le yoga est aussi connu sous le nom de *yoga astanga*. Astanga signifie « huit membres » ou « étapes » (*voir page* 29) ; ce yoga se subdivise en trois disciplines. La première, *bahiranga-sadhana*, comprend les pratiques éthiques sous la forme de *yamas*, ou principes éthiques généraux, et de *niyamas*, ou contrôles de soi, et les pratiques physiques sous la forme des asanas et du pranayama. La deuxième, *antaranga-sadhana*, est une discipline mentale ou émotionnelle qui arrive à maturité grâce au pranayama et au *pratyahara*, ou détachement mental. Enfin, *antaratma-sadhana* consiste en la quête de l'âme, couronnée de succès grâce à *dharana*, *dhyana* et *samadhi*.

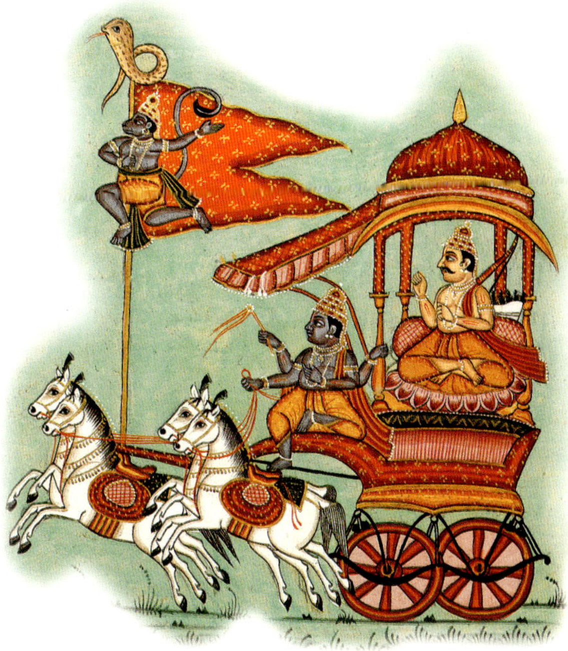

Krishna conduisant le char du guerrier Arjun
*Leurs conversations sont rapportées dans la Bhagavad Gita, la principale source de la philosophie du yoga.*

Dans cette quête spirituelle, il est important de se souvenir du rôle du corps. Le *Kathopanishad*, un texte très ancien compilé entre 300 et 400 avant J.-C., compare le corps à un char, les sens à des chevaux et le mental aux rênes. L'intellect est le conducteur du char et l'âme en est le maître. Si un quelconque accident arrivait au char, aux chevaux, aux rênes ou au conducteur, le char et son conducteur auraient à en souffrir, de même que le maître du char.

Mais, déclare Patanjali dans le sutra 11.28 de ses *Yoga Sutras* : « La pratique du yoga détruit les impuretés du corps et du mental, permettant ainsi à la maturité en intelligence et en sagesse de rayonner depuis le centre de l'être, pour qu'elle puisse être à l'unisson avec le corps, les sens, le mental, l'intelligence et la conscience. »

*« Le but du yoga est de calmer le chaos des pulsions contradictoires. »*

# La voie qui mène à la santé

*Une bonne santé vient d'une communication parfaite entre chaque partie du corps et du mental, lorsque chaque cellule communie avec les autres. Bien que le yoga soit essentiellement un savoir spirituel, il amène un sentiment de bien-être physique et émotionnel.*

LA SANTÉ ne consiste pas seulement à être libre de toute maladie. Pour que la santé soit bonne, il faut que les articulations, les tissus, les muscles, les cellules, les nerfs, les glandes et tous les systèmes du corps soient dans un état parfait d'équilibre et d'harmonie. La santé est un état d'équilibre parfait entre le corps, le mental, l'intellect et l'âme.

La santé est semblable au flot d'une rivière, toujours frais et pur, constamment en mouvement. Les êtres humains sont une combinaison complexe d'organes sensoriels et d'organes d'action, à quoi viennent encore s'ajouter le mental, l'intelligence, la conscience intérieure et la conscience morale. La pratique du yoga travaille tous ces composants à la fois. Les asanas permettent d'assurer une distribution idéale de l'énergie vitale, qui amène un état de calme dans le mental. Celui qui pratique le yoga sait faire face à la vie ; il n'est plus victime mais maître de ce qui lui arrive, en ayant le contrôle des différentes situations de sa vie, des circonstances et de son environnement.

Les asanas restaurent parfaitement l'équilibre des systèmes respiratoire, digestif excréteur, circulatoire, nerveux, hormonal et reproductif. L'harmonie dans le corps amène la paix mentale et augmente la clarté de l'intellect.

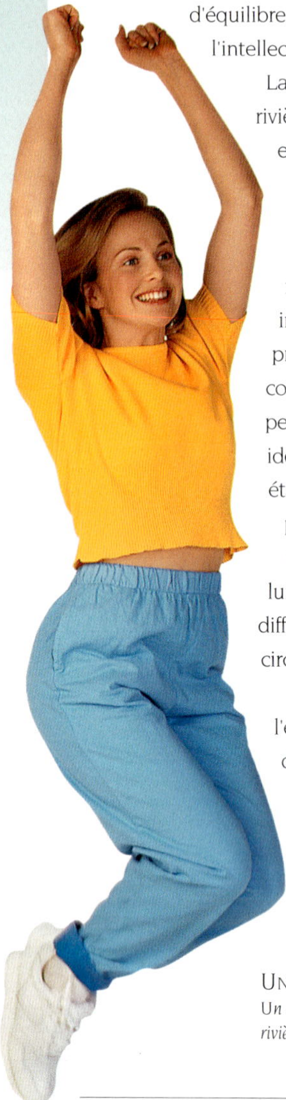

UNE BONNE SANTÉ
*Un corps sain ressemble à l'eau d'une rivière : il est toujours frais et pur.*

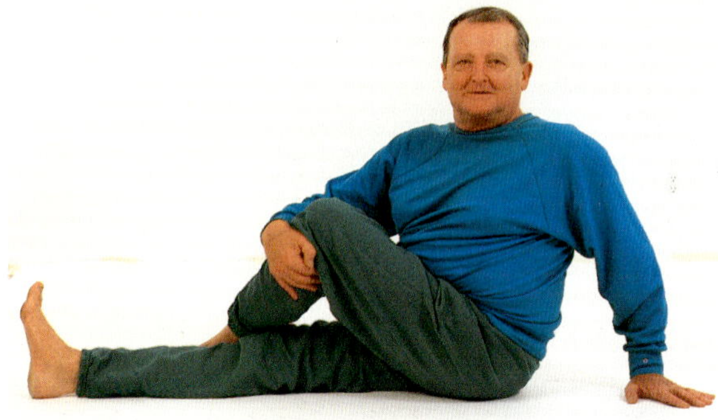

LE YOGA CONVIENT À TOUS
*Il existe des asanas pour chaque constitution, quel que soit l'âge ou la condition physique.*

**HARMONIE DU CORPS ET DU MENTAL**

Les asanas pourvoient aux besoins de chaque individu selon sa constitution spécifique et selon sa condition physique. Elles mettent en œuvre des mouvements horizontaux, verticaux, cycliques, qui apportent de l'énergie au corps tout entier en amenant un afflux de sang frais dans les parties du corps qui en ont le plus besoin. Le yoga accorde de l'attention à chaque cellule, répond à ses besoins et y pourvoit en lui apportant une quantité de sang neuf, lui permettant ainsi de fonctionner sans problèmes.

Le mental est naturellement actif et dynamique, tandis que l'âme est lumière. Cependant, les corps qui ne sont pas en bonne santé ont tendance à abriter un mental inerte, morne et lent. La pratique du yoga vient à bout de cette inertie physique pour amener le corps au niveau du mental actif. Enfin, le corps et le mental s'élèvent tous deux au niveau du soi éveillé.

La pratique du yoga stimule et change les attitudes émotionnelles, convertissant l'appréhension en courage, l'indécision et le manque de discernement en capacité à prendre des décisions positives, et l'instabilité émotionnelle en confiance et en équilibre intellectuel.

# Les bienfaits des postures

*Les asanas sont tirées des trois positions de base de l'être humain : debout, assise, couchée. Mais ce ne sont pas des mouvements à répéter de façon mécanique. Elles ont une logique que l'on doit intérioriser si on veut les pratiquer correctement.*

LE TERME sanscrit *asana* est souvent traduit par « pose » ou « posture du yoga ». Aucune des deux traductions n'est totalement exacte, parce qu'elles ne transmettent pas l'élément de conscience ou de pensée qui doit donner sa forme à chaque mouvement de l'asana. La posture finale de l'asana est atteinte lorsque toutes les parties du corps sont correctement positionnées, avec concentration, conscience et intelligence.

Afin d'y parvenir, il vous faut réfléchir à la structure de l'asana. Il vous faut prendre conscience des différents points en imaginant comment vous ajusterez et arrangerez chaque partie de votre corps anatomique, et en particulier les membres, pour accomplir ces mouvements.

Il vous faudra ensuite « mouler » votre corps dans la structure de l'asana, en vous assurant que la symétrie entre les deux côtés du corps est parfaite, pour parvenir finalement au point où aucune tension superflue n'affectera ni organe, ni muscle, ni os, ni articulation.

### IMPORTANCE DE LA PRATIQUE DES ASANAS

La pratique des asanas a un impact bénéfique sur le corps tout entier. Non contentes de tonifier les muscles, les tissus, les ligaments, les articulations et les nerfs, les asanas aident aussi au bon fonctionnement de tous les systèmes qui constituent le corps, tout en contribuant à leur santé. Elles détendent le corps et le mental, leur permettant de récupérer de la fatigue, des faiblesses et du stress de la vie quotidienne. Les asanas relancent aussi le métabolisme, la circulation lymphatique et les sécrétions hormonales, amenant ainsi l'équilibre chimique du corps.

Il est important de continuer à pratiquer jusqu'à se sentir totalement à l'aise dans la posture finale. Ce n'est qu'à ce moment-là que l'on ressent tous les bienfaits de l'asana. Patanjali observe dans le sutra, 11.47 des *Yoga Sutras* : « La perfection dans l'asana est atteinte lorsque la posture est réalisée sans effort et que l'on atteint en soi l'être infini. »

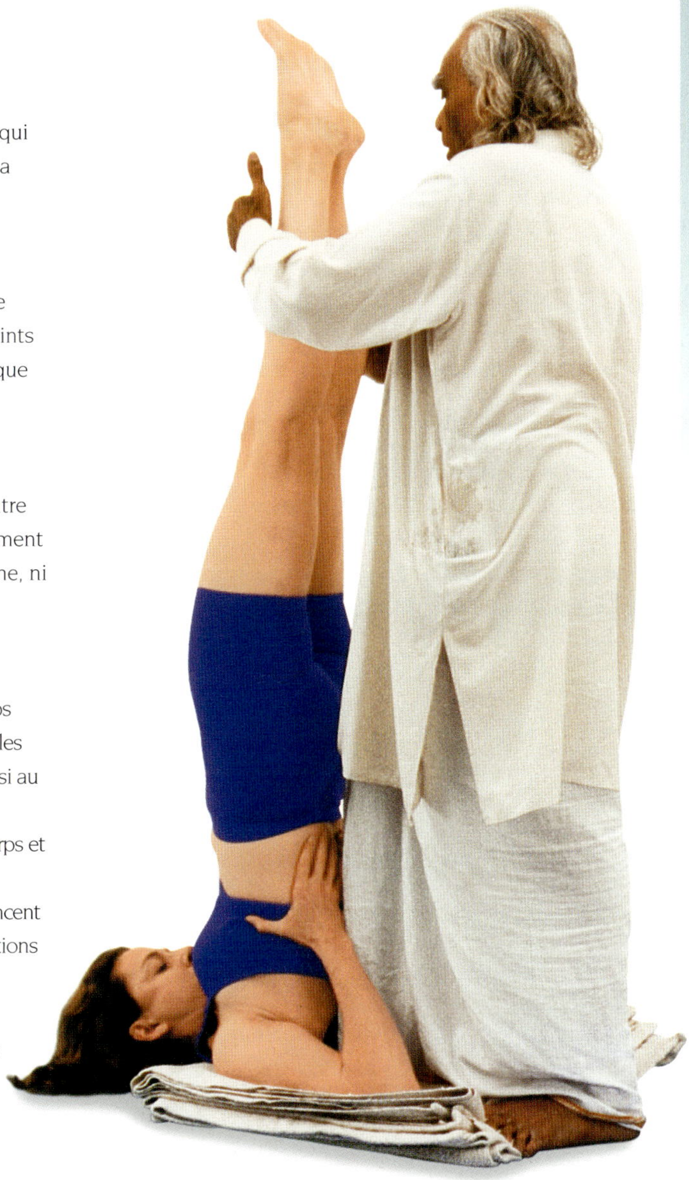

UN ÉQUILIBRE PARFAIT
*Le professeur Iyengar, yogacharya, pare une élève en Salamba Sarvangasana.*

# Le yoga et la forme physique

*La plupart des types d'exercices physiques sont de nature compétitive. Le yoga, bien qu'il ne soit pas compétitif, comporte tout de même des défis. Le défi principal est lancé à la volonté. C'est une compétition entre le soi et le corps.*

L'EXERCICE physique implique habituellement des mouvements rapides et puissants. Ses actions répétées mènent à l'effort, à la tension, à la fatigue. Les asanas au contraire, impliquent des mouvements qui apportent de la stabilité au corps, aux sens, au mental, à l'intellect, à la conscience, ainsi qu'à la conscience morale. L'essence même d'une asana est un mouvement uniforme, un processus qui ne finit pas simplement dans le calme, mais y trouve sa réalisation.

La plupart des maladies sont provoquées par des variations désordonnées dans le cerveau et dans les comportements habituels du corps. Dans la pratique yoguique, le cerveau ainsi que les sens sont apaisés, les perceptions sont modifiées : tout cela contribue à engendrer un sentiment de calme et de détachement. Au fur et à mesure que l'on pratique, on apprend à prendre le cerveau comme objet et le corps comme sujet. L'énergie est diffusée à partir du cerveau aux autres parties du corps. Le cerveau et le corps travaillent ensemble et l'énergie est répartie de façon équilibrée entre les deux. C'est pourquoi le yoga est appelé *sarvaanga sadhana*, ou « pratique holistique ». Il n'existe aucune autre forme d'exercice qui implique de façon aussi complète le mental et le soi avec le corps, débouchant ainsi sur une harmonie et sur un développement complets. Les autres formes d'exercice ne se préoccupent que de certaines parties du corps. Elles sont appelées *angabhaga sadhana*, ou « exercice physique ».

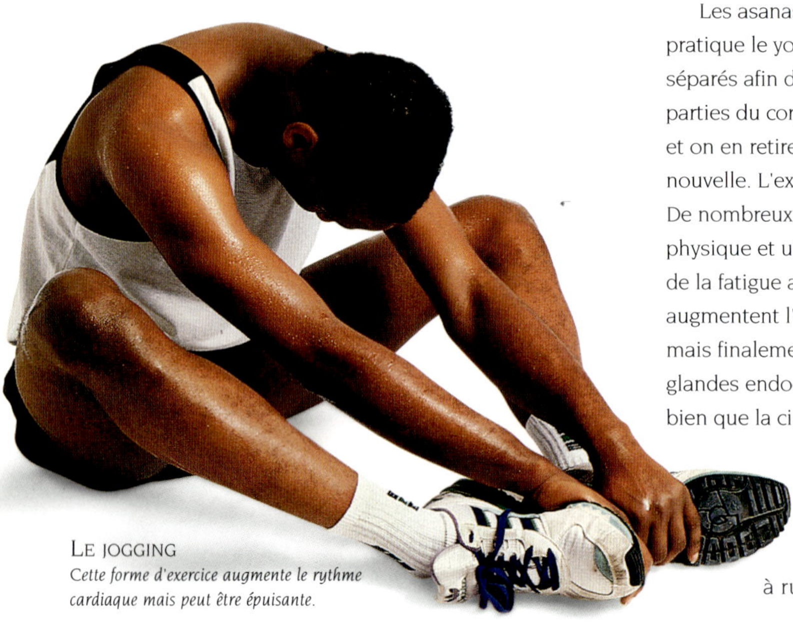

LE JOGGING
*Cette forme d'exercice augmente le rythme cardiaque mais peut être épuisante.*

### UN EXERCICE STIMULANT

Les asanas sont des exercices stimulants, alors que d'autres exercices d'endurance sont irritants. Par exemple, les médecins soutiennent que le jogging stimule le cœur. En fait, et bien que le rythme cardiaque du joggeur augmente, le cœur n'est pas stimulé au sens yoguique du terme : il n'est ni énergisé ni revigoré. Dans le yoga, les flexions arrière, par exemple, demandent un plus grand effort que le jogging, mais le cœur bat à un rythme régulier.

Les asanas n'amènent pas d'essoufflement. Lorsqu'on pratique le yoga, la force et la puissance jouent des rôles séparés afin d'atteindre un équilibre parfait dans toutes les parties du corps et du mental. Un tel exercice est stimulant, et on en retire un sentiment de vigueur et une énergie nouvelle. L'exercice physique peut en revanche être épuisant. De nombreux exercices requièrent une certaine force physique et une telle endurance qu'ils peuvent occasionner de la fatigue après 10 à 15 minutes seulement. Ils augmentent l'énergie en relançant les fonctions nerveuses, mais finalement cela épuise les réserves cellulaires et les glandes endocrines. Les toxines cellulaires augmentent et, bien que la circulation soit stimulée, cela se fait aux dépens des autres systèmes physiologiques, qui sont agressés, et aux dépens d'une augmentation du rythme cardiaque et de la pression sanguine. C'est au final le cœur qui est mis à rude épreuve.

La capacité pulmonaire remarquable d'un athlète est atteinte après des exercices durs et forcés, qui ne préservent en rien la santé des poumons. De plus, les exercices physiques ordinaires comme le jogging, le tennis ou le football se prêtent tout particulièrement aux blessures à répétition des os, des articulations et des ligaments.

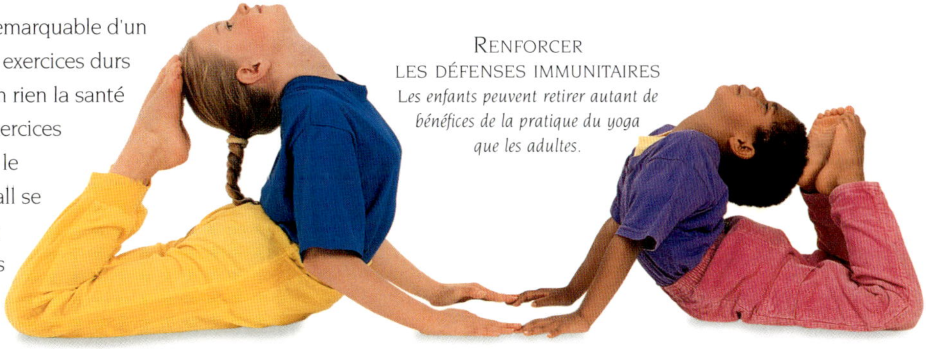

RENFORCER LES DÉFENSES IMMUNITAIRES
*Les enfants peuvent retirer autant de bénéfices de la pratique du yoga que les adultes.*

De telles formes d'exercice travaillent avec et pour le squelette et les muscles. Elles ne peuvent dépasser ces limites. Les asanas, au contraire, pénètrent chaque couche du corps pour finalement parvenir à la conscience même. Seul le yoga vous permet de garder un corps et un mental détendus, dans le même temps que vous soumettez votre corps à des étirements, à des extensions, à des rotations et à des flexions.

Le yoga, contrairement à d'autres formes d'exercice, maintient la souplesse du système nerveux, ainsi que sa capacité à supporter le stress. Bien que toutes les formes d'exercice amènent un sentiment de bien-être, elles imposent aussi au corps un certain stress. Le yoga rafraîchit le corps, tandis que d'autres systèmes d'exercice le fatiguent. Le yoga implique un effort égal de toutes les parties du corps et n'en surmène aucune.

Dans d'autres formes d'exercice, les mouvements sont limités à une ou à certaines parties du corps. Ce sont des actions réflexes, qui n'impliquent aucune intelligence dans leur exécution. Elles ne laissent que peu de place à la précision et à la perfection, sans dépense superflue d'énergie.

**LE YOGA PEUT ÊTRE PRATIQUÉ À TOUT ÂGE**

Au fur et à mesure que l'on avance en âge, on n'est plus capable d'accomplir d'exercices physiques vigoureux, à cause des articulations qui se raidissent et des muscles qui ont perdu de leur tonus. Les exercices isométriques, par exemple, ne peuvent pas être pratiqués après un certain âge, car ils provoquent des douleurs musculaires et articulaires, fatiguent les différents systèmes du corps et amènent une dégénérescence des organes. Le grand avantage du yoga est qu'il peut être pratiqué par tous, quels que soient l'âge, le sexe, la condition physique. En fait, le yoga est tout particulièrement bénéfique à partir d'un certain âge ; il est une bénédiction pour les personnes âgées, lorsque la force de récupération décline et que les défenses immunitaires faiblissent. Il génère de l'énergie au lieu de la dissiper. Avec le yoga, on peut contempler un futur sain et satisfaisant, plutôt que de regretter sa jeunesse passée.

Au contraire d'autres formes d'exercice, le yoga a pour résultat de concentrer les cellules qui participent aux défenses immunitaires dans les zones affectées par les maladies, améliorant ainsi la réponse immunitaire. C'est pour cela que les anciens sages considéraient le yoga comme une science non seulement préventive, mais aussi thérapeutique.

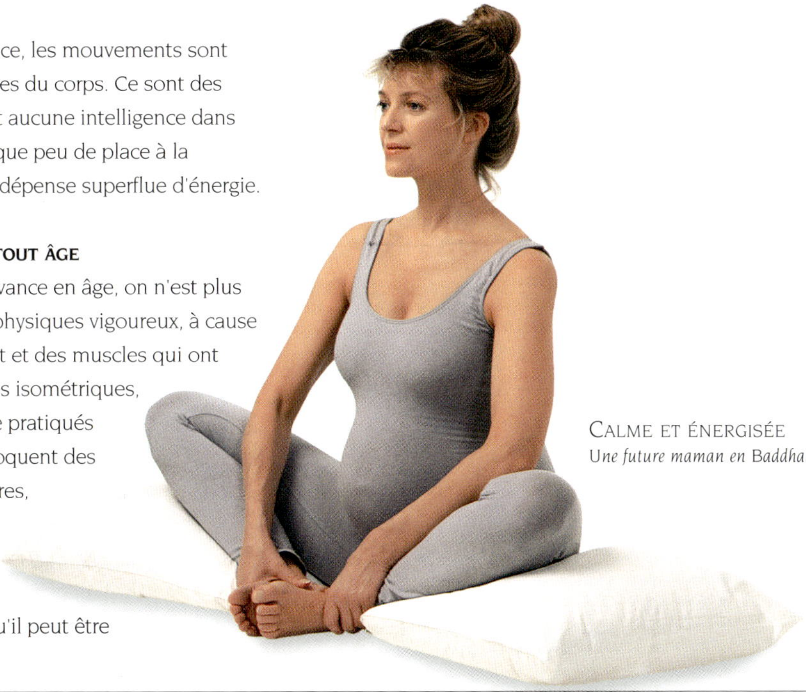

CALME ET ÉNERGISÉE
*Une future maman en Baddhakonasana.*

# Le yoga et le stress

*Le yoga minimise l'impact du stress. Selon la science du yoga, la pratique régulière des asanas et du pranayama renforce le système nerveux et aide à faire face aux situations stressantes de façon positive.*

Nous savons tous par expérience que les tensions non résolues finissent toujours par se manifester sous la forme de mal-être psychologique et de maladies physiques. Cela n'est pas un phénomène propre à la modernité. Dans les *Yoga Sutras*, vieux de plusieurs siècles, Patanjali attribue les causes des souffrances mentales à l'ego, à l'ignorance spirituelle, aux désirs, à la haine et à l'attachement à la vie : ce sont les *kleshas*, ou « afflictions ».

**Les origines du stress**

Grâce aux progrès dans les sciences et les technologies, la civilisation moderne a vaincu son ignorance dans de nombreux domaines, mais l'orgueil qu'elle a retiré de ses exploits technologiques est excessif et mal placé. Il a provoqué un sentiment omniprésent de jalousie et de compétitivité. Difficultés financières, bouleversements émotionnels, pollution de l'environnement et, par-dessus tout, un sentiment, partagé par tous, d'être dépassé par les évènements : tout cela a contribué à augmenter le stress de la vie quotidienne. Tous ces facteurs fatiguent le corps, provoquent de la tension nerveuse et affectent négativement le mental. C'est alors que des sentiments de solitude et d'isolement nous menacent.

On cherche des solutions artificielles afin de supporter les pressions de la vie quotidienne. Abus de drogues, troubles de l'appétit et relations destructrices sont quelques-uns des substituts auxquels les gens s'accrochent dans leur quête désespérée de réconfort. Mais, si ces mesures peuvent procurer une distraction ou un oubli passager, la cause profonde du malheur, le stress, reste sans solution.

Le yoga n'est pas un remède miracle qui peut libérer de tout stress, mais il aide grandement à le minimiser. Les soucis de la vie moderne entament nos réserves d'énergie vitale, parce que nous allons chercher cette énergie vitale là où elle est stockée : dans les cellules nerveuses. Cela peut, à la longue, épuiser nos réserves d'énergie et amener à l'effondrement de l'équilibre mental et physique. Le savoir yoguique est persuadé que les nerfs contrôlent le mental inconscient et que lorsque le système nerveux est fort, on peut faire face aux situations stressantes de façon plus positive. Les asanas améliorent la circulation du sang vers toutes les cellules du corps, revitalisant ainsi les cellules nerveuses. Ce flux renforce le système nerveux et sa capacité à supporter le stress.

*« La pratique régulière du yoga peut vous aider à faire face aux turbulences de la vie avec fermeté et stabilité. »*

**Soulager le stress**

Le diaphragme, selon le savoir yoguique, est le siège de l'intelligence du cœur et la fenêtre de l'âme. Dans une situation stressante, cependant, lorsqu'on inspire et qu'on expire, le diaphragme est trop tendu pour changer de forme. Les exercices du yoga s'attaquent à ce problème en développant l'élasticité du diaphragme de façon à ce qu'il puisse, lorsqu'il est étiré, traiter n'importe quelle quantité de stress, qu'il soit intellectuel, émotionnel ou physique.

La pratique des asanas et du pranayama aide à intégrer le corps, la respiration, le mental et l'intellect. Une expiration lente et sans effort pendant la pratique des asanas apporte la sérénité aux cellules du corps, détend les muscles faciaux et libère des tensions les organes de perception : les yeux, les oreilles, le nez, la langue, la peau.

Lorsque cela se produit, le cerveau, qui est en communication constante avec les organes de l'action, devient *shunya*, ou « vide » : toutes les vagues de pensées s'apaisent. Les peurs et les angoisses envahissantes ne peuvent alors plus pénétrer le cerveau. Lorsqu'on développe cette capacité, on parvient à accomplir les activités quotidiennes avec efficacité et économie. On ne dissipe plus la précieuse énergie vitale. On entre dans un état de véritable clarté intellectuelle. Le mental est libre de toute tension et est empli de calme et de tranquillité.

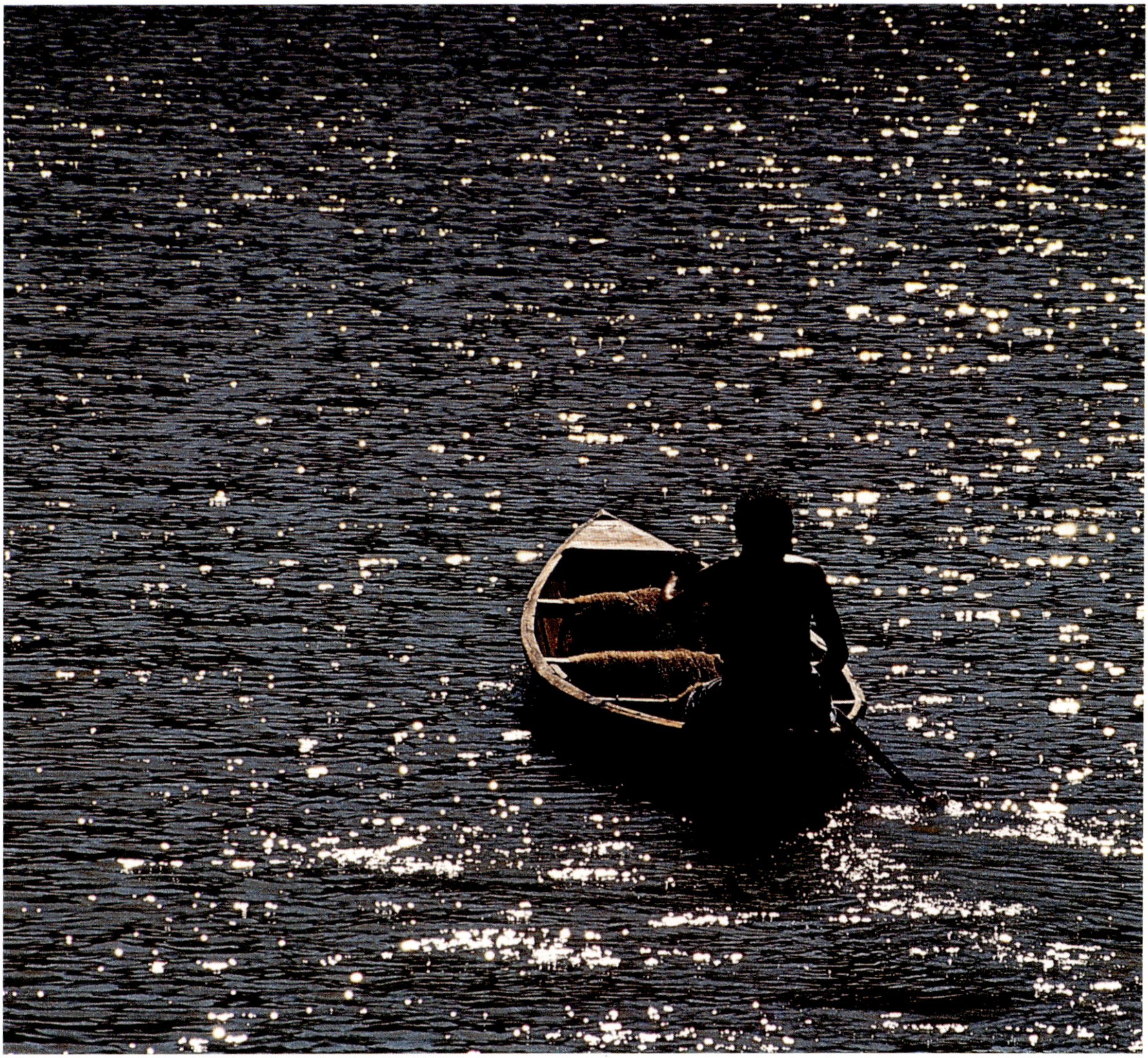

UNE VUE DE L'ÂME
*Le yoga peut diminuer les soucis de la vie moderne.*

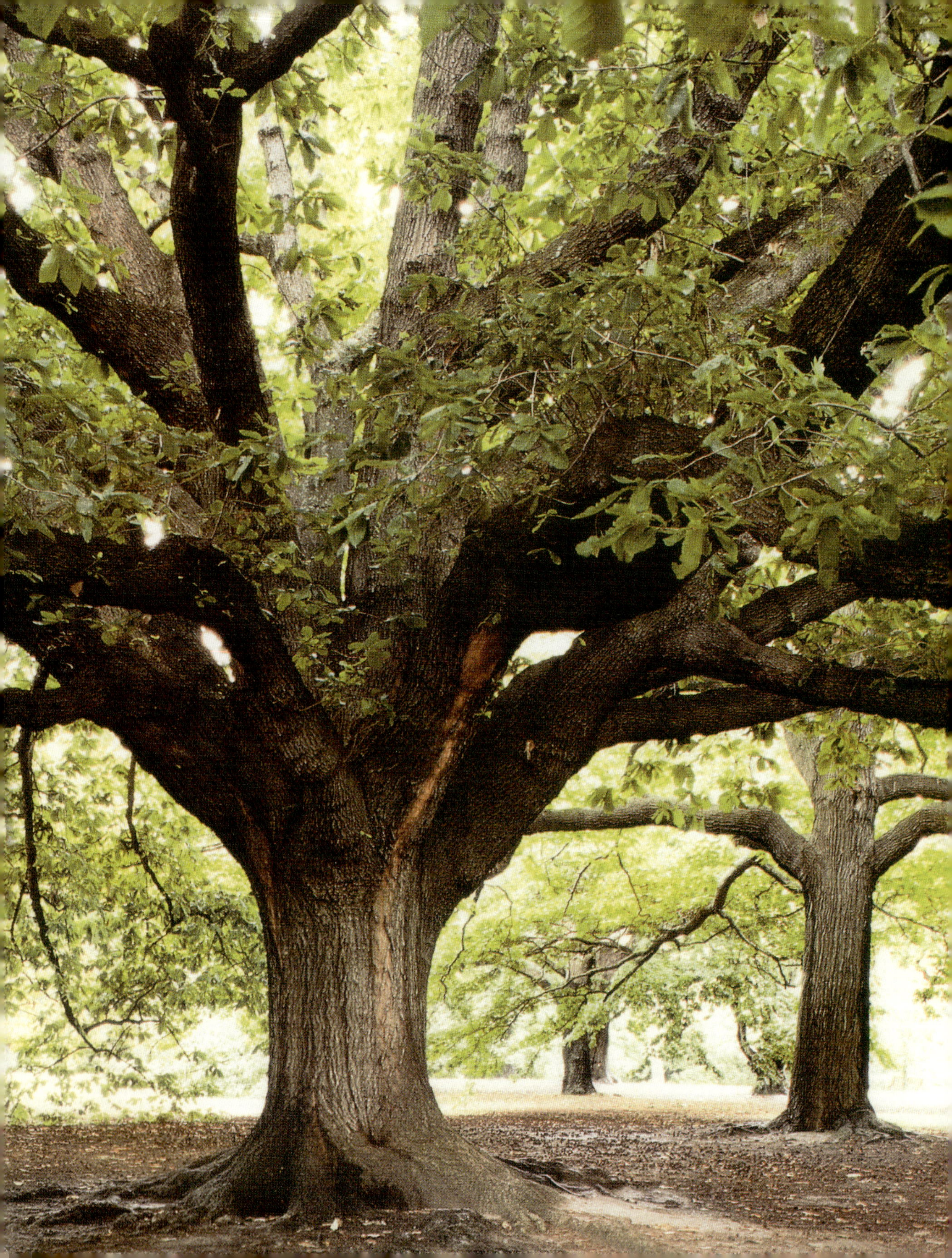

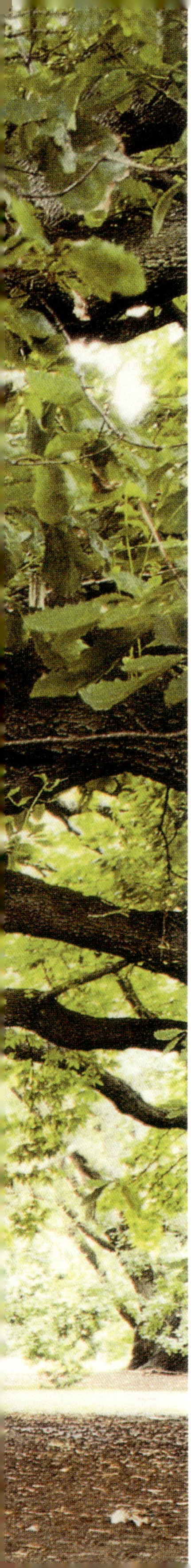

# CHAPITRE 2

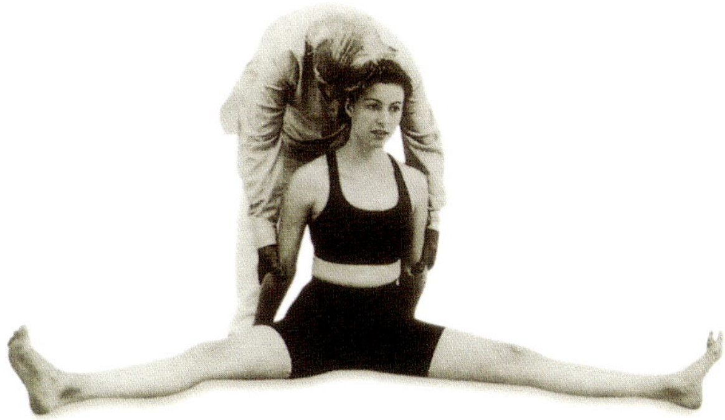

*« Le yoga est l'union du soi individuel avec le soi universel. »*

# La philosophie du yoga

LE YOGA est un art subtil, qui cherche à exprimer les capacités de l'artiste à leur maximum. Alors que la plupart des artistes ont besoin d'un instrument, comme un pinceau ou bien un violon, afin de pouvoir exprimer leur art, les seuls instruments dont un yogi a besoin sont son corps et son mental. Les sages d'autrefois comparaient le yoga à un arbre fruitier. D'une seule graine naissent les racines, le tronc, les branches et les feuilles. Les feuilles apportent l'énergie vitale à l'arbre tout entier, qui donne ensuite de magnifiques fleurs et des fruits succulents et sucrés. De même que le fruit est l'expression culminante de l'arbre, le yoga transforme lui aussi l'obscurité en lumière, l'ignorance en connaissance, la connaissance en sagesse, et la sagesse en paix sans mélange et en félicité spirituelle.

# La philosophie des asanas

*Les asanas, l'un des « outils » les plus caractéristiques du yoga, aident celui qui pratique avec sincérité à se développer physiquement et spirituellement. Les anciens sages pensaient que si l'on pratique de tout son cœur on devient le maître des circonstances et du temps.*

Les asanas sont l'un des principaux « outils » du yoga. Leurs bienfaits se font sentir à tous les niveaux, du physique au spirituel. C'est pourquoi le yoga est appelé *sarvaanga sadhana*, ou « pratique holistique ».
Une asana consiste à faire prendre au corps diverses postures, en impliquant totalement le mental et le soi, afin d'établir une communication entre le soi extérieur et le soi intérieur.

La philosophie du yoga considère que le corps est constitué de trois strates et de cinq enveloppes. Les trois strates, ou couches, sont : le corps causal, ou *karana sharira*, le corps subtil, ou *sukshma sharira*, et le corps grossier, ou *karya sharira*. Chaque individu fonctionne à la fois au niveau mental, au niveau matériel, au niveau énergétique et au niveau de la pure conscience, à travers les cinq enveloppes. On trouve respectivement : l'enveloppe anatomique, ou *annamaya kosha*, dont s'occupent les asanas ; l'enveloppe de la force vitale, ou *pranamaya kosha*, traitée par le pranayama ; l'enveloppe phsychologique, ou *manomaya kosha*, sur laquelle influe la méditation ; l'enveloppe intellectuelle, ou *vijnamaya kosha*, qui se transforme par la lecture sincère et approfondie des écritures. Une fois que ces buts sont atteints, on parvient à *anandamaya kosha*, ou enveloppe de félicité.

Le yoga intègre les trois strates du corps et les cinq enveloppes, ce qui permet à l'individu de se développer en prenant en compte la totalité de son être. La séparation entre le corps et le mental et entre le mental et l'âme disparaît alors ; tous les plans sont ainsi fusionnés en un seul. De cette façon, les asanas aident l'individu à se transformer en l'éloignant de la conscience du corps pour le rapprocher de la conscience de l'âme.

**Le yoga est un voyage**

Le *Hathayoga Pradipika* est un traité pratique sur le yoga, vraisemblablement compilé au XV$^{e}$ siècle. L'auteur, le sage Svatmarama, donne des directions pratiques aux débutants pour entreprendre le voyage qui les mènera de la culture du corps à la vision de l'âme.

Contrairement à Patanjali qui envisage la possibilité de voir l'âme grâce au contrôle des mouvements de la conscience, ou *chitta*, Svatmarama commence son traité par le contrôle des mouvements de l'énergie, ou *prana*. Parvenir à voir l'âme grâce au contrôle de l'énergie est appelé hatha yoga, tandis que parvenir à ce même but par le contrôle de la conscience est appelé raja yoga.

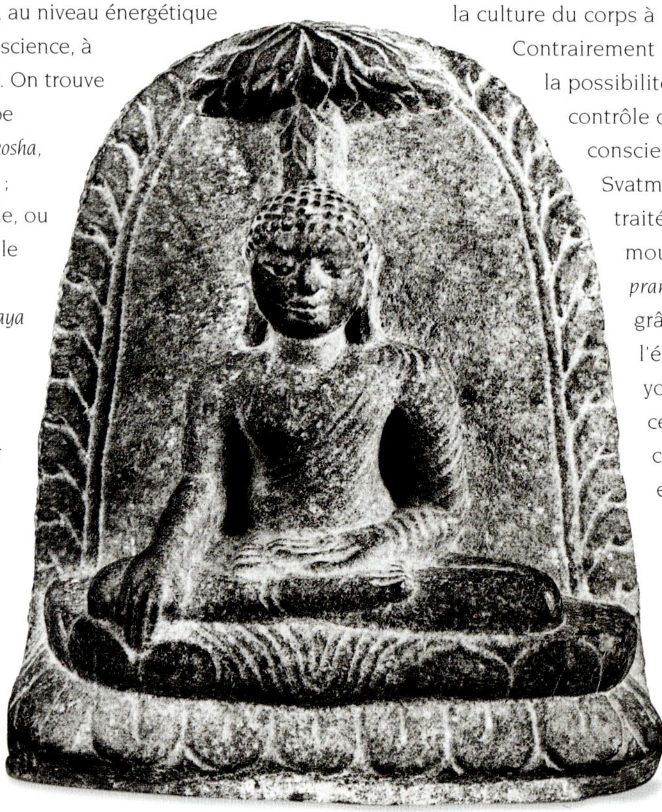

SAMADHI
*Le Bouddha entre en éveil à Bodh-Gaya. Cette sculpture du III$^{e}$ siècle se trouve à Sarnath, en Inde.*

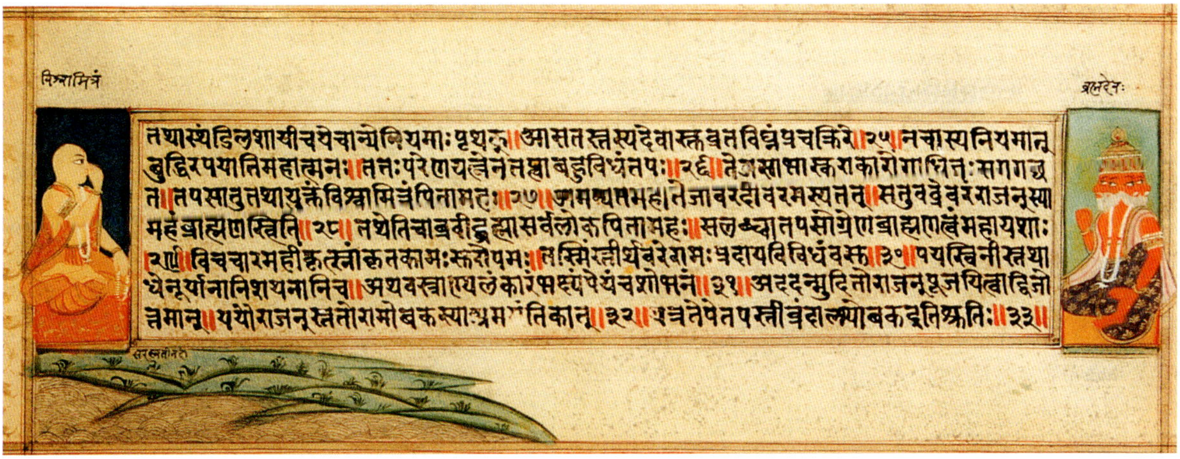

FEUILLET EXTRAIT DU MAHABHARATA, LA CÉLÈBRE ÉPOPÉE INDIENNE
*Les éléments essentiels de la philosophie du yoga se trouvent dans la* Bhagavad-Gita, *qui est une partie de cette épopée.*

Au paragraphe 4.29 du *Hathayoga Pradipika*, l'auteur insiste sur l'importance de la respiration en disant que, si le mental est le roi des sens, le maître du mental n'est autre que la respiration. Si l'on donne à la respiration un rythme régulier, qu'elle produit un son contrôlé et soutenu, le mental devient calme. Dans ce calme, le roi du mental, l'âme, devient le commandeur suprême des sens, du mental, de la respiration, ainsi que de la conscience. En apprenant à se concentrer sur l'inspiration et sur l'expiration, on parvient à neutraliser le mental. Cette réaction fait dire à Svatmarama que le contrôle du prana est la clé de la supraconscience, ou *samadhi*.

Dans le chapitre du *Hathayoga Pradipika* intitulé « Samadhi Prakarana », Svatmarama donne un petit aperçu de sa propre expérience du samadhi : « Si l'on apprend à ne pas penser aux objets extérieurs et simultanément à écarter les pensées intérieures, alors on entre en samadhi. Lorsque le mental se dissout dans la mer de l'âme, on atteint un état d'existence absolu. C'est *kaivalya*, « la liberté de l'émancipation. »

Le but du yoga est un état d'équilibre et de paix. Patanjali met l'élève en garde : il ne faut pas se laisser abuser par cet état de quiétude, car il est facile de tomber alors en *yogabhrastha*, de « tomber hors de la grâce du yoga ». Il indique aussi que « la pratique du yoga doit continuer, car elle doit culminer dans la vision de l'âme. » Cette étape, lorsque l'individu ne fait plus qu'un avec le cœur de son être, est appelée *nirbija* (« sans graine ») *samadhi*.

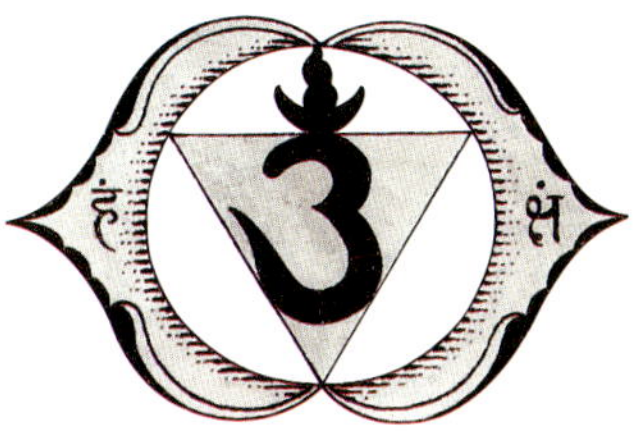

AJNA CHAKRA
*Ce symbole représente le potentiel de spiritualité dans chaque individu.*

## L'IMPACT DU YOGA

Dans le troisième chapitre des *Yoga Sutras*, « Vibhuti Pada », Patanjali parle des effets du yoga. Bien que cela puisse paraître farfelu à notre esprit moderne, ces effets indiquent les potentialités de la nature humaine. Ces dons et pouvoirs spirituels doivent à leur tour être dépassés. Sinon, ils se transforment en pièges et détournent du but véritable du yoga. Lorsque l'âme est délivrée des chaînes du corps, du mental, de la puissance, de l'orgueil tiré du succès, elle atteint l'état de *kaivalya*, ou « liberté ». Cet aspect est abordé dans le quatrième chapitre des *Yoga Sutras*, « Kaivalya Pada », le chapitre qui traite de la libération absolue.

Celui qui pratique régulièrement le yoga cessera d'être une victime pour devenir le maître des circonstances et du temps. Le yogi vit pour aimer et pour servir le monde. C'est là l'essence de la vie : la paix intérieure et extérieure, la paix dans l'individu, dans la famille, dans la société et dans le monde entier.

# Les états du mental

*Le mental est le lien vital entre le corps et la conscience. Un être humain ne peut vivre dans la conscience, le discernement et la confiance qu'une fois que le mental est calme et concentré. Le yoga est l'alchimie qui va générer cet équilibre.*

DANS la terminologie du yoga, la conscience, ou *chitta*, comprend le mental, ou *manas*, l'intelligence, ou *buddhi*, et l'ego, ou *ahankara*. Le mot sanscrit qui veut dire « homme », *manusya* ou *manava*, signifie aussi « celui qui est doté de conscience ». Le mental n'a pas de localisation précise dans le corps. Il est latent, insaisissable et existe partout. Le mental désire, veut, se souvient, perçoit et reçoit les expériences. Les sensations de douleur ou de plaisir, de froid ou de chaud, d'honneur ou de déshonneur sont ressenties et interprétées par le mental. Le mental reflète à la fois les mondes intérieur et extérieur, mais, bien qu'il ait la capacité de percevoir les choses à l'intérieur et à l'extérieur, sa tendance naturelle est d'être préoccupé par les choses extérieures.

### La nature du mental

Lorsque le mental est totalement absorbé par ce qu'il voit, entend, sent, ressent ou goûte, cela amène stress, fatigue et tristesse. Le mental est un ennemi secret et un ami perfide. Il influence notre comportement avant même que nous ayons le temps de considérer les causes et les conséquences de nos actions. Le yoga dresse le mental et lui inculque le discernement, de sorte que les objets sont vus pour ce qu'ils sont et ne dominent plus nos pulsions.

### Cinq facultés mentales

Nous avons cinq facultés mentales qui peuvent être utilisées à bon ou à mauvais escient. Ce sont l'observation correcte et le savoir, la perception, l'imagination, le sommeil profond sans rêves et la mémoire. Parfois le mental perd sa stabilité et sa clarté et se trouve alors incapable d'utiliser ses diverses facultés, ou bien les utilise de façon négative. La pratique du yoga nous conduit à utiliser ces facultés mentales de façon positive, ce qui ramène le mental à un état d'attention et de discernement. La conscience, de concert avec le discernement et la mémoire, cible les mauvaises habitudes, qui sont essentiellement des actions répétées fondées sur des perceptions erronées. Celles-ci sont alors remplacées par de bonnes habitudes. De cette façon, l'individu devient plus fort, honnête et gagne en maturité. Il devient attentif aux gens et les comprend, comme il comprend les situations et les évènements avec clarté. Ce mental expérimenté et mûr transcende graduellement ses frontières pour aller au-delà des observations et expériences banales : le voyage qui nous mène de la confusion à la clarté est l'un des plus grands bienfaits du yoga.

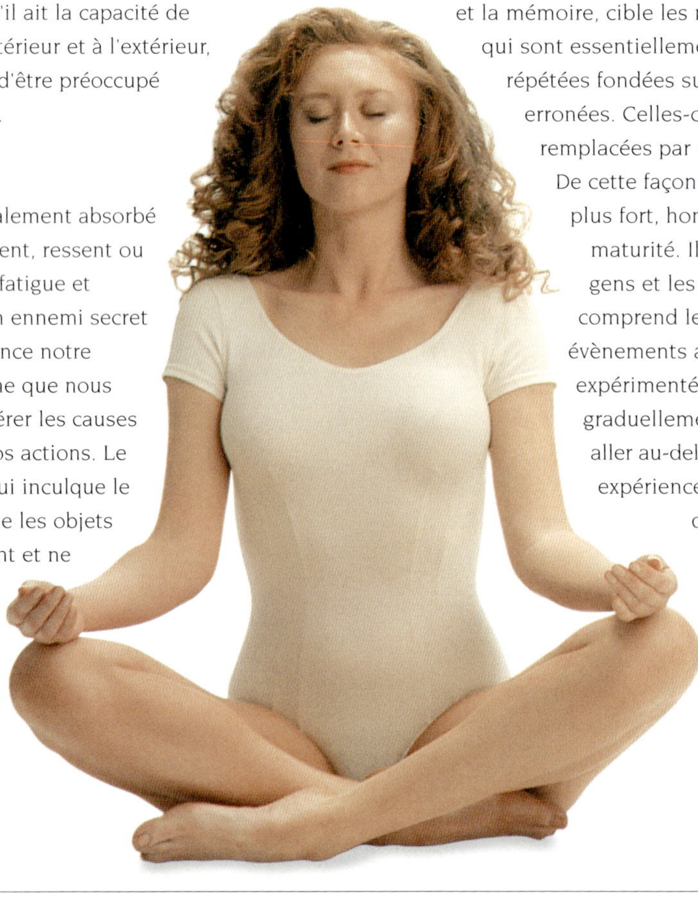

CLARTÉ DU MENTAL
*La pratique du yoga vous donne la capacité de prendre les situations pour ce qu'elles sont et de les traiter en conséquence.*

*« Le mental expérimenté et parvenu à maturité transcende ses frontières pour aller au-delà des observations banales. »*

### Les différents états du mental

Le savoir yoguique distingue cinq états fondamentaux du mental. Ils ne sont pas regroupés en niveaux et ne sont pas, sauf le dernier, immuables. Selon Patanjali, ces états du mental sont : inerte et léthargique, distrait, dispersé, concentré et contrôlé. Patanjali décrit le niveau le plus bas du mental comme inerte, ou *mudha*. Une personne dont le mental est dans cet état est incapable d'observer, d'agir ou de réagir. Cet état est rarement inhérent ou permanent. Il est habituellement provoqué par un traumatisme, un deuil, par exemple, ou bien lorsque l'atteinte d'un but que l'on désire semble se heurter à de trop nombreux obstacles. Après avoir essuyé de multiples échecs en essayant de parvenir à contrôler leur vie, beaucoup de personnes abandonnent pour se réfugier dans l'apathie et la léthargie. Souvent, cela est encore aggravé par l'insomnie ou au contraire trop de sommeil ; on cherche le réconfort dans la nourriture, dans les tranquillisants ou dans d'autres substances qui ne font qu'aggraver le problème. Le yoga transforme graduellement ce sentiment de défaite et d'impuissance en optimisme et en énergie. L'état mental de distraction est caractérisé par les pensées, les sentiments et les perceptions qui sont ruminés continuellement dans la conscience, mais ne laissent aucune trace durable et ainsi ne sont d'aucune utilité. Patanjali appelle cet état *ksipta*. Une personne en état de *ksipta* est instable, incapable de hiérarchiser ses buts ou de se concentrer dessus, d'habitude à cause de signaux fautifs qui parviennent des organes des sens et que l'on accepte et suit sans réfléchir. Cela embrume l'intellect et trouble l'équilibre mental. Lorsqu'on est dans un tel état, on doit se calmer et s'efforcer de se confronter à la réalité par la pratique régulière des asanas et du pranayama.

L'état mental le plus commun est l'état dispersé. Dans cet état, bien que le cerveau soit actif, il n'a ni but ni direction à suivre. Cet état mental est appelé *viksipta*. Le mental est harcelé par le doute et la peur, il oscille entre détermination et manque de confiance. La pratique régulière du yoga encourage progressivement les graines de conscience et de discernement à prendre racine, ce qui permet à une attitude plus positive et à l'équilibre mental de se mettre en place.

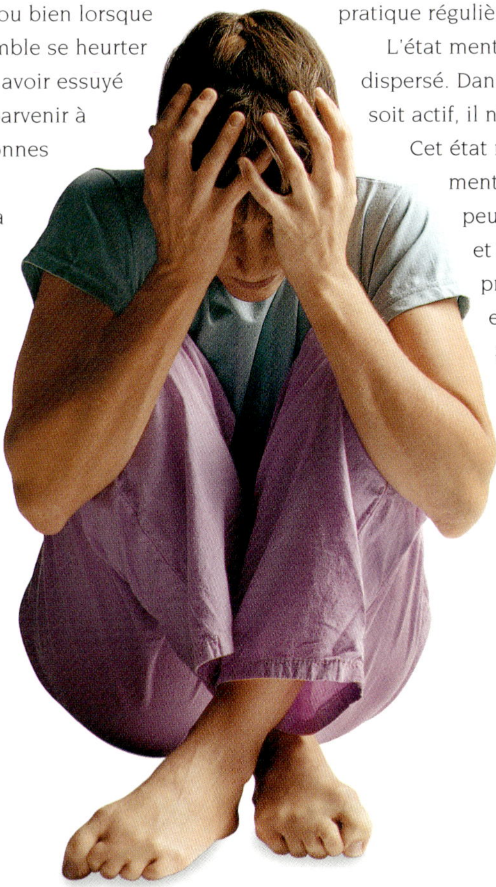

Le mental troublé
*Hagard, incapable de se concentrer, de faire face à la réalité et de hiérarchiser les priorités, cet état mental réagit très positivement à la pratique du yoga.*

Les sages d'autrefois caractérisaient l'état concentré, ou *ekagra*, comme un état qui indiquait un niveau plus élevé d'existence. C'est un mental libéré qui a affronté les afflictions et les obstacles et en est venu à bout. Un tel mental sait où il va, fait preuve de concentration et de conscience. Une personne qui appartient à cette catégorie d'intelligence mentale vit dans le moment présent sans être piégée ni dans le passé ni dans l'avenir, et n'est aucunement troublée par les circonstances extérieures.

Le cinquième état mental, le plus haut, est *niruddha*, le mental contrôlé, maîtrisé. Selon Patanjali, *niruddha* est atteint en persévérant dans la pratique du yoga, qui permet de conquérir les niveaux inférieurs du mental.

À ce niveau, le mental est exclusivement lié à l'objet de son attention. Il a le pouvoir de s'absorber totalement dans une activité, sans permettre à quoi que ce soit de détourner son attention. Lorsque le cerveau est calme, l'intellect est paisible, l'individu est serein et équilibré, il n'est ni libre ni attaché, mais a trouvé son équilibre et repose dans la pure conscience.

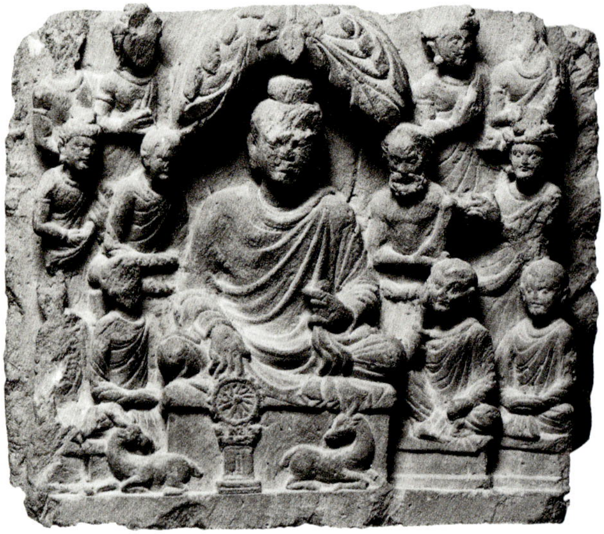

UN MENTAL ÉVEILLÉ
*Le Bouddha enseigne à ses disciples la valeur de la vérité et du contentement ; détail d'une frise de Sarnath, en Inde.*

L'ÉTAPE FINALE
*La pratique continue du yoga vous permet de conquérir les niveaux inférieurs du mental et d'atteindre les sommets de la réalisation de soi.*

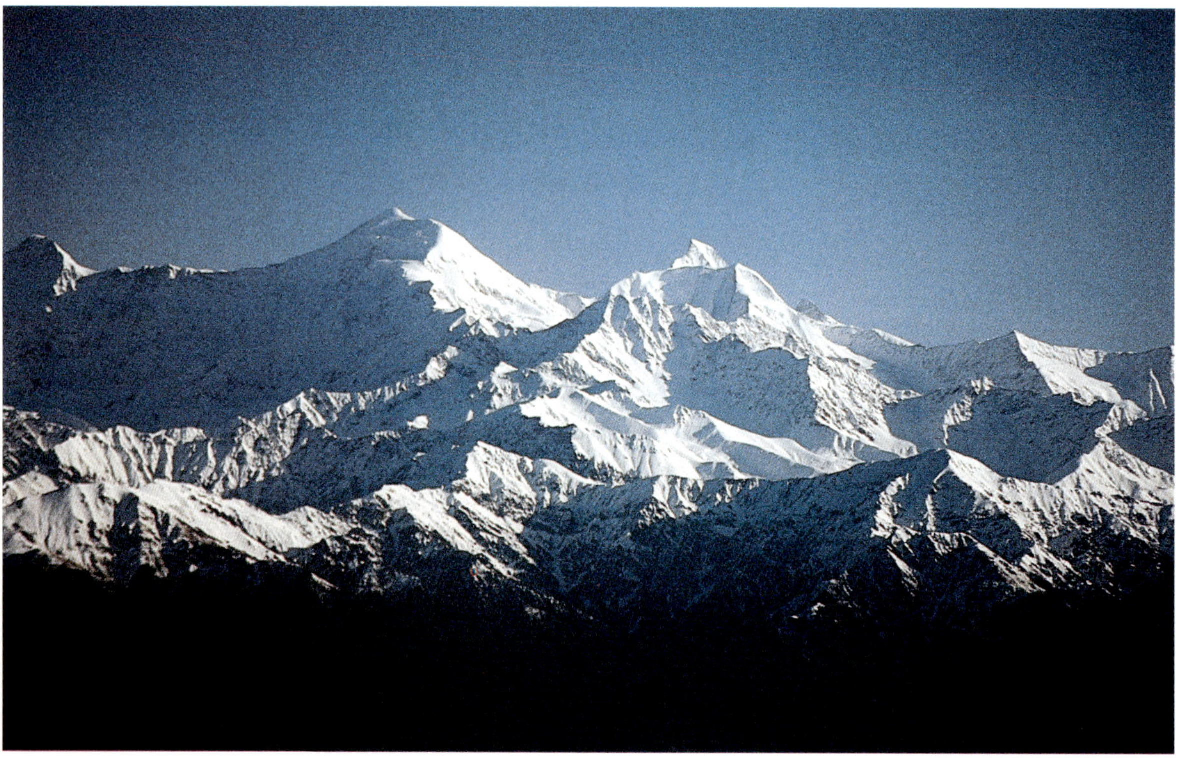

# Les huit membres

*Les principes fondamentaux du yoga sont décrits sous la forme de huit membres, ou étapes, par Patanjali. Ces principes sont présentés sous forme d'aphorismes, qui expliquent les codes de conduite éthique qui mènent à la réalisation de soi.*

PATANJALI réfléchissait sur la nature de l'homme et sur les normes sociales de son temps. Puis, de façon systématique, il a résumé ses observations sous la forme d'aphorismes, qui traitent de tous les aspects de la vie, en commençant par un code de bonne conduite pour finir par le but ultime, l'émancipation et la liberté. Ces aphorismes définissent les principes fondamentaux du yoga et sont appelés les huit membres, ou *astanga*, du yoga.

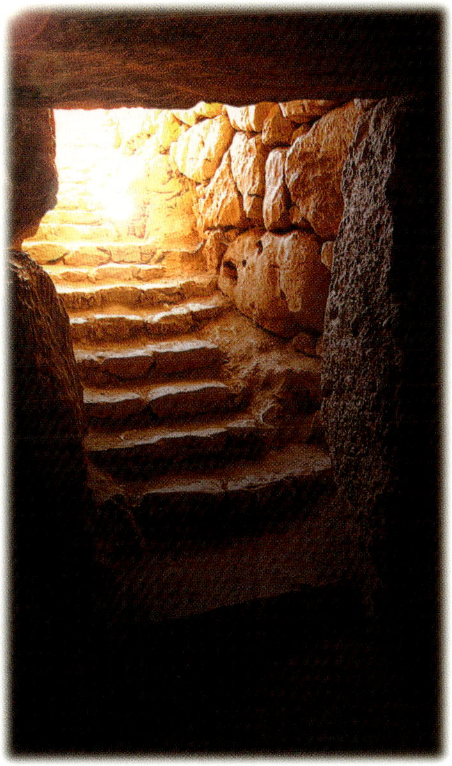

LES ÉTAPES DE LA RÉALISATION DE SOI
*Comprenez et imprégnez-vous de chaque étape pour atteindre le but ultime.*

## LE YOGA ASTANGA

Ces huit membres, ou étapes, sont : *yamas*, *niyamas*, *asanas*, *pranayama*, *pratyahara*, *dharana*, *dhyana* et *samadhi*. Ces étapes se suivent sur la voie du yoga. Chacune doit être comprise et suivie pour pouvoir parvenir au but ultime du yoga astanga, qui est l'émancipation du soi. *Yamas*, ou les principes éthiques généraux, et *niyamas*, ou les différents contrôles de soi, prescrivent un code de conduite qui donne forme à la moralité et au comportement individuel. Les *asanas*, ou postures yoguiques, et le *pranayama*, ou contrôle de la respiration, disciplinent le corps et le mental par des pratiques de base qui conduisent à la santé physique, physiologique, psychologique et mentale. Le pranayama contrôle le mental, maîtrise les bas instincts, tandis que *pratyahara*, ou détachement mental, endigue le flot de pulsions extraverties qui conduisent les sens vers le monde extérieur, retirant ainsi les organes de perception et d'action des plaisirs du monde. *Dharana*, ou concentration, guide la conscience afin de focaliser l'attention de façon rigoureuse en un seul point. *Dhyana*, ou concentration prolongée, sature le mental, qui pénètre ainsi jusqu'à la source de l'existence et permet que l'énergie de l'intellect et de la conscience se dissolve dans le siège de l'âme. C'est alors que le samadhi est atteint, lorsqu'on perd le sentiment d'être une existence séparée. Rien ne reste plus si ce n'est le cœur de l'être : l'âme.

## YAMA

Les *yamas* et les *niyamas* requièrent une énorme discipline intérieure. *Yama* explique les codes de conduite éthique à observer et à suivre dans la vie quotidienne, nous rappelant ainsi nos responsabilités en tant qu'êtres sociaux. *Yama* a cinq principes : *ahimsa* ou non-violence, *satya* ou vérité, *brahmacharya* ou chasteté, *aparigraha* ou absence de désir, *asteya* ou absence d'avarice et de cupidité. *Ahimsa* fait appel à l'introspection afin de remplacer les pensées et les actions négatives et destructrices par des pensées et des actions positives et constructives. La colère, la cruauté ou le harcèlement sont d'autres facettes de la violence latente en chacun de nous.

Ces émotions contredisent les principes d'*ahimsa*, tandis que mentir, tricher, faire preuve de malhonnêteté et de dissimulation enfreignent les principes de *satya*. *Brahmacharya* ne signifie pas une abstinence totale mais une vie sexuelle disciplinée, qui promeut le contentement et la force morale de l'intérieur. *Parigraha* signifie « possession » ou « convoitise », l'instinct en chacun de nous qui nous piège dans le cycle karmique des réincarnations après la mort. Cependant, alors qu'il est possible de se défaire du sentiment de possessivité pour les choses matérielles, peut-on en dire autant de la possessivité émotionnelle ou intellectuelle ? C'est ici que le yoga astanga peut aider à discipliner le mental, le libérant du désir de posséder et l'amenant à un état d'*aparigraha*, l'absence de désir, en même temps qu'*asteya*, l'absence de cupidité.

### NIYAMA

*Niyama* est le courant positif qui apporte la discipline, enlève l'inertie et donne forme au désir intérieur de suivre la voie du yoga. Les principes du *niyama* sont *saucha* ou la pureté, *santosa* ou le contentement, *tapas* ou l'austérité, l'effort, *svadhyaya* ou l'examen de soi, l'introspection, qui inclut le corps, le mental, l'intellect et l'ego. Le principe final de *niyama* est *isvara pranidhana* ou dévotion à Dieu. Le contentement, *santosa*, aide à réfréner le désir, la colère, l'ambition et la cupidité, tandis que *tapas* ou effort implique la capacité à se discipliner et le désir de purifier le corps, les sens et le mental. L'étude et la pratique du yoga avec une attention pleine de dévotion au soi et à Dieu est *tapas*.

### LES ASANAS, LE PRANAYAMA ET PRATYAHARA

Selon la *Gheranda Samhita*, un texte du XV^e^ siècle écrit par le sage Gheranda : « Le corps se délabre et pourrit vite, comme des pots de terre non cuite plongés dans l'eau. Renforcez et purifiez le corps en le cuisant au feu du yoga. » La pratique des asanas aide à créer et à générer de l'énergie. Rester dans une asana organise et distribue cette énergie, tandis que quitter la posture préserve l'énergie, l'empêchant ainsi de se dissiper. Dans le sutra III.47 de ses *Yoga Sutra*, Patanjali explique les effets des asanas : « *Rupa lavanya bala vajra samhananatvani kayasampat*. » Cela signifie qu'un corps parfait possède la beauté, la grâce et la force qui le rendent semblable en dureté et en brillance à un diamant. Lorsqu'on pratique une asana, on doit focaliser son attention sur le corps intérieur, en attirant le mental à l'intérieur pour aiguiser l'intelligence.

Puis l'asana est réalisée sans effort lorsqu'on s'est débarrassé des imperfections du corps grossier et du corps subtil. C'est le moment crucial dans la pratique des asanas, lorsque le corps, le mental et le soi s'unissent. À partir de là commence *isvara pranidhana*, ou la dévotion à Dieu. Les asanas et le pranayama sont en relation d'interdépendance étroite. Patanjali précise clairement que le pranayama ne doit être abordé qu'une fois que les asanas sont maîtrisées. Le *prana* est l'« énergie vitale » qui inclut la volonté et l'ambition, tandis que *ayama* signifie « étirement, expansion, extension ».

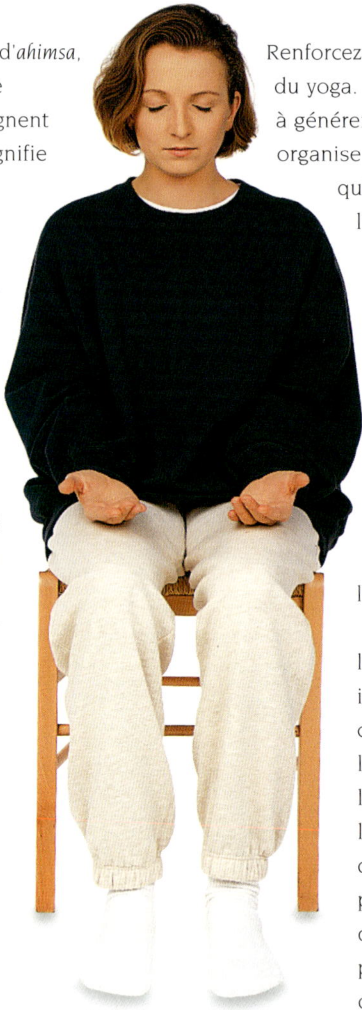

COURANTS POSITIFS
*Concentrez-vous sur votre corps intérieur et ramenez le mental vers l'intérieur.*

Le pranayama peut être décrit comme l'expansion et l'extension de l'énergie ou de la force vitale. Pour Patanjali le pranayama commence avec le simple mouvement de la respiration, pour nous amener progressivement au plus profond de nous-même en nous enseignant à observer la façon dont nous respirons. Le pranayama connaît trois phases : un inspir prolongé, un expir profond et une rétention stable et prolongée, qui doivent toutes être accomplies avec précision. Le pranayama est le processus qui redirige l'énergie vers l'intérieur, préparant ainsi le mental à *pratyahara*, ou le retrait des sens, qui dérive du pranayama. Lorsque les sens se retirent des objets de désir, ils deviennent passifs à leur tour. Alors le mental se tourne vers l'intérieur et est libéré de leur tyrannie. C'est cela, *pratyahara*.

### Samyama : vers la libération de soi

Patanjali regroupe *dharana*, *dhyana* et *samadhi* sous le terme *samyama* : l'intégration du corps, de la respiration, du mental, de l'intellect et du soi. Il n'est en effet pas facile d'expliquer les trois dernières étapes du yoga comme des entités séparées. Le contrôle sur le mental que l'on gagne par *pratyahara* permet d'intensifier la concentration sur une seule pensée dans *dharana*. Lorsque cette concentration est prolongée, elle devient *dhyana*. À *dhyana* sont associés des sentiments de libération, d'expansion, de sérénité et de paix. Cet état de sérénité prolongée libère l'individu des attachements, ce qui a pour résultat de le rendre indifférent aux joies du plaisir, ainsi qu'aux tristesses de la souffrance. On fait l'expérience du samadhi lorsque celui qui connaît, l'objet de sa connaissance et la connaissance ne font plus qu'un. Lorsque l'objet sur lequel on médite absorbe le méditateur et devient lui-même le sujet, on perd la conscience de son moi limité. Cet état d'absorption totale, c'est le samadhi. *Sama* signifie « plat, égal » ou « semblable, même » ; *adhi*, « au-dessus, au-delà ». *Samadhi* dénote aussi le maintien de l'intelligence dans un état d'équilibre. Bien que le samadhi puisse être expliqué au niveau intellectuel, on ne peut pas en faire expérience autrement qu'au niveau du cœur. Le samadhi est le fruit de la discipline que représente le yoga astanga.

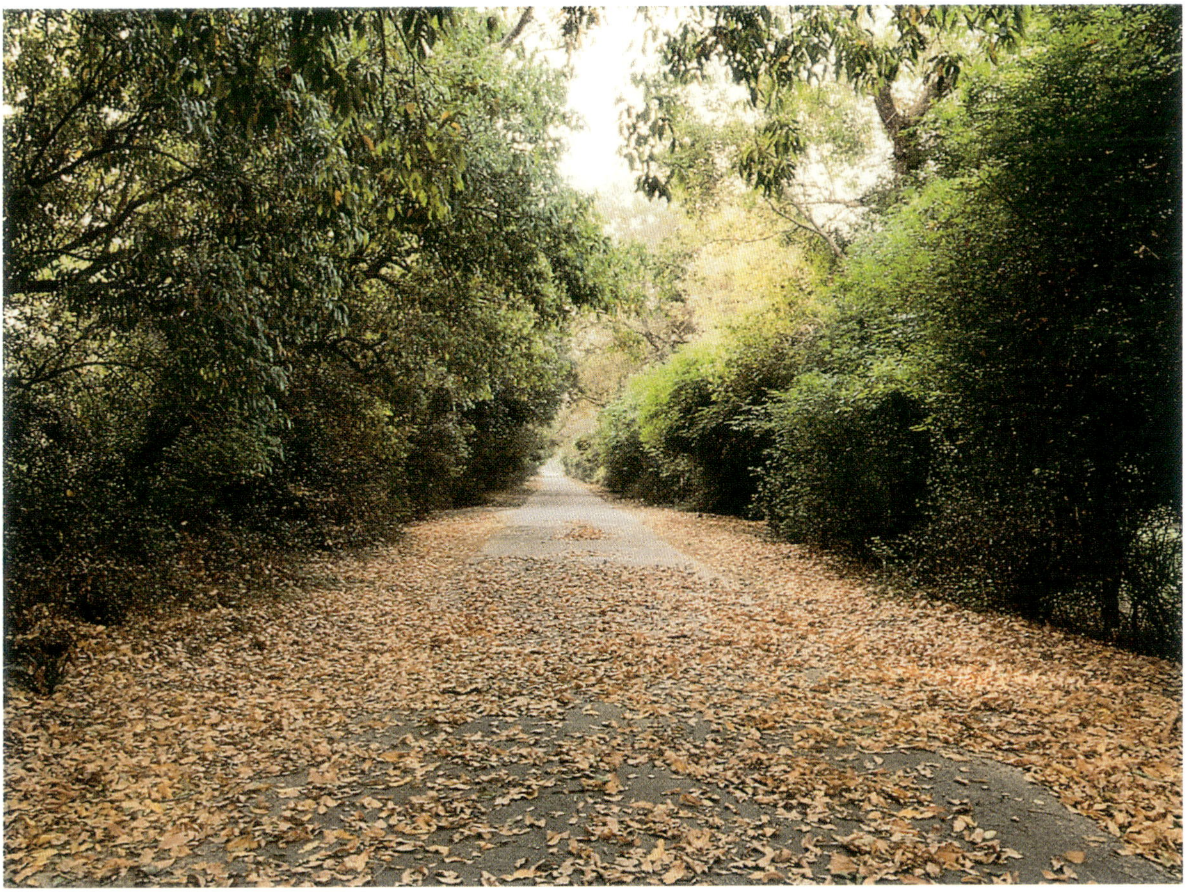

La voie qui mène à samadhi
*La pratique du yoga requiert de la discipline et une concentration intense, mais les fruits de ce voyage sont la vérité et la tranquillité.*

# Le pranayama

*Le* prana *est la force vitale qui imprègne à la fois l'individu et l'univers tout entier, à tous les niveaux.* C'est *une force physique, sexuelle, mentale, intellectuelle, spirituelle et cosmique.* Le prana, *la respiration et le mental sont inextricablement liés.*

Les yogis d'autrefois recommandaient la pratique du pranayama afin d'unifier la respiration et le mental, et par là le mental et le *prana*, ou énergie vitale. Le *prana* est énergie, et *ayama* représente le stockage et la distribution de cette énergie. *Ayama* a trois aspects, ou mouvements : extension verticale, extension horizontale, extension cyclique. En pratiquant le pranayama, nous apprenons à déplacer l'énergie verticalement, horizontalement et cycliquement vers les frontières du corps.

### La respiration dans le pranayama

Le pranayama n'est pas une simple respiration profonde forcée. Une respiration forcée tend les muscles du visage, rend le crâne et le cuir chevelu rigides, serre la poitrine et met en jeu une force extérieure pour l'inspiration et l'expiration. Cela durcit les fibres des poumons et de la poitrine, ce qui empêche la respiration de faire sentir ses effets dans le corps.

Dans le pranayama, les cellules du cerveau et les muscles du visage restent détendus et réceptifs, et l'inspiration comme l'expiration se font sans forcer. Pendant l'inspiration, chaque molécule, chaque fibre, chaque cellule du corps est ressentie indépendamment des autres par le mental et peut recevoir et absorber le *prana*. Il n'y a pas de mouvements brusques ; on a le temps de prendre conscience de l'expansion graduelle des organes respiratoires et de sentir la respiration atteindre les parties les plus profondes des poumons.

Pendant l'expiration, on expulse l'air de façon progressive, ce qui donne aux cellules assez de temps pour réabsorber au maximum le *prana* résiduel. Cela permet une utilisation optimale de l'énergie, contribuant ainsi à construire la stabilité émotionnelle et à calmer le mental.

La pratique des asanas détruit les blocages qui pourraient faire obstacle à la circulation du *prana*. Pendant le pranayama, on doit être totalement concentré sur la précision de l'inspiration, de l'expiration et sur la rétention, qui doit se faire naturellement, sans forcer. Il ne faut pas troubler les organes vitaux ni les nerfs par des mouvements violents, ni soumettre les cellules du cerveau à un quelconque stress. Le cerveau est l'instrument qui observe le flux régulier de l'inspiration et de l'expiration. On doit prendre conscience des interruptions qui surviennent pendant une inspiration et une expiration.

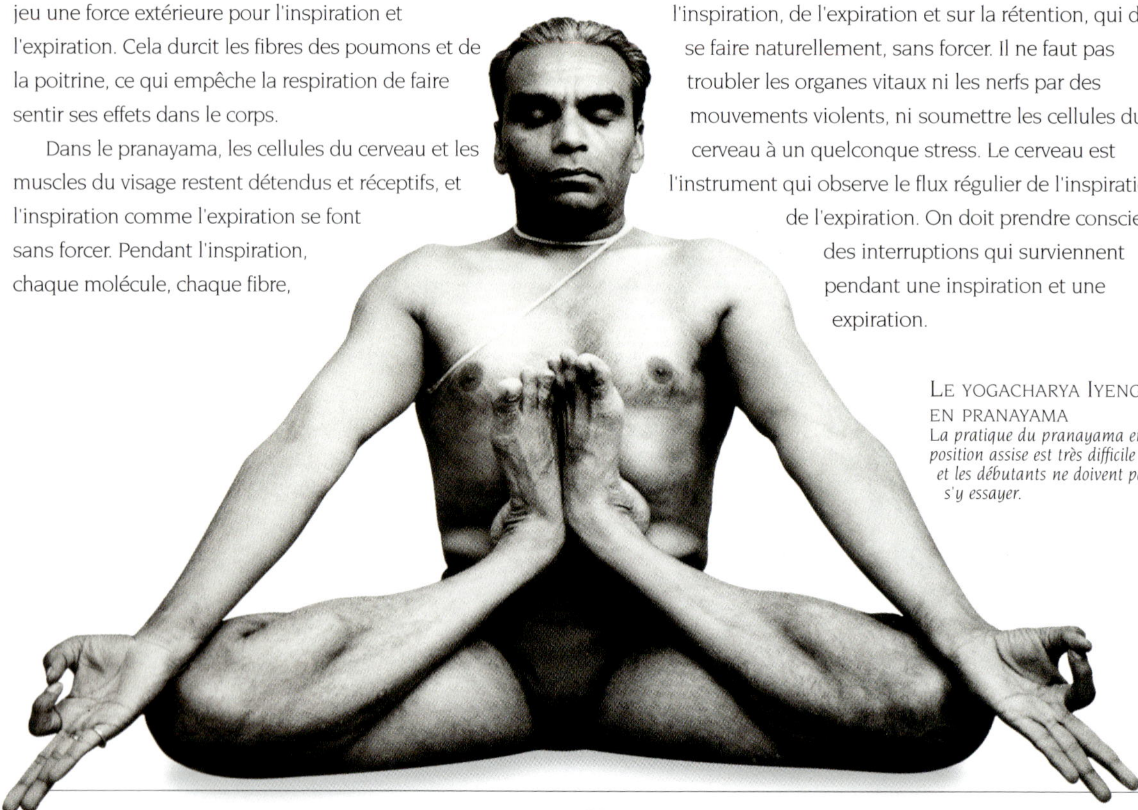

Le yogacharya Iyengar en pranayama
*La pratique du pranayama en position assise est très difficile et les débutants ne doivent pas s'y essayer.*

Si vous parvenez à les supprimer, un flux régulier se mettra en place. De même, apprenez à retenir le souffle avec stabilité. Si cette stabilité est perdue, il vaut mieux écourter la rétention et respirer normalement plutôt que de forcer pour continuer la rétention. Pendant l'inspiration ou la rétention dans un cycle de pranayama, assurez-vous que l'abdomen ne se gonfle pas.

### LE BUT ULTIME

Il ne faut s'essayer au pranayama qu'une fois les asanas maîtrisées. Patanjali insiste sur ce point à plusieurs reprises dans ses Yoga Sutras, notamment dans le sutra II 49. Le suivant, II. 50, explique que l'inspiration, l'expiration et la rétention doivent être précises. Ce sutra aborde le contrôle du mouvement d'expiration, ou *bahya*, et du mouvement d'inspiration, ou *abhyantara*. Chaque inspiration active le système nerveux central, qui stimule alors les nerfs périphériques, et chaque expiration provoque le processus inverse. Pendant la rétention de la respiration, les deux processus ont lieu en parallèle. Le *Hathayoga Pradipika* parle d'*antara-kumbhaka* et de *bahya-kumbhaka*, c'est-à-dire de la rétention à poumons pleins ou à poumons vides, en plus de l'inspiration et de l'expiration. Le pranayama est un processus complexe qui est composé de tous ces éléments. On doit le pratiquer avec la plus grande sincérité et la plus grande précision. Il n'est pas possible de se lancer dans la pratique du pranayama sur un coup de tête, parce qu'on en a envie : il faut s'y être préparé.

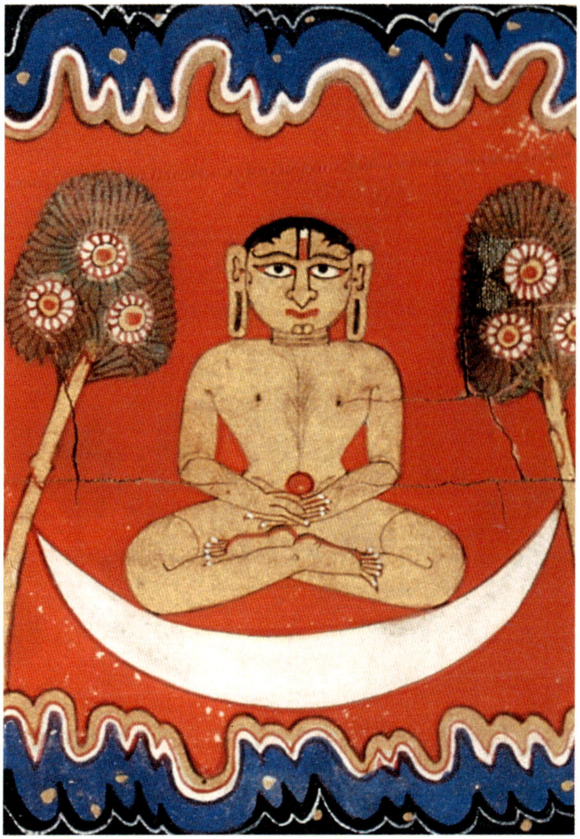

UN YOGI EN PRANAYAMA
*Depuis plus de mille ans, les sages pratiquent le pranayama, contrôlant ainsi leur respiration, et par là leur mental.*

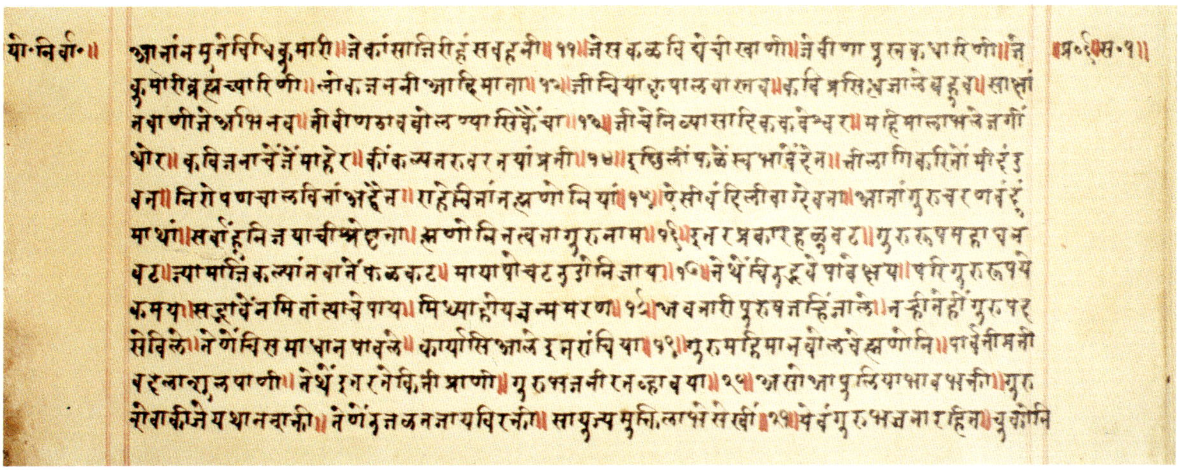

TRADITIONS ANCESTRALES
*Un feuillet illustré du* Kalpasutra, *des textes du XV*e *siècle qui décrivent la voie de la santé et de la spiritualité.*

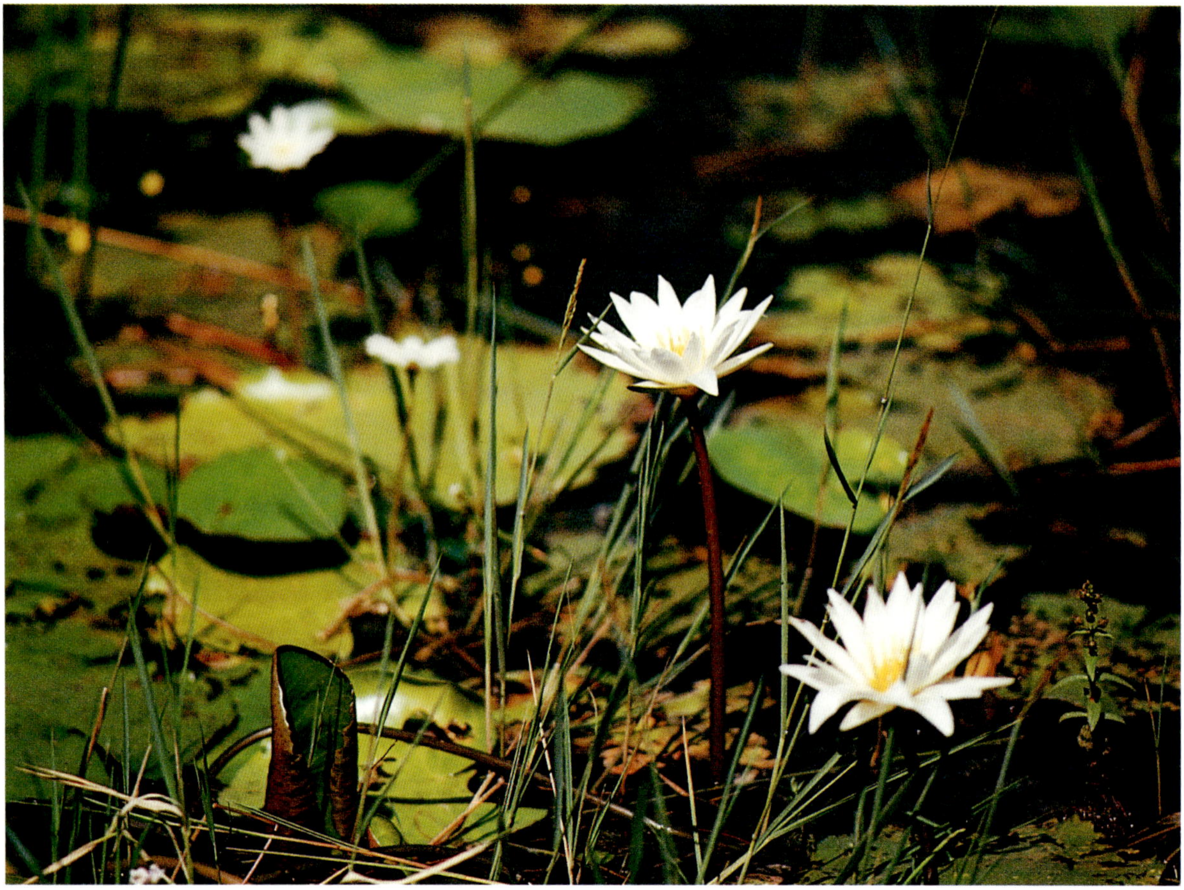

PRANAYAMA SPIRITUEL
*Le mental pranayamique s'épanouit, se libère totalement et se dissout dans le soi.*

Dans la respiration pranayamique, le cerveau est calme et cela permet au système nerveux de fonctionner plus efficacement. L'inspiration est l'art de recevoir l'énergie primordiale dans le corps sous forme de respiration, et de mettre la respiration cosmique spirituelle en contact avec la respiration individuelle. L'expiration permet de débarrasser le système de ses toxines.

### Entre le monde matériel et le monde spirituel

Le pranayama est aussi le lien entre les organismes physiologique et spirituel de l'homme. Au début, le pranayama est difficile et requiert un effort considérable. On obtient la maîtrise du souffle lorsque le pranayama se fait sans effort. De même que le diaphragme est le point de rencontre entre le corps physiologique et le corps spirituel, la rétention de l'énergie, ou *kumbhaka*, permet d'atteindre au plus profond du corps. Une fois que les mouvements extérieurs sont contrôlés, le silence intérieur se fait. Aucune pensée ne vient troubler ce silence, puisque le mental s'est dissous dans le soi.

Dans le *Hathayoga Pradipika*, le sage Svatmarama donne une description détaillée des façons par lesquelles un individu peut faire l'expérience de cet état supérieur d'unité avec le soi grâce à la pratique du pranayama. C'est pourquoi cette pratique est non seulement très difficile, mais requiert aussi une concentration totale. Si après quelques cycles de pranayama vous devez abandonner, dites-vous que vous pouvez être content d'avoir fait trois ou quatre cycles avec concentration et conscience. Ne vous laissez pas rebuter par les échecs. Acceptez-les et tirez-en les leçons. Peu à peu, vous parviendrez à la maîtrise du pranayama.

# Les chakras

*Selon le yoga, la santé spirituelle est activée par un système de chakras, ou centres nerveux, que l'on situe dans la colonne vertébrale. L'énergie cosmique repose enroulée dans ces chakras et doit être éveillée pour atteindre la réalisation de soi.*

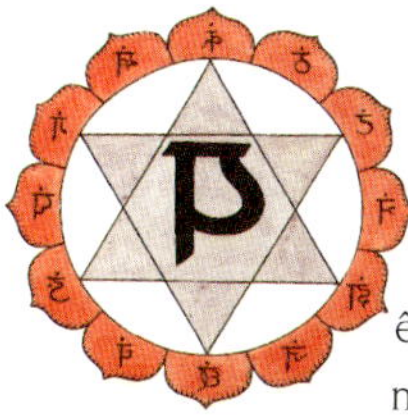

La technologie moderne nous fournit les moyens d'examiner notre corps. Mais rien encore n'a pu nous aider à discerner le caractère, la personnalité ou le potentiel de faire le bien. L'aspect le plus important d'un être humain est la partie qui repose entre l'extérieur, la peau, et ce qu'il y a au plus profond, l'âme : la *shakti*, qui inclut le mental, l'intellect, les émotions, l'énergie vitale, le sentiment du moi, les puissances de volonté et de discernement et la conscience. Tous ces attributs sont différents dans chaque être humain, et cela rend chacun de nous mytérieux et unique. Dans la terminologie du yoga, l'âme est appelée *purusha shakti*, tandis que *prakriti shakti*, ou l'énergie de la nature, était appelée *kundalini* par les anciens yogis.

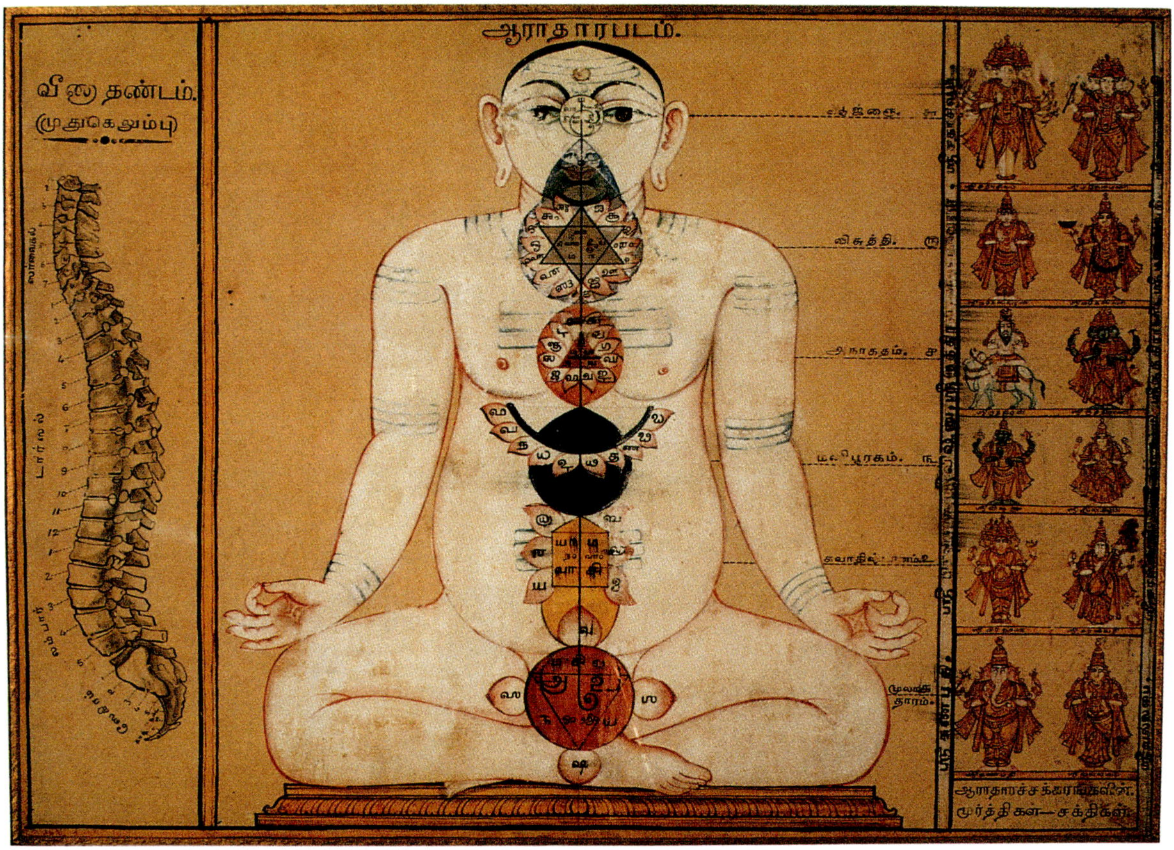

LES SEPT CHAKRAS DU CORPS

*Les yogis pensaient que les chakras étaient localisés le long de la colonne vertébrale.*

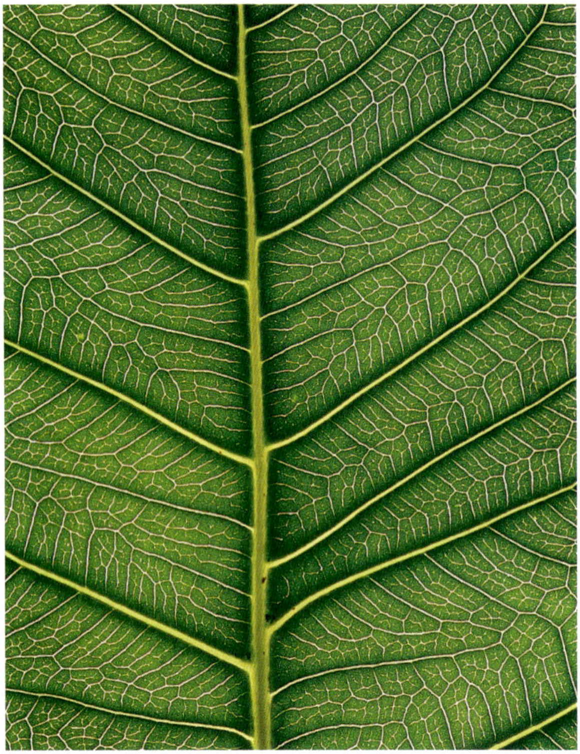

CHAQUE CELLULE EST UNE ENTITÉ
*L'énergie se répand à travers la feuille, de proche en proche, chaque minuscule cellule liée à une autre, et elle pénètre ainsi depuis la tige la plante tout entière.*

Nous savons depuis toujours que la santé est importante, mais il est temps de se rendre compte, comme les adeptes du yoga le savent depuis si longtemps, que notre condition physique est inextricablement liée à notre état mental.

La science du yoga connaît cette connexion depuis ses débuts. Afin de parvenir à une santé physique parfaite, les anciens sages ont conclu qu'il fallait activer les chakras du corps. Les chakras sont en théorie localisés le long de la colonne vertébrale, du cerveau jusqu'au coccyx. Mais la colonne vertébrale est une entité physique, tandis que les chakras ne sont pas composés de matière. Bien qu'ils ne possèdent pas de forme physique, ils gouvernent tous les éléments du corps.

### La signification des chakras

*Chakra* signifie « roue » ou « anneau » en sanscrit, et nos chakras personnels contiennent en eux de l'énergie enroulée. Ils sont la jonction cruciale qui détermine l'état du corps et du mental. De même que le cerveau contrôle les fonctions physiques, mentales et intellectuelles par les cellules nerveuses ou les neurones, les chakras captent le *prana*, ou énergie cosmique, qui existe dans chaque être vivant pour le transformer en énergie spirituelle. Celle-ci est distribuée dans le corps par les *nadis*, ou canaux.

Puisqu'ils sont invisibles, les chakras ne sont tangibles que par leurs effets. On peut y accéder une fois que l'on maîtrise les huit membres du yoga (*voir page* 29), lorsque le soi humain fusionne avec le soi divin.

La *kundalini* est l'énergie cosmique divine qui existe comme force latente en chacun de nous. Lorsque la *prakriti shakti* est éveillée, elle gravite vers le centre de l'âme, ou *purusha shakti*.

### Éveiller l'énergie cosmique

Ce feu qu'est l'énergie cosmique divine est allumé par *yoga-agni*, « le feu du yoga ». Lorsqu'un feu est recouvert de cendres, il s'éteint. De même, si nos sens sont inertes, si nous sommes motivés par l'orgueil, l'auto-satisfaction et l'envie, la *kundalini* reste assoupie. Si nous laissons ces qualités négatives dominer nos pensées pendant un certain temps, notre évolution spirituelle n'en est pas seulement plus lente : elle cesse totalement.

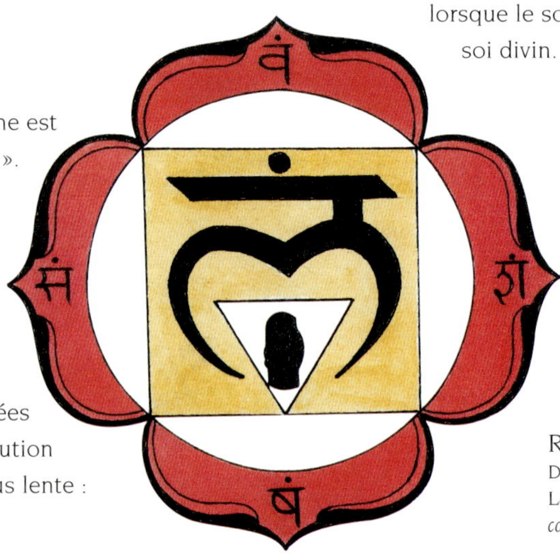

REPRÉSENTATION SYMBOLIQUE DE MULADHARA CHAKRA
*Les chakras transforment l'énergie cosmique en énergie spirituelle.*

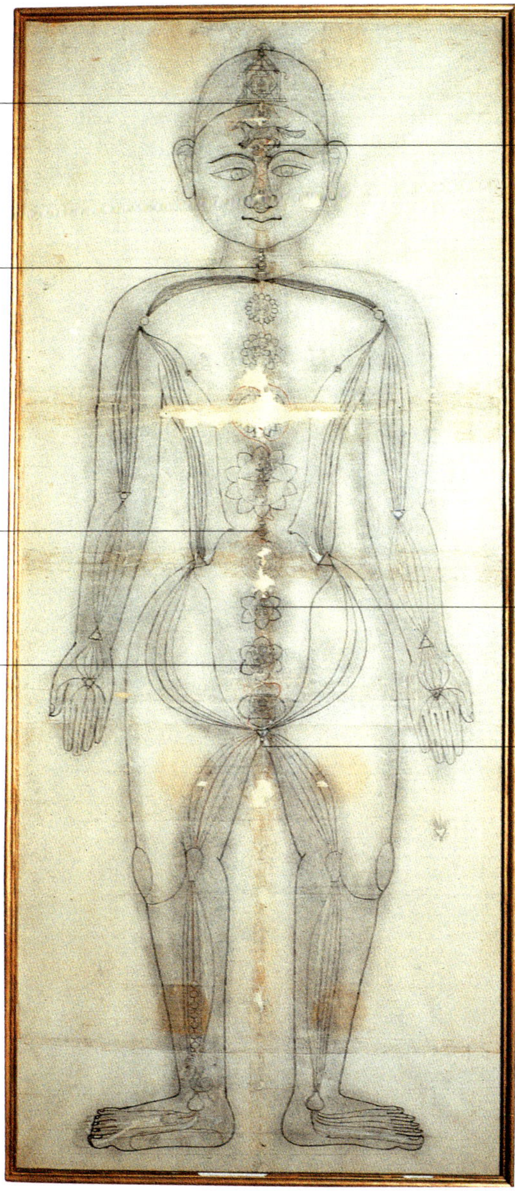


LES CHAKRAS ET LES NADIS DU CORPS HUMAIN
*Peinture du XIXe siècle, Rajasthan, Inde.*

Il existe onze chakras, parmi lesquels sept sont absolument essentiels (*voir le diagramme ci-dessus*) et les autres, secondaires. Le chakra le plus important est Sahasrara Chakra, là où *prakriti shakti*, l'énergie de la nature, s'unit à *purusha shakti*, l'âme.

La pratique du yoga a pour but d'éveiller l'énergie divine en chaque être humain. Les asanas et le pranayama déroulent et activent les chakras. Dans ce processus, les *nadis* sont stimulés. Cela provoque la vibration des chakras, qui libèrent de l'énergie, énergie qui circule ensuite dans tout le corps par les *nadis*. Les émotions qui ont leurs racines dans les chakras sont transmutées quand l'énergie divine est éveillée et se met à circuler.

Afin de parvenir à la réalisation du soi, on doit vaincre par une pratique persévérante et rigoureuse les six principaux obstacles au bonheur : le désir, la colère, la cupidité, la complaisance, l'orgueil et l'envie.

# Le gourou et le yogi

*La tradition du gourou, ou maître, et du yogi, ou disciple, est une tradition ancestrale. Tout le savoir humain a été transmis ainsi de génération en génération. Le gourou doit faire preuve de compassion, tout en étant extrêmement exigeant. Le yogi doit faire preuve de sincérité et se dévouer entièrement à son apprentissage.*

COMMENT faire la distinction entre un vrai et un faux gourou ? Le culte du gourou, ou maître, est un concept oriental. Pour d'autres cultures, ce concept peut sembler exotique, mystérieux, voire détestable : il impose un frein intolérable à la liberté de jugement individuelle. Certains penseurs déclarent que point n'est besoin de gourou, d'autres au contraire affirment qu'il est impossible d'atteindre son but sans l'aide d'un maître. Peut-être peut-on expliquer l'importance du gourou en examinant sa racine sanscrite. *Gu* signifie « obscurité », et *ru* « lumière » : le gourou est celui qui, mène son élève de l'obscurité à la lumière. Bien que le *sadhaka*, ou élève, doive entreprendre seul le chemin vers la réalisation de soi, les directives du gourou sont essentielles, car celui-ci montre le bon chemin et il protège le yogi, l'étudiant en yoga, qui décide de le suivre.

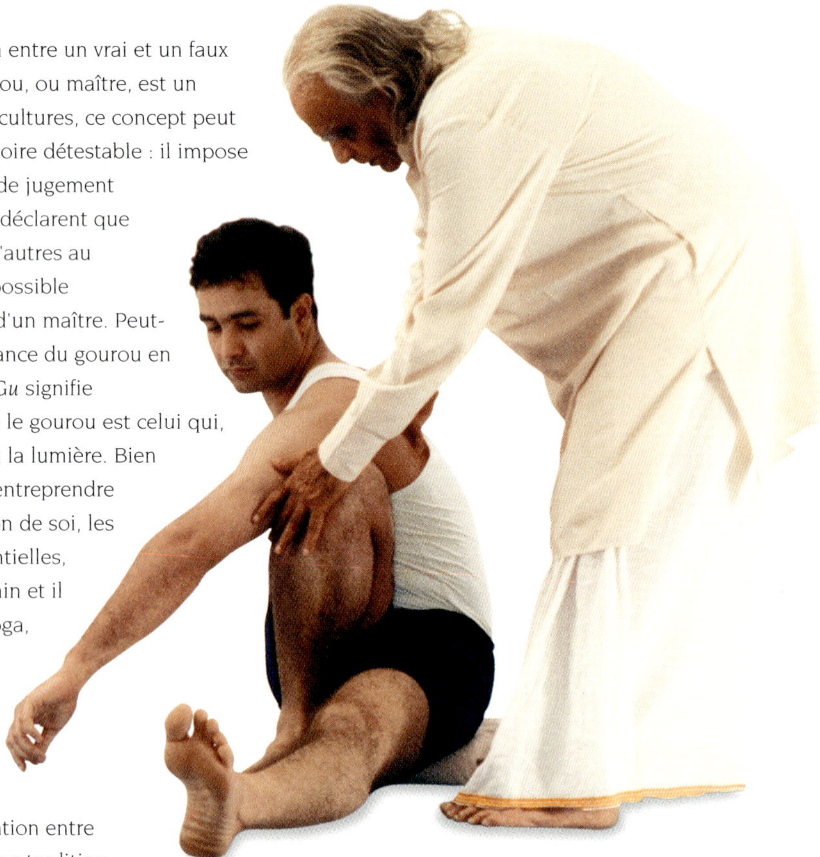

LE YOGACHARYA IYENGAR AVEC UN ÉLÈVE
*Le gourou ne se contente pas d'enseigner les asanas, il enseigne aussi à vivre.*

## UNE TRADITION ANCESTRALE

Le gourou est la voix de la conscience dans le processus d'éveil spirituel. En Inde, la relation entre un gourou et son disciple est une tradition ancienne et constitue le fondement de tout apprentissage. Le *guru-sishya parampara* (*sishya* signifie « disciple » et *parampara*, « tradition ») est depuis toujours le système grâce auquel la connaissance se transmet de génération en génération et d'âge en âge. L'énergie que le gourou a héritée de son propre maître est transmise au disciple, ce qui permet de maintenir la vivacité du processus de communication d'une époque à l'autre. Le gourou ouvre les yeux du disciple à la conscience. La connaissance est déjà là, mais elle est masquée par l'ignorance, et c'est le gourou qui enlève ce voile d'ignorance de l'intellect de son disciple. Le gourou est le guide qui ouvre la porte des facultés latentes du disciple et qui éveille en lui la force et l'énergie qui sont là en puissance. On se sent avec le gourou comme on se sent à la lumière du soleil, et cet éclat dure éternellement.

La relation entre le maître et le disciple est unique. Elle ressemble, mais elle n'est pas identique, à la relation entre une mère et son enfant. De même qu'une mère aime, nourrit, guide et cajole son enfant pour qu'il lui obéisse, le rabroue, l'éduque et le protège, le gourou prend le disciple sous sa protection, et la tâche de sa vie est de donner à son élève une forme parfaite, physiquement, mentalement et spirituellement.

### Le gourou

Le yoga est une discipline et les textes yoguiques, de façon tout à fait appropriée, commencent par insister sur la discipline, ou *anusasanam* : « Sans discipline, rien ne peut être réalisé. » Le gourou ne fait pas respecter cette discipline par la force, mais rend son élève sensible à cet aspect, lui en fait prendre conscience pour que l'élève l'intériorise. Un gourou qui fait preuve de sagesse n'impose pas de code de conduite, mais motive son élève par ses préceptes et son exemple.

Le gourou n'a pas besoin d'exiger l'attention de l'élève, il la suscite sans effort. Par son enseignement, il éveille en son disciple une confiance totale, et l'aide à développer la volonté qui lui permettra de faire face en toutes circonstances avec équanimité. Le gourou améliore et adapte constamment ses techniques pédagogiques, ouvrant ainsi les yeux du disciple, improvisant lorsque c'est nécessaire pour élargir sa pédagogie à de nouvelles dimensions. Le gourou fait preuve de compassion, mais n'attend pas de son disciple qu'il s'attache à lui affectivement, et ne s'attache pas non plus à son disciple.

Le gourou doit être confiant, exigeant, plein d'attention pour son disciple, prudent, constructif et courageux. La clarté et la créativité de son enseignement doivent refléter sa dévotion et sa passion pour la matière qu'il enseigne : ici, les complexités et les subtilités du yoga.

### Le disciple

Le disciple idéal est obéissant, constant, sérieux et toujours prêt à suivre les enseignements de son gourou. Il ne s'agit pas d'obéissance aveugle, mais d'une obéissance fondée sur le respect et sur un sincère désir d'apprendre. Les disciples peuvent être médiocres, moyens ou supérieurs. Le disciple médiocre n'a que peu d'enthousiasme, est instable, timoré et autosatisfait. Il refuse de produire le travail soutenu qui est exigé de lui et qui est nécessaire pour atteindre la réalisation de soi.

Le disciple moyen est indécis, également attiré par les plaisirs du monde et par les choses spirituelles. Quoiqu'il soit conscient du plus grand bien, cet élève n'a pas la détermination ni la persévérance nécessaires et n'est pas capable de se maintenir résolument sur la voie du yoga. Il a besoin de fermeté et de discipline de la part de son gourou, ce dont ce dernier s'aperçoit tout de suite.

L'élève supérieur, ou intense, a au contraire une vision plus profonde, de l'enthousiasme et du courage. Il résiste aux tentations et n'hésite pas à se débarrasser de ce qui le distrait de la recherche de son but. Ce disciple devient ferme, stable et compétent. Le gourou guide ce genre de disciple vers le but, la réalisation de soi.

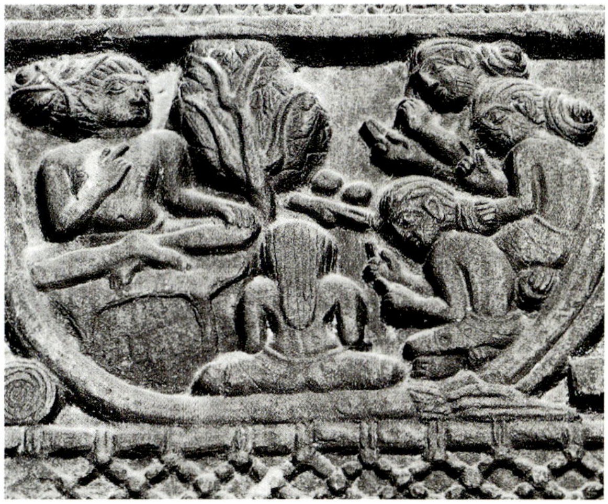

UN SAGE INSTRUIT SES DISCIPLES
*Cette frise du IIe siècle avant notre ère de Bharhut, en Inde, montre l'ancienneté de la tradition du gourou et du yogi.*

Lorsqu'il pratique le yoga, le disciple doit se rappeler et considérer chaque mot et chaque action du gourou, afin de consolider toutes les leçons dont il a bénéficié. Le disciple d'aujourd'hui sera peut-être le gourou de demain. Clarté mentale et fermeté dans la résolution de suivre la voie de la réalisation de soi sont essentielles. Le yogi doit faire preuve de *riti* et de *niti* « méthode » et « moralité », afin de transmettre à son tour à son disciple le savoir, l'expérience et la sagesse glanés au cours des ans. Ainsi la tradition du gourou et du yogi se poursuit-elle à la génération suivante.

Avec ce livre, je tente d'impartir ma connaissance du yoga à tous ceux à travers le monde qui désirent ardemment en devenir des adeptes.

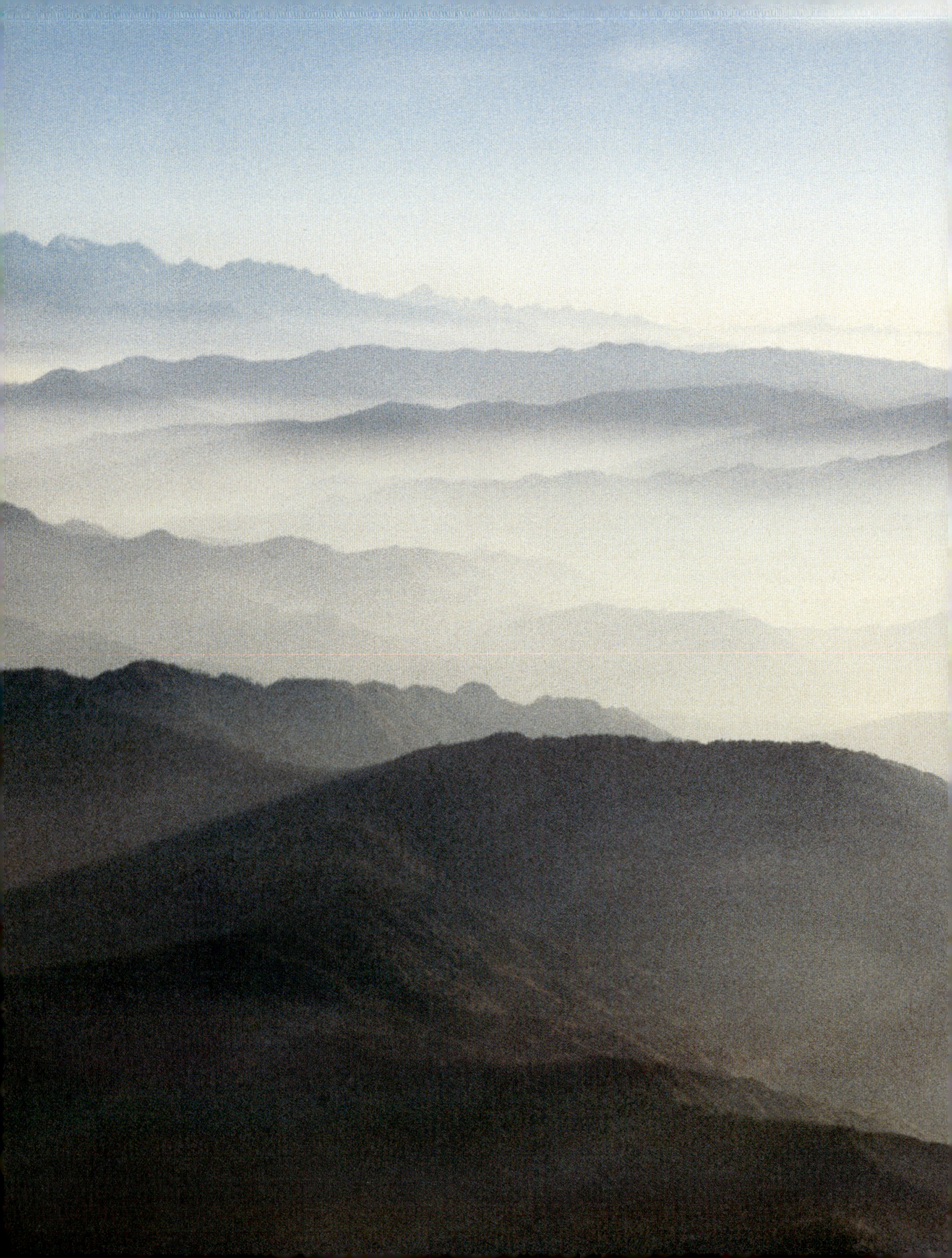

CHAPITRE 3

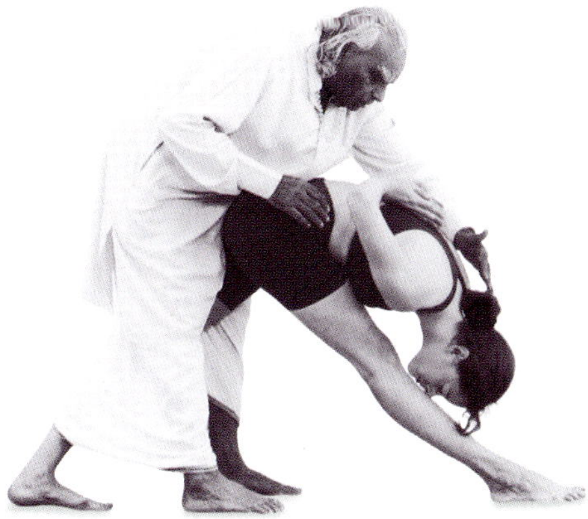

*« Le corps est votre temple. Gardez-le pur et propre parce que l'âme y réside. »*

# Les asanas et vous

La science du yoga est comme l'art de la musique. Il existe un certain rythme dans le corps, et ce rythme peut être maintenu seulement si l'on fait attention à chaque étape de l'asana, ainsi qu'à la progression entre les asanas. Dans votre pratique du yoga, trouvez un rythme physique, physiologique, psychologique et spirituel. S'il n'y a pas d'harmonie ni de mélodie, la musique ne vaudra rien. Le corps est un instrument tout à fait sensible et réceptif, et ses vibrations, comme les sons, expriment en lui l'harmonie ou la dissonance. Chacune de ces vibrations doit être synchronisée avec le mouvement, qui est l'asana.

# Postures classiques

*Les asanas couvrent toute la gamme des positions de base : debout, assises, en flexion avant, en torsion, en inversion, en flexion arrière et couchées. Dans les postures classiques, la coordination physique joue un grand rôle, de même que l'application et l'intelligence de la posture.*

POUR pratiquer les asanas correctement, l'alignement physique ne suffit pas. Les postures classiques, lorsqu'elles sont pratiquées avec conscience et discernement, réunissent le corps, le mental, l'intelligence, les nerfs, la conscience et le soi en un tout harmonieux et unifié. On pourrait croire que les asanas ne s'occupent que du corps physique, mais en fait elles affectent les messages chimiques que le cerveau envoie et reçoit, ce qui améliore et stabilise votre état mental. La capacité unique qu'a le yoga à apaiser la nervosité (les nerfs sont le moyen qui permet aux corps physiologique et psychologique de communiquer) calme le cerveau, rend le mental frais et tranquille et détend le corps tout entier.

J'ai sélectionné ces asanas parce qu'elles couvrent toute la gamme des positions de base du yoga : postures debout, assises, flexions avant, torsions vertébrales, postures inversées, flexions arrière et postures allongées. La pratique régulière de ces asanas stimule et active tous les organes, les tissus et les cellules du corps. Le mental devient alerte et puissant, le corps est sain et actif.
Le corps anatomique comprend les membres et les autres parties du corps. Le corps physique est constitué d'os, de muscles, de peau et de tissus. Le corps physiologique est composé du cœur, des poumons, du foie, de la rate, du pancréas, des intestins et des autres organes. Les nerfs, le cerveau et l'intellect constituent le corps psychologique. Afin de pratiquer les asanas correctement, il vous faut apprendre à réunir ces différents niveaux.

### LES ÉTAPES DANS L'APPRENTISSAGE DU YOGA

Les néophytes en yoga abordent les asanas avec un mental « inculte ». Il leur faut apprendre que l'on commence par pratiquer les asanas au niveau du seul corps anatomique : c'est l'étape appelée *arambhavastha*. Cette étape est importante pour les débutants, qui ne doivent pas la sauter ni la bâcler. Afin d'apprendre convenablement les asanas, les débutants doivent tout d'abord se concentrer sur l'exécution correcte des mouvements. Dans les instructions pas à pas données pour les asanas dans ce chapitre, j'ai souligné les points qui requièrent une concentration particulière et les mouvements auxquels il faut faire attention dans la posture. Les débutants doivent comprendre l'asana tout entière, sans se perdre dans les détails. Le plus important est de commencer par chercher la stabilité dans la pose. Cela vous procurera une fondation solide. Vous aborderez ensuite l'étape intermédiaire, *ghatavastha*, dans laquelle le mental est affecté par les changements qui surviennent dans le corps. Lorsque vous atteignez cette étape, vous pratiquez les mouvements correctement, votre corps est

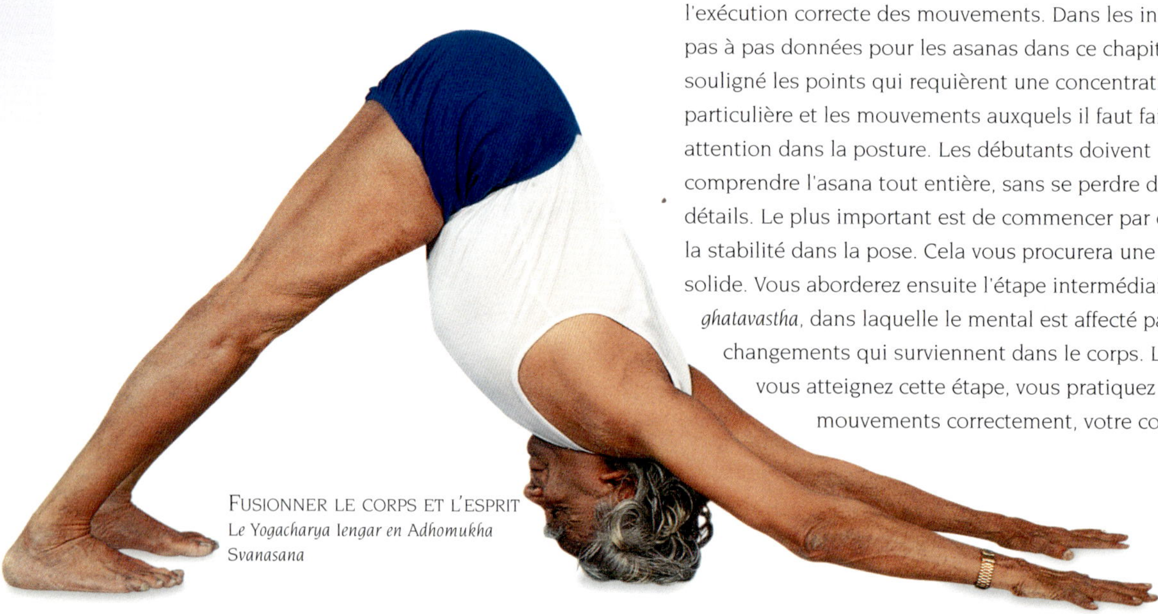

FUSIONNER LE CORPS ET L'ESPRIT
*Le Yogacharya Iengar en Adhomukha Svanasana*

*« Les asanas gardent votre corps ainsi que votre mental sains et actifs. »*

sous votre contrôle, mais il vous faut maintenant inciter votre mental à atteindre chaque partie de votre corps. Dans les instructions que je donne pour les asanas de ce chapitre, j'ai souligné que ceux qui apprennent le yoga à cette étape doivent pratiquer les asanas avec une attention réflexive et méditative. Il vous faut prendre conscience de vos tissus, de vos organes, de votre peau et même des cellules individuelles qui constituent votre corps. Votre mental doit être en symbiose avec toutes ces parties.

*Parichayavastha*, ou étape avancée, vient ensuite. C'est l'étape de la connaissance intime, lorsque votre mental met votre corps en contact avec votre intelligence. Une fois que cela se produit, le mental cesse d'être une entité séparée, et l'intelligence et le corps ne font plus qu'un. J'ai inclus les concepts sur lesquels un pratiquant avancé du yoga doit se concentrer. Vous savez maintenant faire des ajustements avec subtilité et discernement, et vous êtes dans le domaine du corps physiologique et mental plutôt que simplement au niveau des muscles, des os et des articulations. L'étape finale, *nishpattyasvastha*, est l'état de perfection. Une fois que l'intelligence a ressenti l'unité entre la chair et la peau, elle introduit l'*atman*, le soi ou l'âme. Cela libère le corps et l'unit avec l'âme dans le voyage du fini vers l'infini. Alors le corps, le mental et le soi ne font plus qu'un. À ce niveau, les asanas deviennent méditatives et spirituelles. On peut appeler cela une « méditation dynamique ».

### Qu'est-ce qu'une asana ?

Une asana n'est pas une posture que l'on adopte mécaniquement. Elle implique un processus conscient, à la fin duquel on atteint un équilibre entre le mouvement et la résistance. Votre poids doit être équitablement réparti entre les muscles, les os et les articulations, de même que votre intelligence doit être engagée à tous les niveaux. Il vous faut créer de l'espace dans vos muscles et dans votre peau, afin d'inclure le fin réseau de votre corps dans la structure de l'asana. Cela aide les organes de perception (les yeux, les oreilles, le nez, la langue, la peau) à discerner la subtilité de chaque mouvement. Cette conjonction entre les organes de l'action et les organes de la perception survient lorsque l'élève atteint la compréhension subjective d'une asana et commence, grâce à l'instinct et à la connaissance, à ajuster ses mouvements correctement. Pratiquez avec application. Soyez complètement absorbé dans l'asana.

Une fois que les deux côtés du corps sont symétriques, les appareils circulatoire, respiratoire, digestif, excrétoire et reproductif ne sont plus soumis à des tensions inutiles. Dans chaque asana, différents organes sont placés dans différentes positions anatomiques, sont pressés et étalés, humidifiés et séchés, chauffés et refroidis. Les organes reçoivent un apport de sang frais, sont doucement massés, détendus et tonifiés pour atteindre un état de santé optimale.

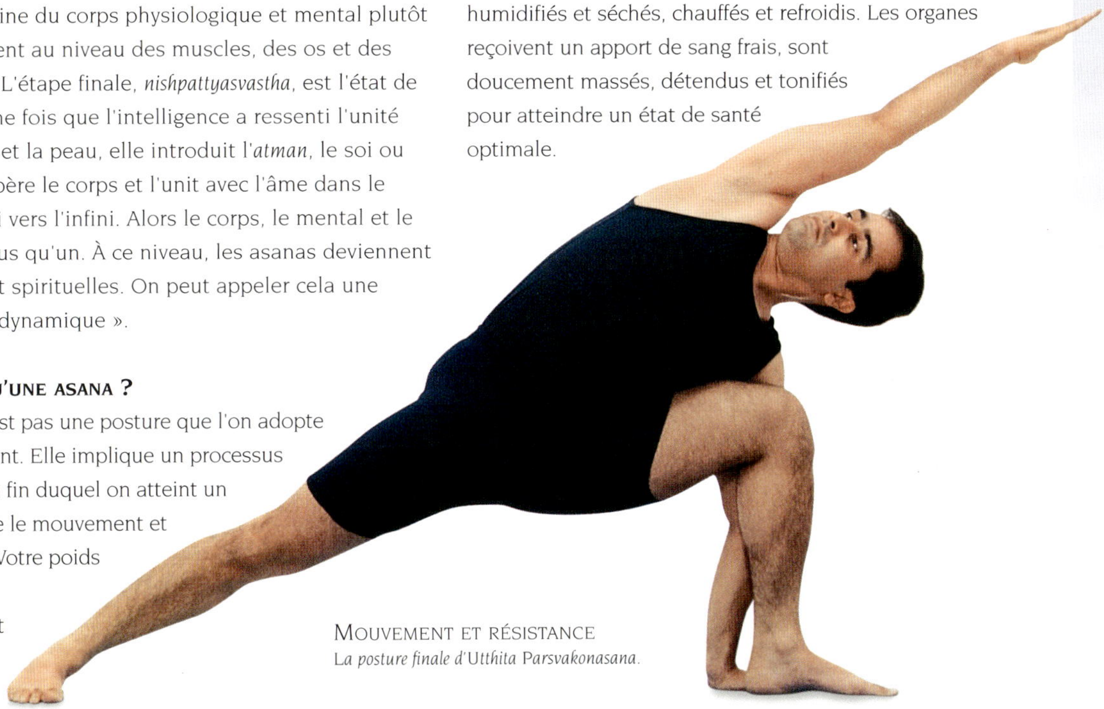

MOUVEMENT ET RÉSISTANCE
*La posture finale d'Utthita Parsvakonasana.*

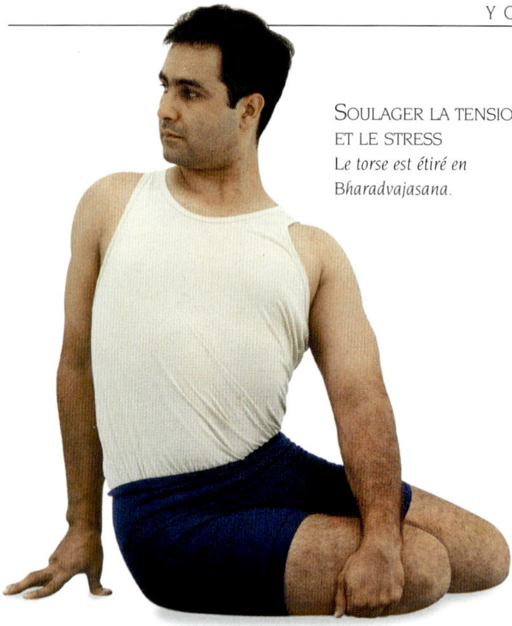

SOULAGER LA TENSION ET LE STRESS
*Le torse est étiré en Bharadvajasana.*

**ASANAS ASSISE**

Toutes les asanas assises apportent plus d'élasticité aux hanches, aux genoux, aux chevilles et aux muscles de l'aine. Ces postures soulagent la tension et les raideurs dans le diaphragme et la gorge, ce qui facilite la respiration et la rend plus régulière. Ces postures gardent la colonne vertébrale stable, apaisent le mental et étirent les muscles du cœur. La circulation sanguine s'intensifie vers toutes les parties du corps.

**ASANAS DEBOUT**

Les asanas debout renforcent les muscles et les articulations des jambes et augmentent la souplesse et la force de la colonne vertébrale. Grâce aux mouvements de rotation et de flexion, les muscles spinaux et les articulations inter-vertébrales conservent leur mobilité et leur bon alignement. Les artères des jambes sont étirées, ce qui augmente la circulation du sang vers les membres inférieurs et prévient la thrombose dans les mollets. Ces asanas tonifient aussi le système cardio-vasculaire. La paroi du cœur est totalement étirée, ce qui favorise un afflux de sang frais vers le cœur.

**FLEXIONS AVANT**

Dans les flexions avant, les organes abdominaux sont comprimés. Cela a un effet particulier sur le système nerveux : à mesure que ces organes se détendent, la zone frontale du cerveau est plus calme et la circulation sanguine vers le cerveau est régulée. Le système nerveux sympathique est reposé, ce qui fait baisser le rythme cardiaque et la pression sanguine. Les organes de perception sont débarrassés de leur stress et les sens se détendent. Les glandes surrénales sont aussi apaisées et fonctionnent plus efficacement. Puisque le corps est horizontal dans les flexions avant, le cœur est soulagé de l'effort d'avoir à pomper le sang contre la gravitation, et le sang circule plus facilement vers toutes les parties du corps. Les flexions avant renforcent aussi les muscles paraspinaux, les articulations intervertébrales et les ligaments.

**TORSIONS VERTÉBRALES**

Ces asanas nous enseignent l'importance que revêtent une colonne vertébrale et des organes en bonne santé. Dans les torsions vertébrales, les organes pelviens et abdominaux sont pressés puis baignés par un afflux de sang frais. Les torsions améliorent la souplesse du diaphragme et soulagent les troubles de la colonne, des hanches et de l'aine. La colonne vertébrale est elle aussi assouplie, ce qui améliore la circulation du sang vers les nerfs spinaux et augmente le niveau d'énergie.

**ASANAS INVERSÉES**

Certaines personnes évitent les inversions de peur de faire augmenter leur pression sanguine ou de faire éclater des vaisseaux sanguins. Ce sont des idées sans fondement. Après tout, de longues périodes de station debout peuvent provoquer thrombose et varices, mais personne ne va pour cela éviter de se mettre debout ! La station debout est un résultat de l'évolution. De la même façon que le corps humain s'est adapté à la station debout, il peut aussi apprendre à se mettre la tête en bas sans risque de blessure. Contrairement aux asanas en torsion, les asanas en inversion vident de leur sang les organes pelviens et abdominaux, tandis que des organes vitaux comme le cerveau, le cœur et les poumons reçoivent du sang en quantité.

Selon le troisième chapitre du

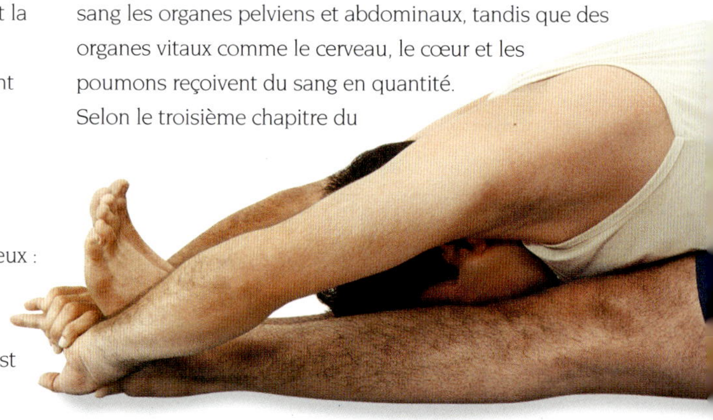

*Hathayoga Pradipika* de Svatmarama, Salamba Sirsasana (posture sur la tête, *voir page* 118) est le roi des asanas et Salamba Sarvangasana (posture sur les épaules, ou chandelle, *voir page* 124) en est la reine. Ces deux asanas sont extrêmement bénéfiques pour la santé du corps et du mental.

### Flexions arrière

Toutes les flexions arrière stimulent le système nerveux central et augmentent sa capacité à résister au stress. Elles aident à se débarrasser du stress, de la tension et de l'épuisement nerveux. Ces asanas stimulent et énergisent le corps et sont précieuses pour les gens qui souffrent de dépression. En Urdhva Dhanurasana (*voir page* 140), le foie et la rate sont totalement étirés et peuvent donc, grâce à cela, fonctionner plus efficacement.

### Asanas couchées

Les asanas couchées sont des postures de repos qui apaisent le corps et rafraîchissent le mental. Les asanas en position couchée sont en général placées à la fin d'une séquence, mais elles servent aussi à préparer le corps en le détendant et en renforçant les articulations. Elles donnent au corps l'énergie nécessaire pour effectuer des asanas plus fatigantes. Savasana (*voir page* 150), par exemple, permet de reprendre son souffle et de rafraîchir le corps et le mental. Les asanas en position allongée aident aussi à se préparer au pranayama.

### Pratiquer les postures classiques

Pratiquez les postures classiques lorsque vous êtes sûr de la souplesse de votre corps et de la stabilité de votre mental. Je recommande aux débutants et à ceux dont les articulations et les muscles sont raides, ou qui souffrent de troubles particuliers, de commencer la pratique en utilisant des accessoires (sangles, coussins, blocs) pendant six à huit mois. Si vous avez l'habitude de pratiquer les postures classiques sans accessoires, vous pouvez cependant les utiliser les jours où vous vous sentez fatigué ou si vous ressentez des raideurs dans une partie spécifique du corps. Faites toujours attention à l'ordre dans lequel vous faites les asanas. Chaque fois que vous pratiquez, prenez soin de ne pas « durcir votre cerveau ». Cela se produit lorsque vous retenez la respiration et que vous sentez que votre tête est tendue et lourde, ce qui arrive souvent pendant les asanas debout et les flexions avant. Cela peut aussi se passer dans une asana debout, lorsque vous utilisez la force pour descendre dans l'étirement final, sans étirer convenablement la colonne vertébrale. Puisque l'action dans la posture est obtenue par la force plutôt que par l'utilisation de l'intelligence de la colonne vertébrale, cela a pour résultat de provoquer des tensions dans la colonne. C'est cela que j'appelle « durcir le cerveau », parce que vous ne permettez pas à votre cerveau d'être suffisamment attentif et sensible aux mouvements de votre corps. De même, dans les flexions arrière, si on utilise la force plutôt que l'intelligence pour étirer le dos, la région cervicale restera tendue et dure. Cela aussi « durcit le cerveau ».

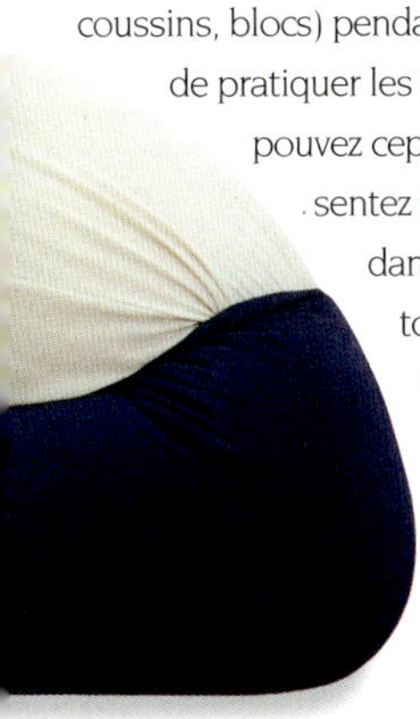

Etirement complet
*Paschimottanasana étire la colonne vertébrale*

### Le « cerveau » de la posture

Dans chaque asana, une partie spécifique de votre corps est le « cerveau » de la posture. Par exemple, le bras en extension dans Utthita Parsvakonasana (*voir page* 60) est le « cerveau » de cette posture particulière, son centre d'équilibre. Lorsque vous pratiquez, observez cette partie de votre corps avec attention et concentration. Apportez-lui fermeté et stabilité. Cette fermeté et cette stabilité s'étendront ensuite à l'ensemble de votre corps, qui sera alors sous votre contrôle. Peu à peu, vous parviendrez à ressentir la posture au niveau physiologique, et non plus simplement au niveau physique.

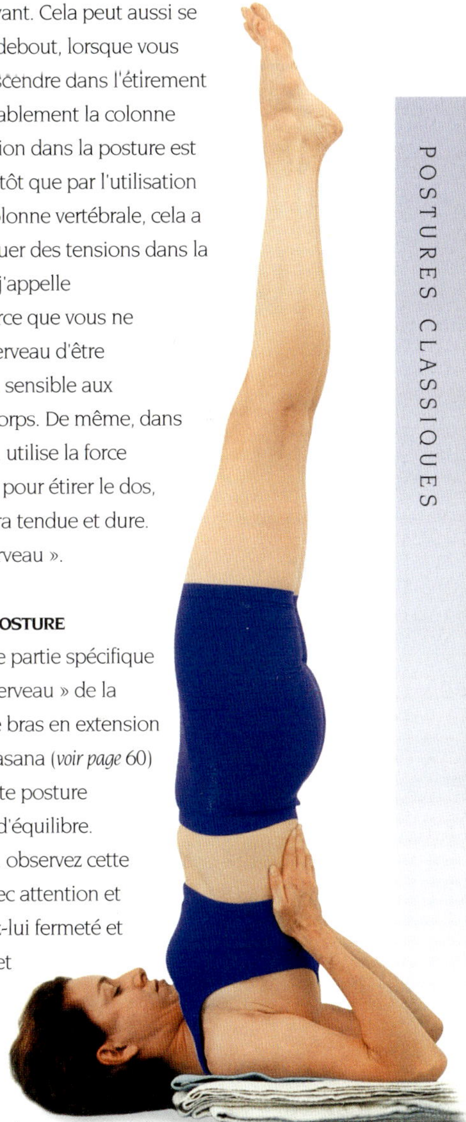

Pratiquez sans crainte
*Les inversions, comme Salamba Sarvangasana, sont bénéfiques pour le corps et le mental.*

# *Asanas debout*

*« Une asana n'est pas une posture que l'on peut prendre de façon mécanique. Une asana demande conscience et concentration, avec lesquelles on atteint un équilibre entre le mouvement et la résistance. »*

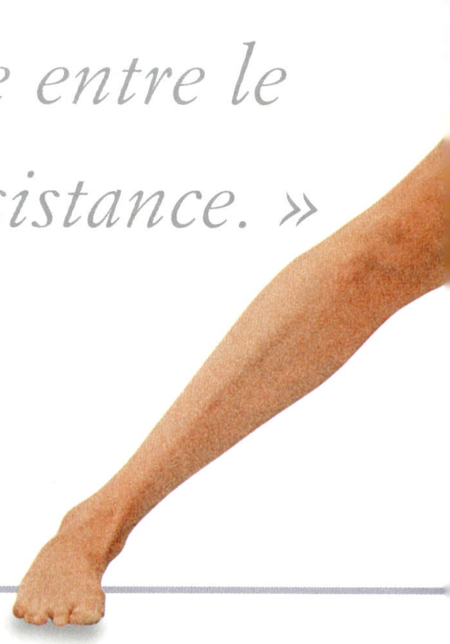

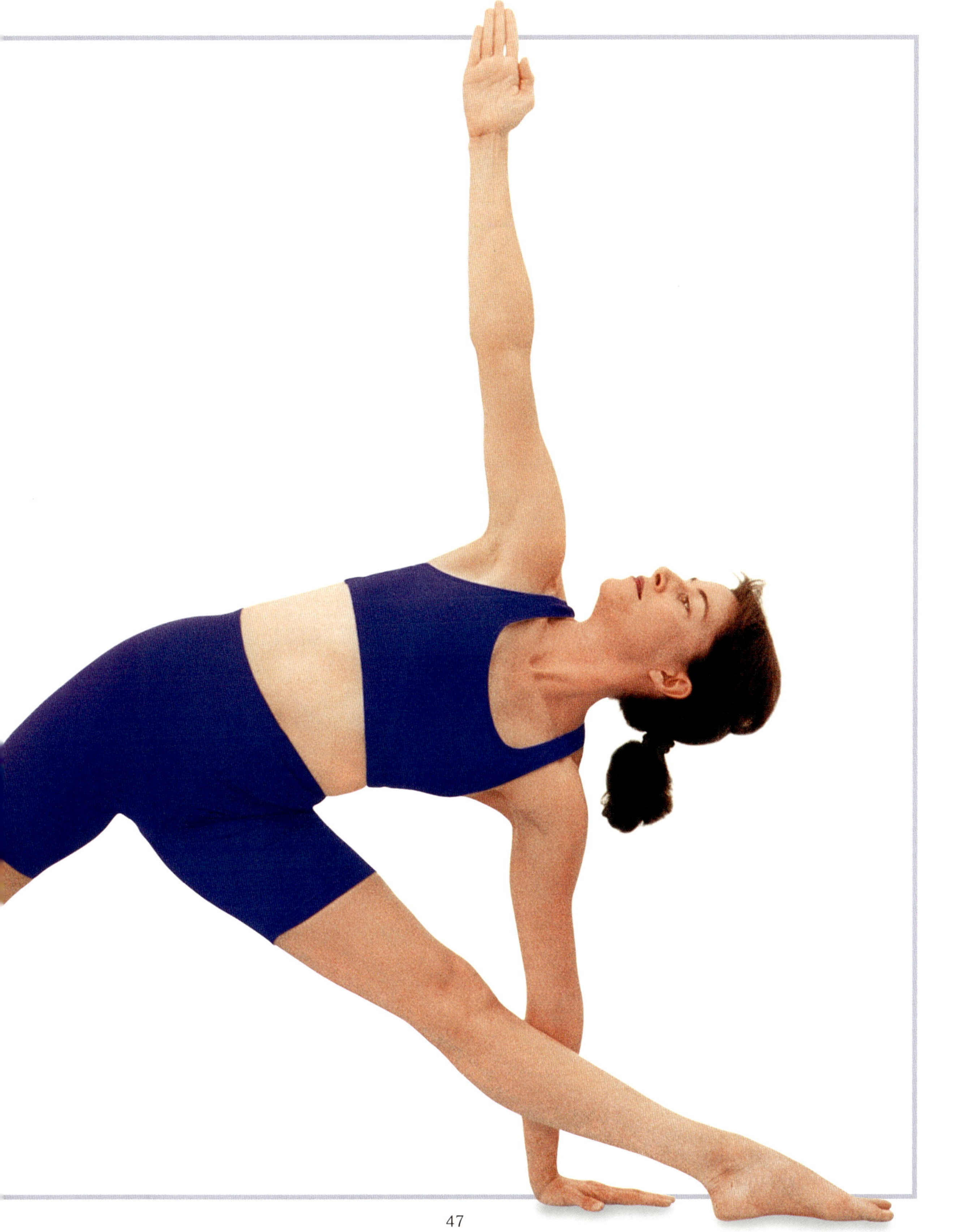

ताडासन

# Tadasana

## - La Montagne -

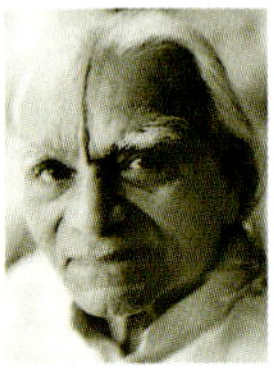

Dans cette posture vous apprenez à vous tenir aussi ferme et droit qu'une montagne. Le mot sanscrit *tada* signifie « montagne ». La plupart des gens ne savent pas répartir équitablement leur poids sur leurs deux jambes, ce qui à la longue peut provoquer des problèmes de santé pourtant tout à fait évitables. Tadasana vous enseigne l'art de vous tenir debout correctement et aiguise la perception que vous avez de votre corps. C'est le point de départ des autres asanas. Pratiquer cette posture procure un sentiment de fermeté, de force, de calme et de stabilité.

### Précautions

◆

Si vous souffrez de la maladie de Parkinson ou que vos disques vertébraux sont fragiles, il vous sera plus facile de vous tenir face à un mur, sur lequel vous placerez vos mains. Les gens qui souffrent de scoliose pourront placer leur colonne vertébrale contre le coin saillant formé par deux murs.

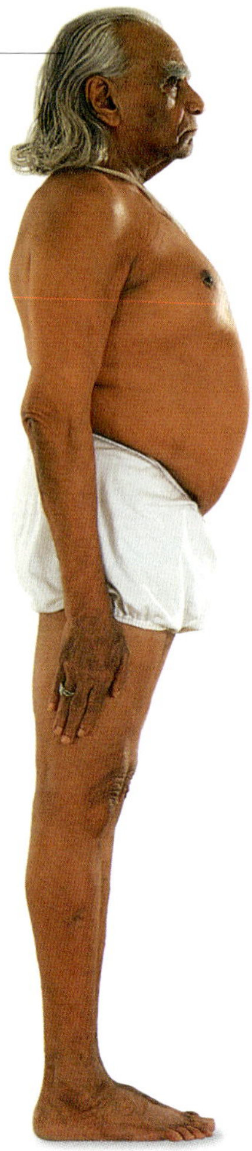


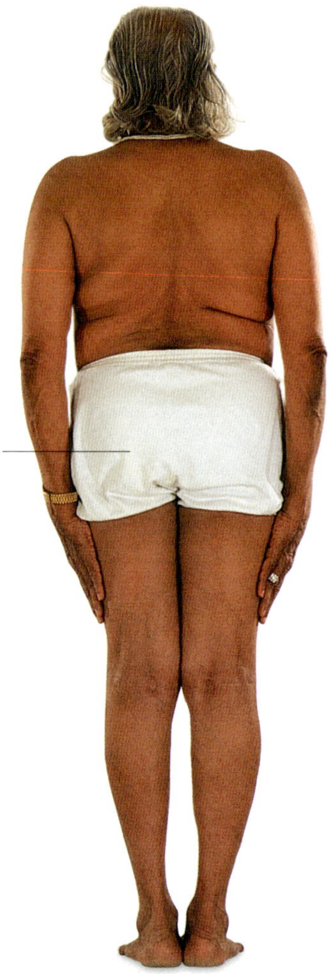


1 Tenez vous debout, les pieds joints sur une surface plane, à même le sol. Assurez-vous que vos pieds soient alignés et que les gros orteils et les talons se touchent. S'il vous est difficile de garder les pieds joints, séparez-les d'environ 7 cm. Le poids de votre corps repose sur le milieu de la voûte plantaire. Vos talons doivent être fermes. Ne recroquevillez pas les orteils, étirez-les et détendez-les.

2 Pressez les pieds dans le sol et grandissez-vous en étirant les jambes. Gardez les chevilles alignées. Vos jambes doivent être perpendiculaires au sol et alignées. Les rotules sont actives, contractez vos quadriceps et poussez-les vers le haut. Tournez vos hanches vers l'intérieur en les serrant, ainsi que vos fesses.

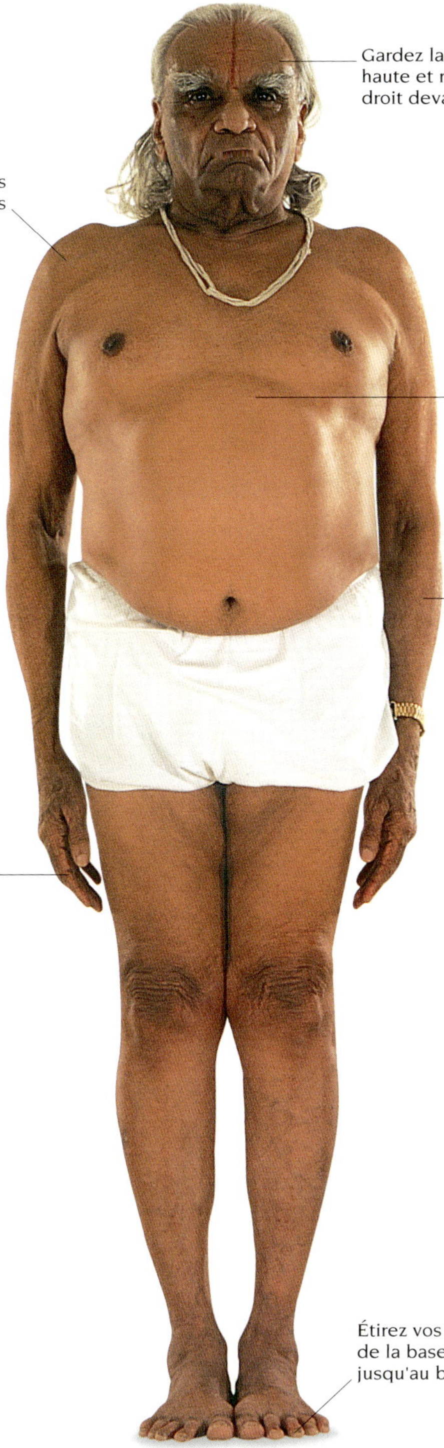


## BIENFAITS

◆

*Corrige le dos voûté en redressant la colonne vertébrale*

◆

*Améliore l'alignement de votre corps*

◆

*Lutte contre la dégénérescence de la colonne, des jambes et des pieds due à l'âge*

◆

*Tonifie les muscles des fesses*

3 Allongez les bras le long du corps, les paumes vers les cuisses, les doigts pointés vers le bas. Gardez la tête et la colonne alignées. Étirez le cou sans forcer sur les muscles. Rentrez le bas du ventre. Soulevez le sternum et ouvrez la poitrine. Respirez normalement à chaque étape de l'asana.

4 Pressez les talons et la base des gros orteils dans le sol. Cela vous permettra d'équilibrer le poids du corps sur les faces externes et internes des pieds. Veillez à ne pas porter le poids sur l'avant du pied. Maintenant, portez consciemment presque tout votre poids sur les talons. Gardez la posture 20 à 30 secondes.

उत्थित त्रिकोणासन

# Utthita Trikonasana

## - Le Triangle -

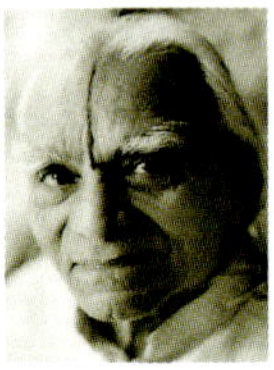

DANS cette asana, votre corps prend la forme d'un triangle avec une large base, ce qui étire intensément votre tronc et vos jambes. *Utthita* signifie en sanscrit « profond, intense », *tri*, « trois » et *kona*, « angle ». À mesure que vous pratiquerez, vous apprendrez à passer du niveau physique au niveau physiologique de la posture (*voir page* 42). Vous saurez activer les organes, les glandes et les nerfs qui forment le corps physiologique en contrôlant les mouvements de vos membres. Cette posture tonifie les ligaments et améliore la souplesse.

### PRÉCAUTIONS

◆

Si vous êtes sujet aux vertiges et aux étourdissements ou que vous souffrez d'hypertension, regardez vers le bas dans la posture finale. Ne levez pas la tête. Si vous souffrez de problèmes cardiaques, pratiquez cette posture contre un mur. Ne levez pas les bras, mais posez les mains sur vos hanches.

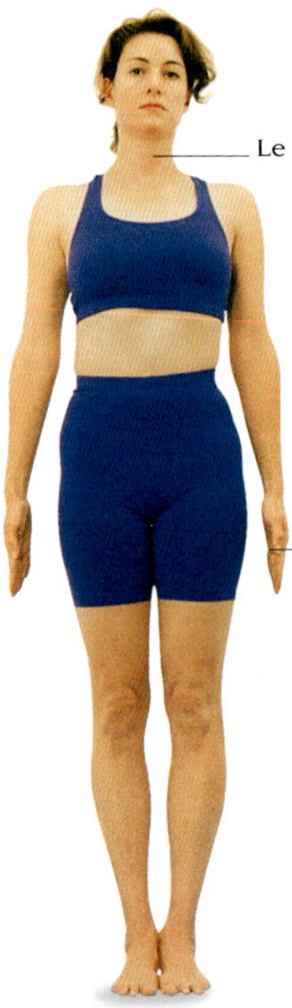


1 Tenez vous debout en Tadasana (*voir page* 48). Répartissez équitablement votre poids sur vos deux jambes. Vous reposez en équilibre sur la voûte plantaire. Les talons sont fermes, les orteils, tendus. Les faces internes de vos pieds se touchent. Gardez le dos bien droit. La respiration doit être régulière.

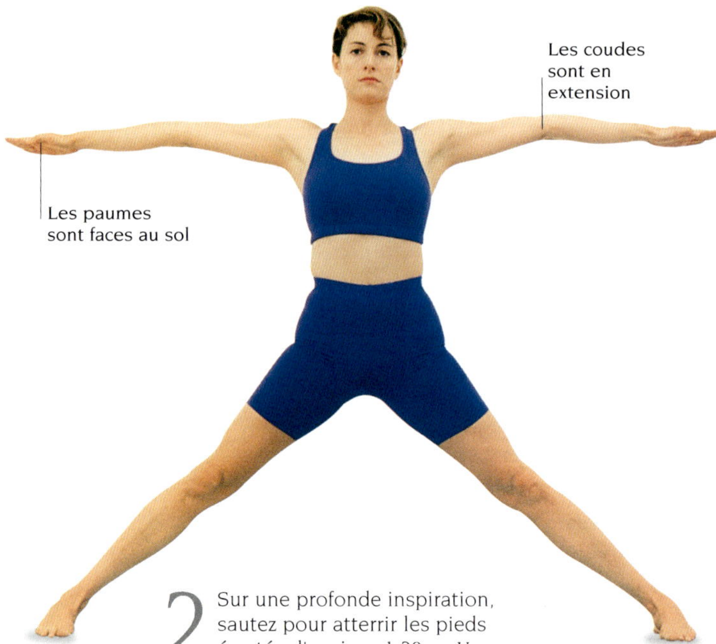

Les coudes sont en extension
Les paumes sont faces au sol


2 Sur une profonde inspiration, sautez pour atterrir les pieds écartés d'environ 1,20 m. Vos pieds sont alignés, les orteils, pointés vers l'avant. Levez les bras au niveau des épaules (*voir médaillon*), en vous assurant qu'ils sont bien alignés dans le prolongement l'un de l'autre. Tendez les bras depuis l'arrière des coudes. Redressez la poitrine et fixez un point devant vous.

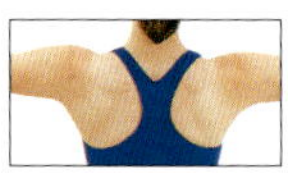

**3** Tournez légèrement votre pied droit vers l'intérieur tout en gardant l'étirement dans la jambe gauche. Puis tournez votre pied gauche à 90° vers l'extérieur, en gardant la jambe droite étirée et le genou droit actif. Les bras ne bougent pas, ils restent bien tendus

**Note** Afin de garder l'équilibre pendant cette phase de l'asana, commencez toujours par tourner le pied droit. Une fois que vous l'avez tourné, tournez le pied gauche.

**Débutants avancés** Pour un meilleur étirement dans la posture finale,

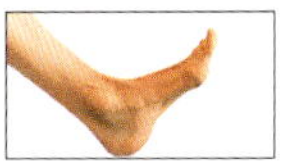

pressez le talon gauche dans le sol et tendez les orteils vers le ciel (*voir médaillon*). Puis contractez le genou gauche et reposez le pied à plat au sol.

## Corrigez-vous

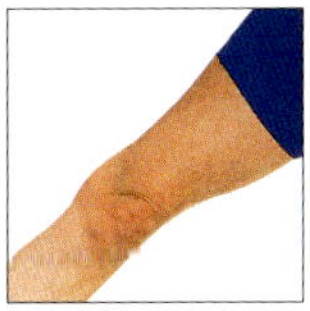

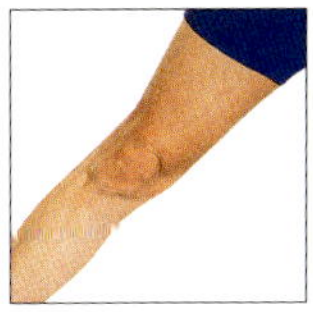

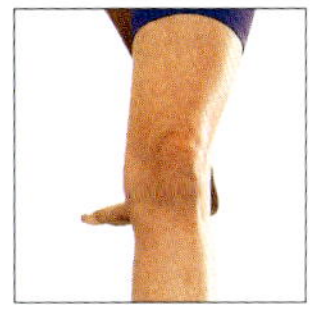

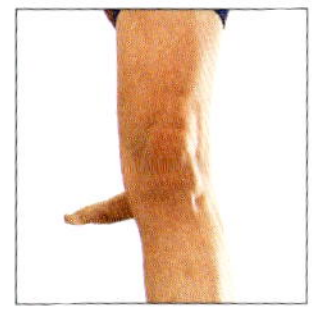

### Genou droit

**MAUVAIS** Si le genou droit pivote vers la droite, cela vous empêchera de vous étirer complètement dans la posture finale.

**BON** La rotule droite doit pointer devant vous. Assurez-vous que la cuisse droite ne pivote pas vers l'intérieur.

### Genou gauche

**MAUVAIS** Si le genou gauche pivote trop loin vers la gauche, votre équilibre dans la pose finale sera moins stable.

**BON** Le genou gauche est ferme, actif et aligné avec le milieu du pied, du mollet et de la cuisse gauches.

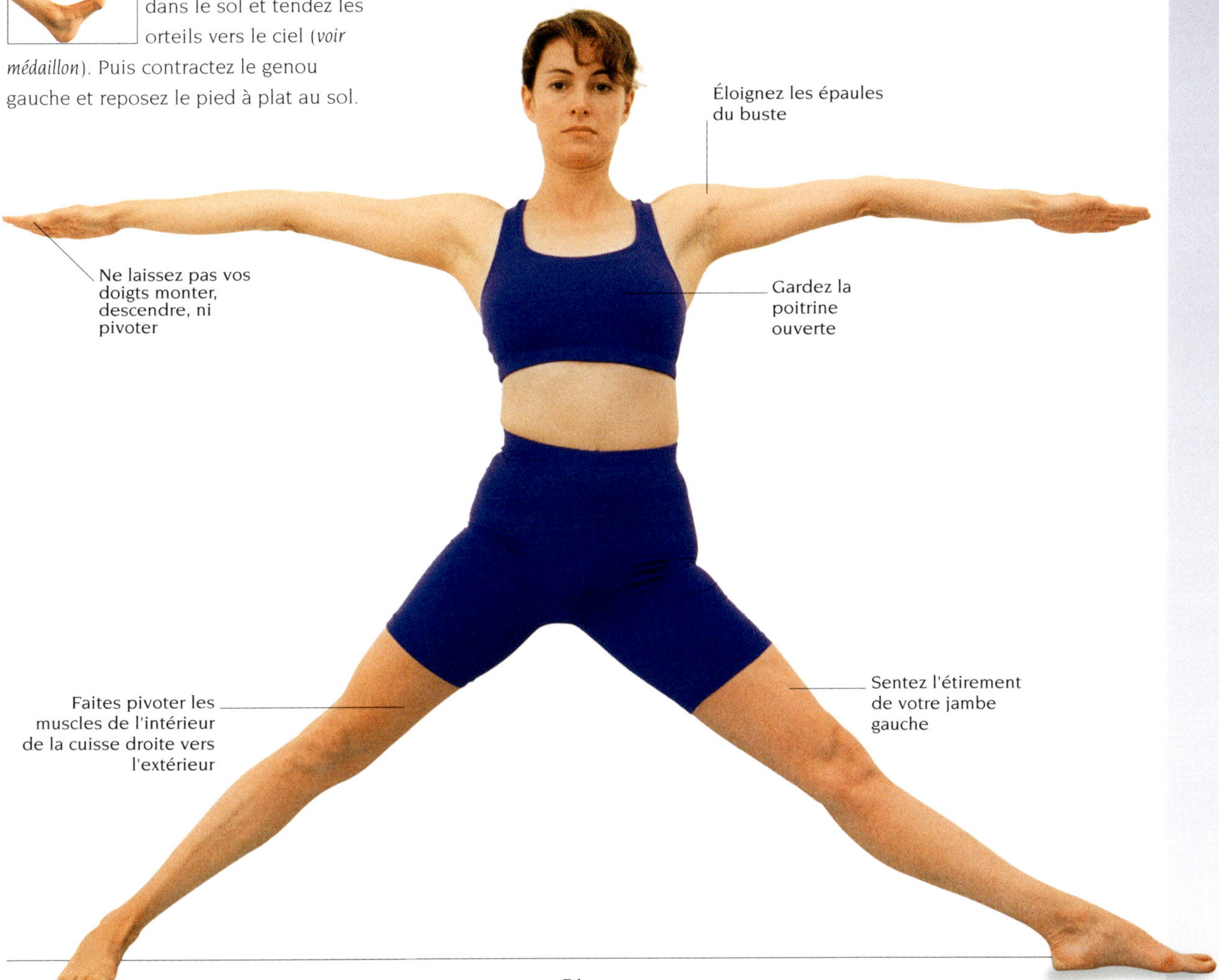
Éloignez les épaules du buste
Ne laissez pas vos doigts monter, descendre, ni pivoter
Gardez la poitrine ouverte
Faites pivoter les muscles de l'intérieur de la cuisse droite vers l'extérieur
Sentez l'étirement de votre jambe gauche

उत्थित त्रिकोणासन

# Utthita Trikonasana

## Le conseil du gourou

*« Regardez la façon dont je corrige la position de la fesse gauche de mon élève avec mon genou. Pour l'aider à faire pivoter son buste, j'attrape son épaule droite et je fais lentement tourner son buste vers le haut. Une fois que vous êtes dans cette position, amenez votre côte flottante gauche vers l'avant et étirez votre côté droit sur toute sa longueur vers l'aisselle droite. »*

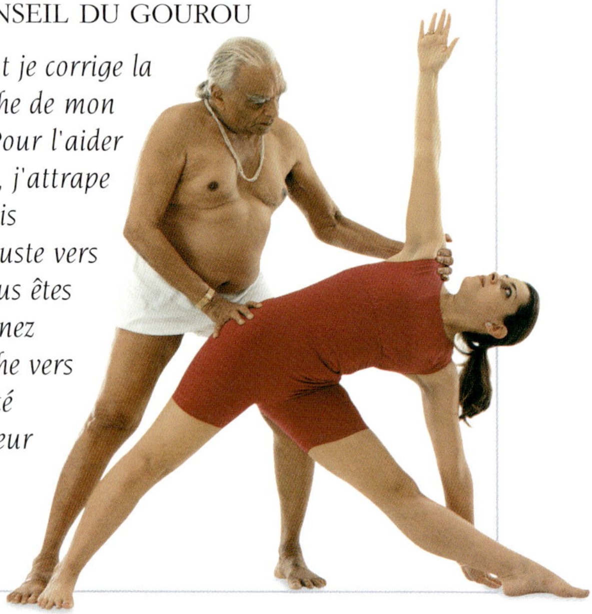

## Corrigez-vous

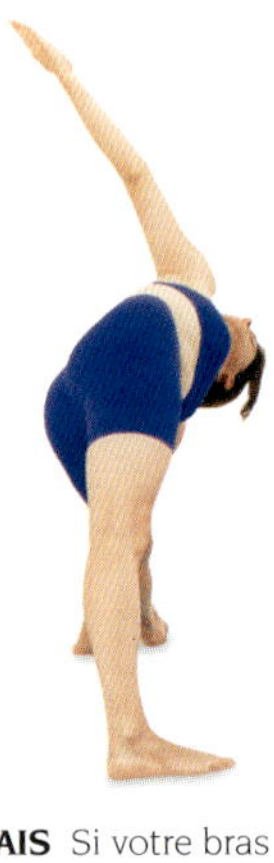

**MAUVAIS** Si votre bras droit penche en arrière, vous perdrez le bon alignement des hanches et des fesses. Le cou et la tête sont projetés en avant, et tout votre poids sera déplacé sur votre paume de main gauche, au lieu de reposer sur votre talon gauche.

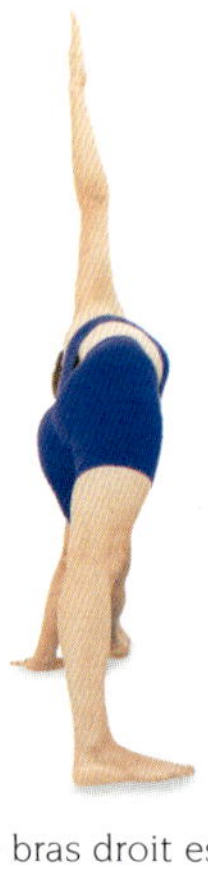

**BON** Le bras droit est stable, tendu vers le haut depuis l'aisselle. L'arrière de la tête est aligné avec la colonne, et les omoplates l'une avec l'autre.

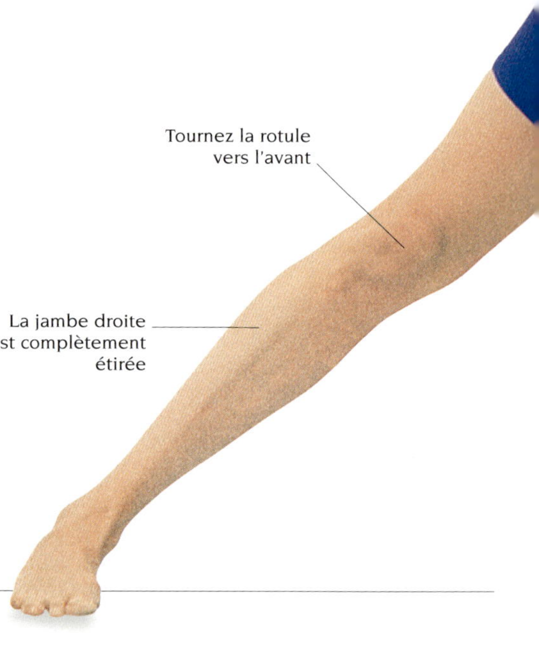

**4** Sur une expiration, penchez le torse à gauche. Placez votre paume de main gauche à plat sur le sol et pressez votre talon gauche dans le sol. Ajustez la posture jusqu'à ce que votre poids repose sur votre talon gauche, non sur votre paume gauche. Levez votre bras droit vers le ciel, de façon à ce qu'il soit dans le prolongement de votre épaule et de votre bras gauche. Tournez la tête sans forcer sur le cou, qui doit rester passif, et fixez le regard sur le pouce droit. Gardez la pose 20 à 30 secondes. Ne forcez pas la respiration, respirez régulièrement.

**NOTE** Si vous sentez que vous perdez l'équilibre lorsque vous vous penchez, commencez par attraper votre cheville gauche avec votre main gauche. Poussez légèrement la fesse gauche vers l'avant. Placez la main droite sur la hanche droite. Une fois que vous avez retrouvé l'équilibre, reprenez les instructions ci-dessus.

## BIENFAITS

◆

*Soulage les gastrites, les indigestions, les remontées acides, les flatulences*

◆

*Améliore la souplesse de la colonne vertébrale*

◆

*Calme le mal de dos*

◆

*Corrige l'alignement des épaules*

◆

*Aide dans le traitement des blessures au cou (foulures)*

◆

*Masse et tonifie la région pelvienne*

◆

*Renforce les chevilles*

◆

*Calme les douleurs des règles*

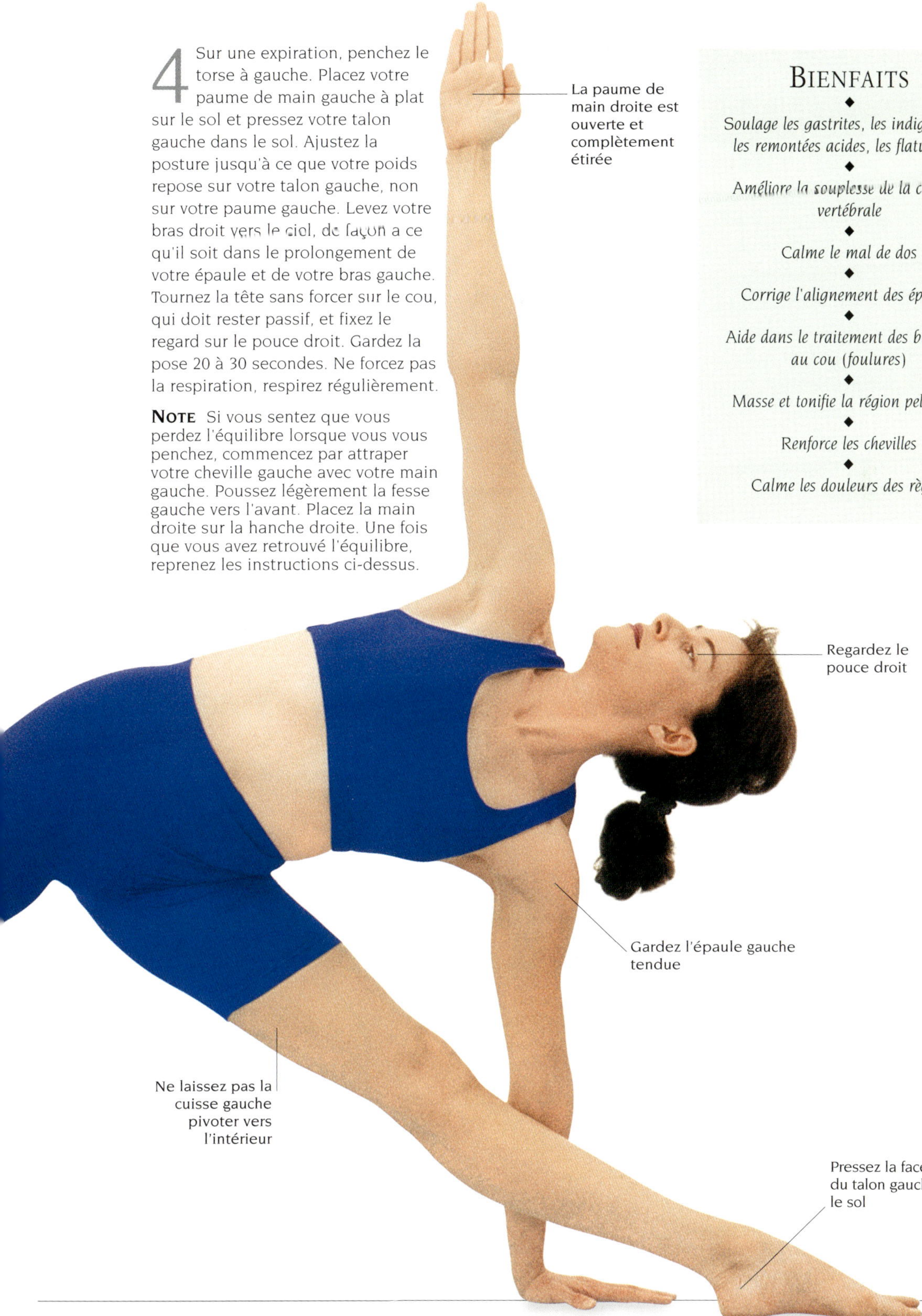
La paume de main droite est ouverte et complètement étirée
Regardez le pouce droit
Gardez l'épaule gauche tendue
Ne laissez pas la cuisse gauche pivoter vers l'intérieur
Pressez la face interne du talon gauche sur le sol

उत्थित त्रिकोणासन

# Utthita Trikonasana

## Travail avancé dans la posture

Votre bras droit doit être ferme, car c'est lui le « cerveau » de la posture (*voir page* 45). Travaillez l'alignement de votre dos. Imaginez que votre corps est tiré dans plusieurs directions différentes à partir de la colonne vertébrale. Assurez-vous que vos deux épaules soient bien étirées à égalité et que votre torse pivote légèrement vers le haut et vers l'arrière. La nuque est dans l'alignement de la colonne vertébrale, mais le cou et la gorge sont détendus, les muscles sont passifs. Assurez-vous que votre coccyx et que l'arrière de votre tête sont alignés, et que tout votre corps est symétrique dans le même plan.

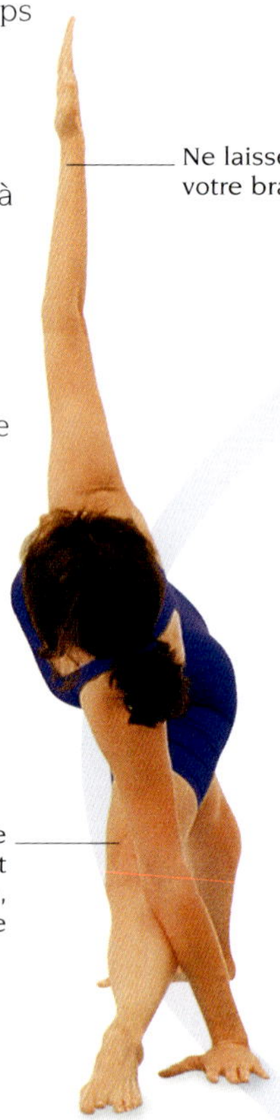
Ne laissez pas votre bras vaciller
La jambe gauche est active, ferme, stable

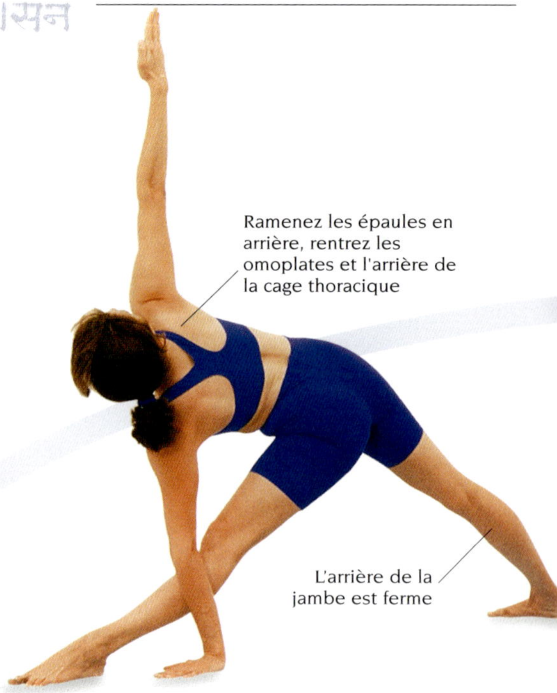
Ramenez les épaules en arrière, rentrez les omoplates et l'arrière de la cage thoracique
L'arrière de la jambe est ferme

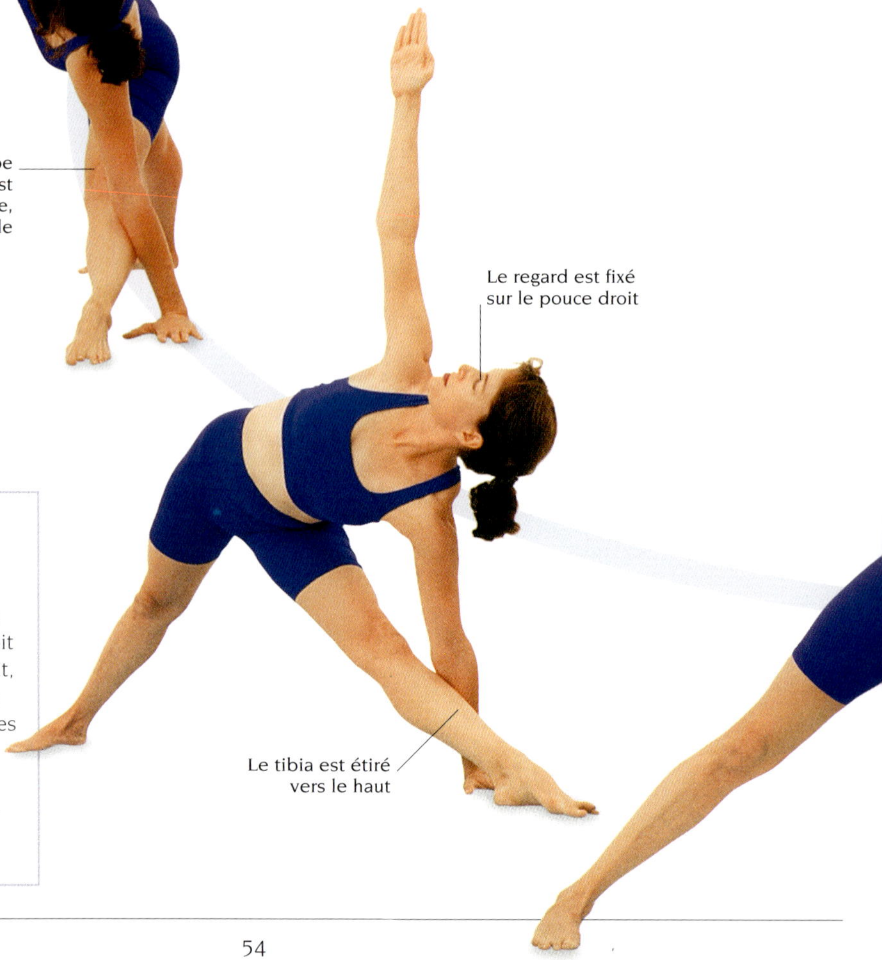
Le regard est fixé sur le pouce droit
Le tibia est étiré vers le haut

### Quitter la posture

◆

Sur une inspiration, soulevez la paume gauche. Étirez le bras droit sur le côté, puis, progressivement, redressez le torse. Relâchez les bras le long du corps. Ramenez les pieds vers l'avant. Répétez la posture de l'autre côté. Puis expirez et revenez en Tadasana.

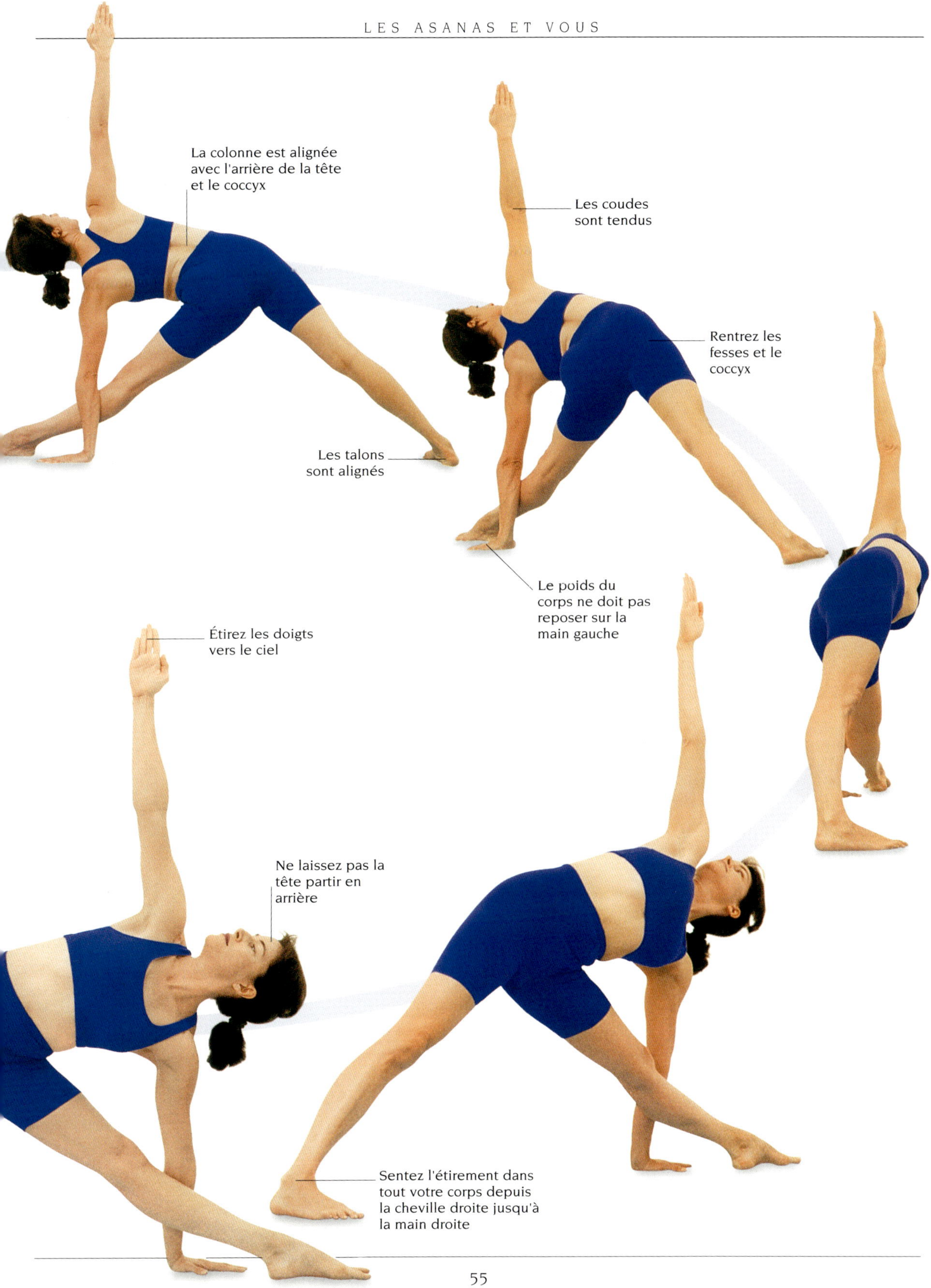
La colonne est alignée avec l'arrière de la tête et le coccyx
Les coudes sont tendus
Rentrez les fesses et le coccyx
Les talons sont alignés
Le poids du corps ne doit pas reposer sur la main gauche
Étirez les doigts vers le ciel
Ne laissez pas la tête partir en arrière
Sentez l'étirement dans tout votre corps depuis la cheville droite jusqu'à la main droite

वीरभद्रासन २

# Virabhadrasana 2

## - Le Guerrier 2 -

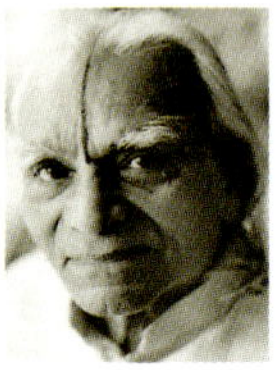

Cette posture porte le nom de Virabhadra, un guerrier légendaire. Le célèbre dramaturge sanscrit Kalidasa raconte son histoire dans l'épopée *Kumarasambhava*. Une pratique régulière de cette asana permet de développer force et endurance. Les différentes étapes servent aussi à faire travailler vigoureusement les bras et le torse, ce qui soulage les raideurs dans le cou et les épaules. Enfin, cette posture assouplit les genoux et les hanches.

### Précautions

◆

Ne pratiquez pas cette posture si vous souffrez de problèmes cardiaques, de palpitations, de brûlures d'estomac, de diarrhée ou de dysenterie. Les femmes qui souffrent de ménorragie ou de métrorragie doivent éviter cette asana.

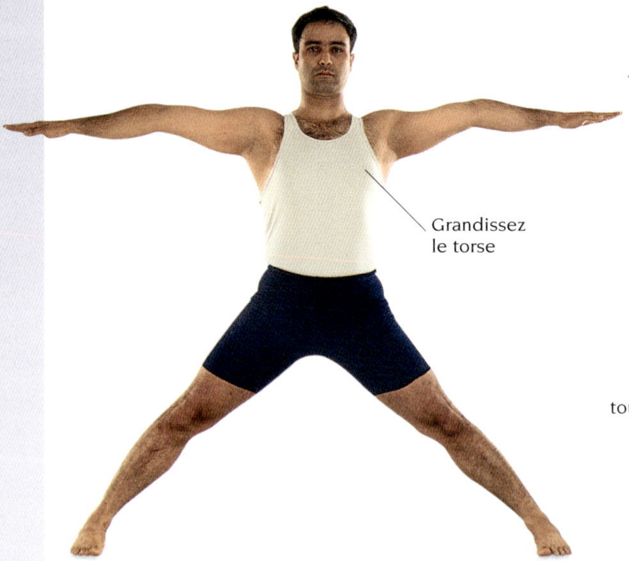
Grandissez le torse

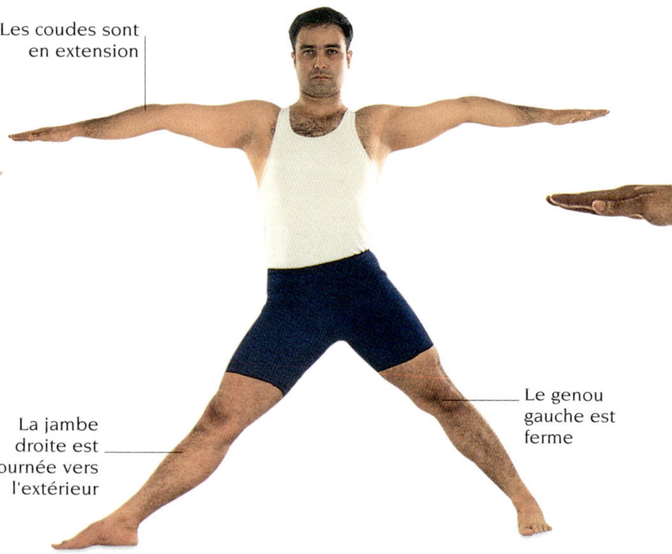
Les coudes sont en extension
La jambe droite est tournée vers l'extérieur
Le genou gauche est ferme

1 En Tadasana (*voir page* 48), sur une profonde inspiration, sautez et écartez les jambes d'environ 1,20 m. Les orteils pointent vers l'avant. Levez les bras sur les côtés, dans le prolongement des épaules (*voir médaillon*). Les paumes de mains sont face au sol, dans le prolongement l'une de l'autre. Les doigts sont étirés, bien tendus. Pressez le petit orteil de chaque pied dans le sol. Avec concentration, tirez vers la taille la face interne des cuisses.

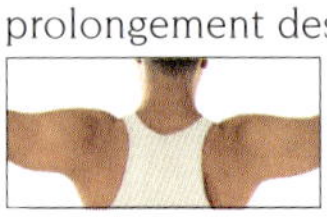

2 Sur une lente expiration, faites pivoter votre jambe droite à 90° vers la droite. Faites pivoter légèrement votre pied gauche vers la droite. Le poids du corps doit être sur le talon droit, pas sur les orteils. Sentez l'étirement dans votre jambe gauche – le genou est tendu. Pour éviter de glisser sur cette jambe, mettez votre poids sur les deux derniers orteils.

**Note** La cuisse droite doit être correctement tournée vers l'extérieur. Elle doit pivoter en même temps et dans le même angle que le pied droit.

3 Sur une expiration, pliez le genou droit. La cuisse droite doit être parallèle au sol. Le tibia est perpendiculaire au sol, dans le prolongement du talon droit. Contractez le mollet droit vers le haut. Tournez la tête vers la droite. La voûte plantaire et les orteils des deux pieds sont étirés. Gardez la posture 30 secondes. Respirez calmement.

**Débutants avancés** Pliez le genou droit depuis le bassin (au niveau de l'ischion) et poussez consciemment tous les muscles et la peau de votre cuisse vers le genou. Les bras sont aussi étirés que possible. Imaginez que l'on cherche à vous écarteler.

## Bienfaits

◆

*Améliore la capacité pulmonaire en ouvrant la poitrine*

◆

*Facilite la guérison d'un disque vertébral prolabé ou déplacé*

◆

*Soulage la douleur en cas de coccyx brisé, soudé ou déformé*

◆

*Réduit la graisse sur les hanches*

◆

*Soulage les douleurs dans le bas du dos*

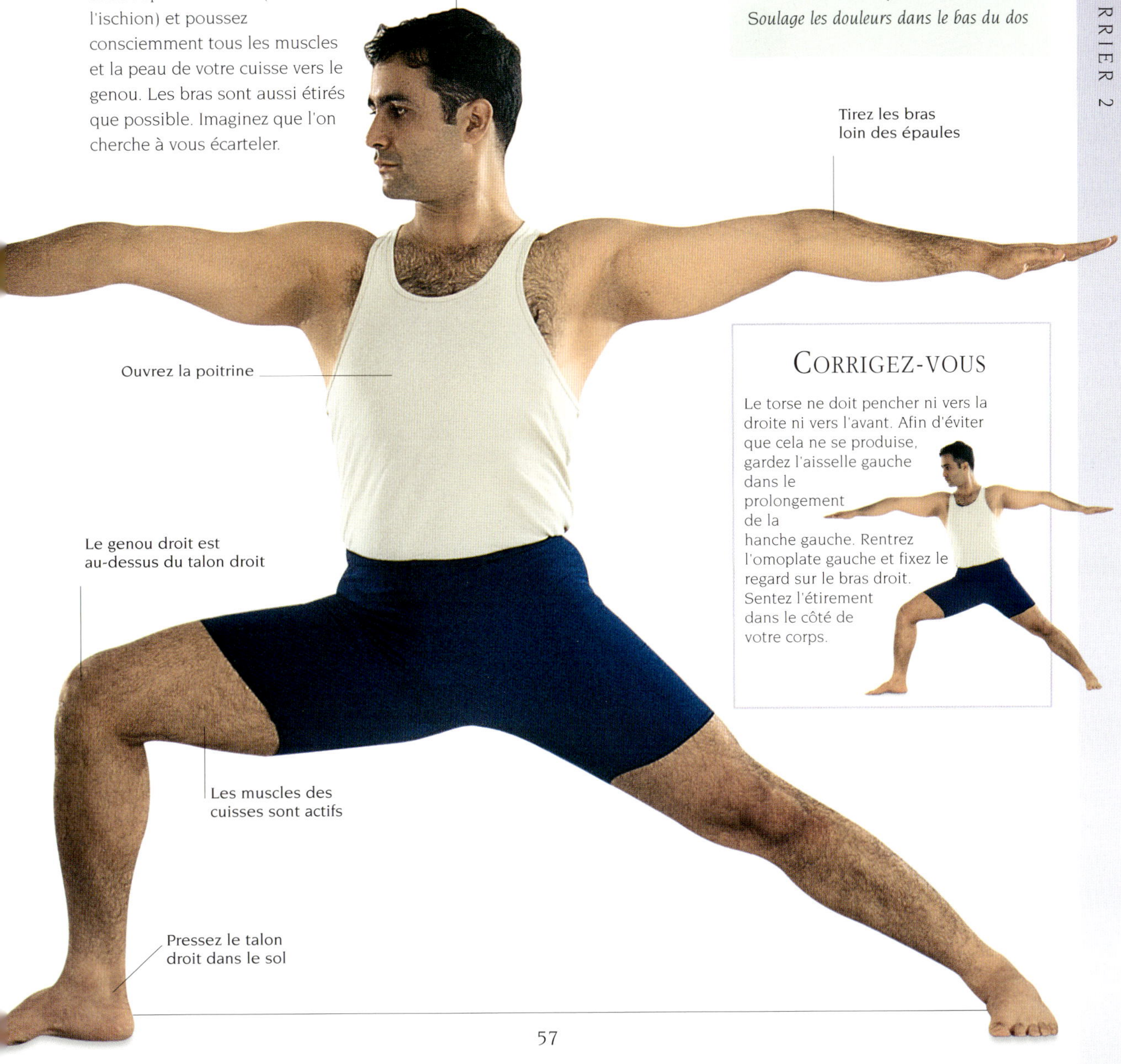
Le cerveau reste passif
Tirez les bras loin des épaules
Ouvrez la poitrine
Le genou droit est au-dessus du talon droit
Les muscles des cuisses sont actifs
Pressez le talon droit dans le sol

## Corrigez-vous

Le torse ne doit pencher ni vers la droite ni vers l'avant. Afin d'éviter que cela ne se produise, gardez l'aisselle gauche dans le prolongement de la hanche gauche. Rentrez l'omoplate gauche et fixez le regard sur le bras droit. Sentez l'étirement dans le côté de votre corps.

वीरभद्रासन २

# Virabhadrasana 2

## Travail avancé dans la posture

Ne pliez pas le genou de façon trop rigide et détendez la jambe pliée. Le cerveau est passif. La fesse droite doit être légèrement plus basse que la face interne du genou droit. Les muscles des fesses sont actifs ; ouvrez les hanches. Pressez la face externe des deux pieds dans le sol. Sentez l'énergie monter depuis la cheville jusqu'au genou. Gonflez la poitrine, ouvrez la cage thoracique au maximum. Le genou gauche est ferme et tiré vers le haut. S'il retombe, votre poitrine s'affaissera. Les bras et les omoplates sont étirés et s'éloignent du torse.

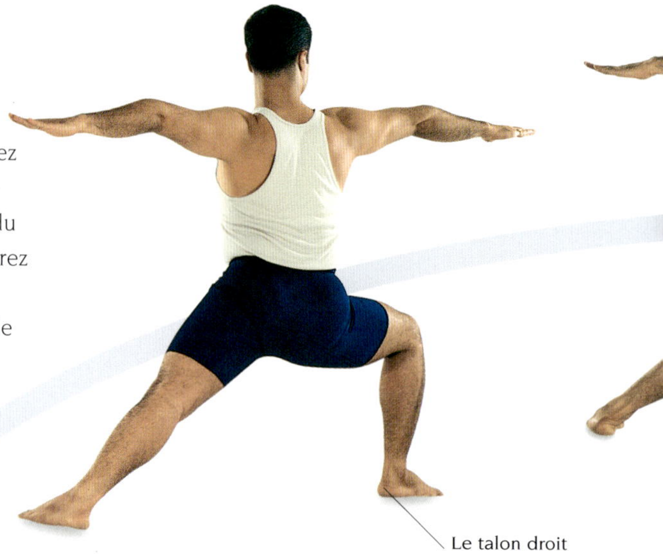
Le talon droit est dans le prolongement du genou droit

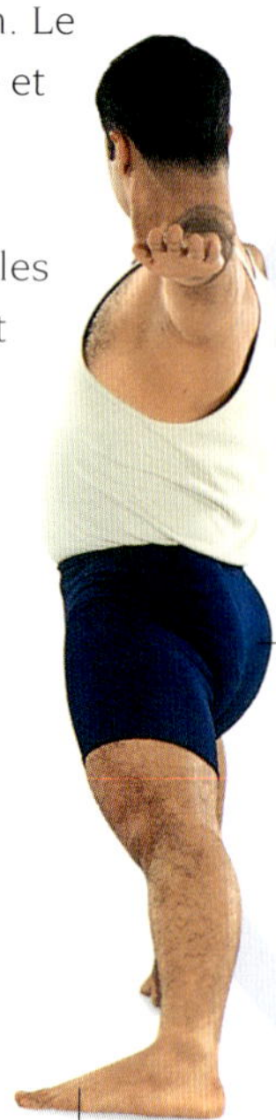


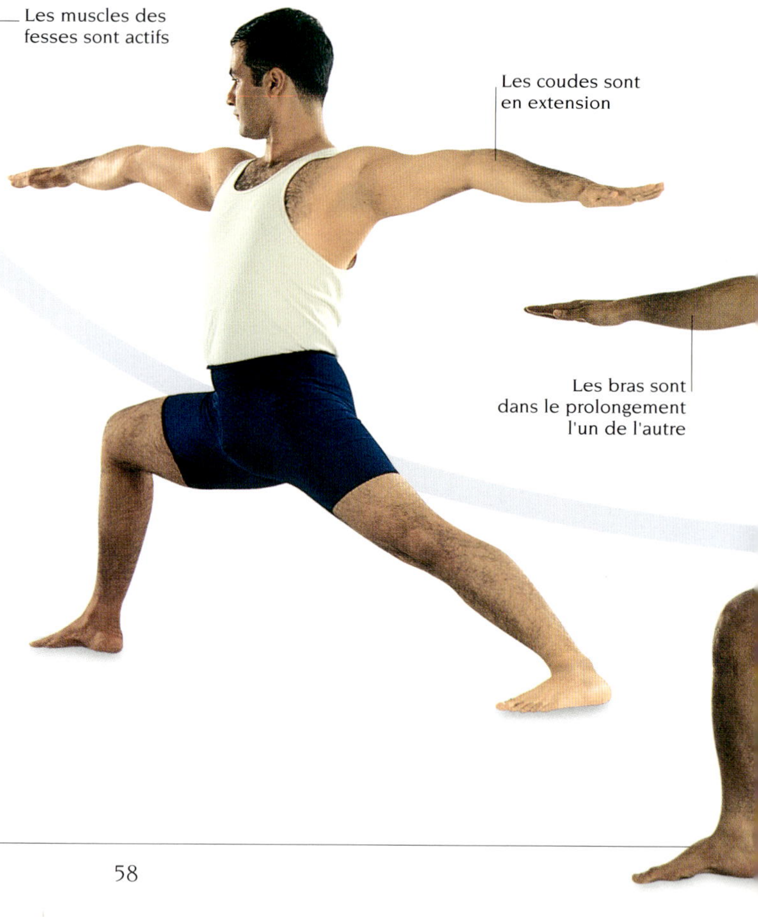
Les coudes sont en extension
Les bras sont dans le prolongement l'un de l'autre

### Quitter la posture

◆

Sur une inspiration, tendez la jambe droite. Ramenez les pieds vers l'avant. Répétez la posture de l'autre côté. Sur une expiration, sautez pour revenir en Tadasana.

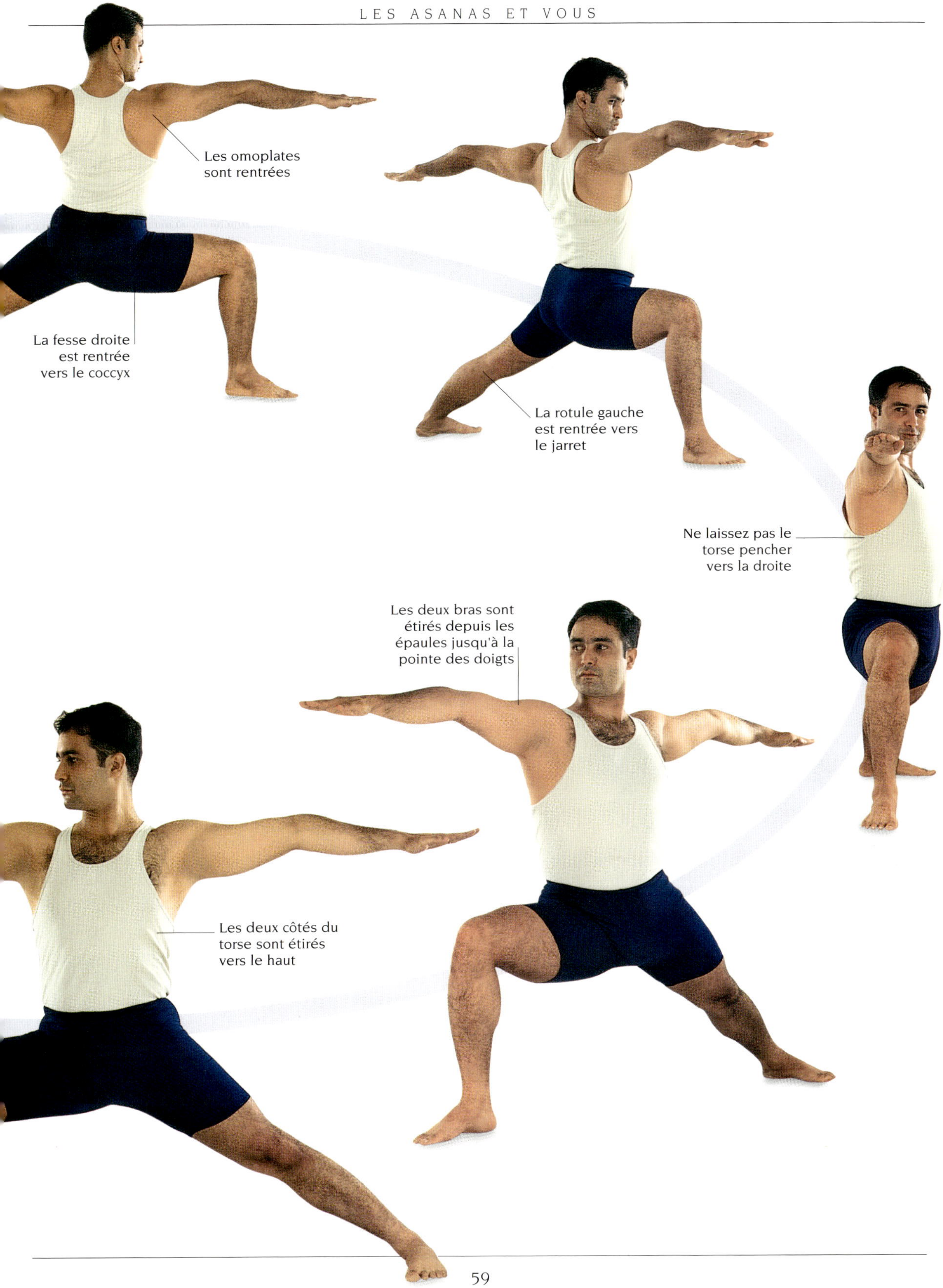
Les omoplates sont rentrées
La fesse droite est rentrée vers le coccyx
La rotule gauche est rentrée vers le jarret
Ne laissez pas le torse pencher vers la droite
Les deux bras sont étirés depuis les épaules jusqu'à la pointe des doigts
Les deux côtés du torse sont étirés vers le haut

उत्थित पार्श्वकोणासन

# Utthita Parsvakonasana

## - Étirement latéral intense -

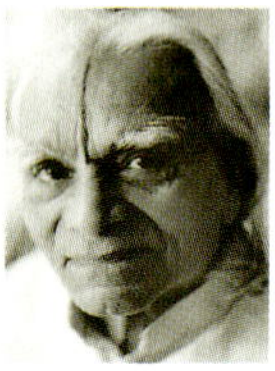

EN SANSCRIT, *utthita* signifie « étirement », *parsva* se traduit par « côté » ou « flanc », et *kona*, par « angle ». Dans cette asana, les deux côtés du corps sont intensément étirés, des orteils jusqu'à la pointe des doigts du côté opposé. Le corps doit être parfaitement stable.

### PRÉCAUTIONS

◆

Si vous souffrez d'hypertension, évitez cette asana. Si vous souffrez de spondylose cervicale, ne tournez pas la tête et ne regardez pas vers le haut.

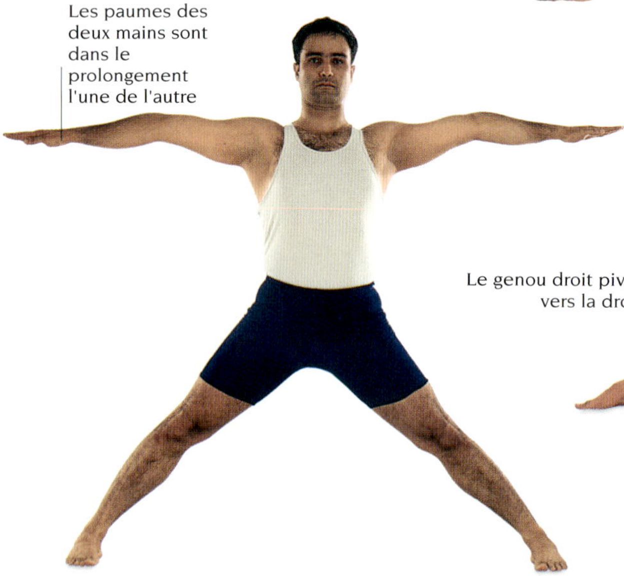
Les paumes des deux mains sont dans le prolongement l'une de l'autre

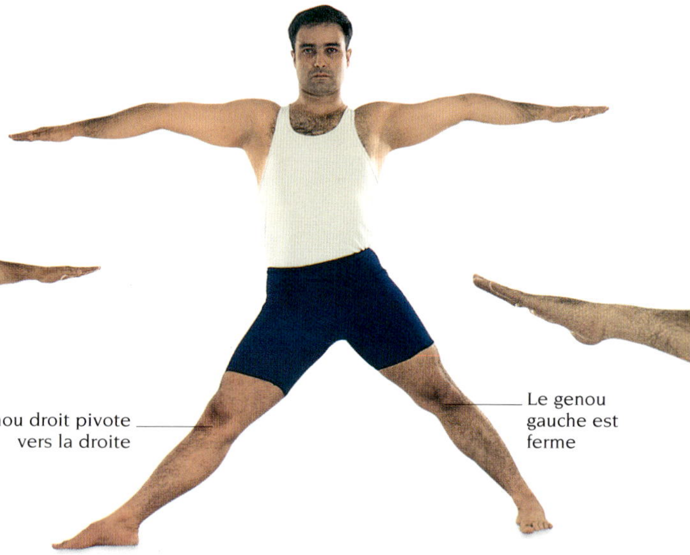
Le genou droit pivote vers la droite
Le genou gauche est ferme

1 En Tadasana (*voir page* 48), sur une inspiration, sautez et écartez les pieds d'environ 1,20 m. Dans le même temps, levez les bras de chaque côté du corps jusqu'au niveau des épaules. Les paumes sont tournées vers le sol. Les bras sont tendus depuis l'arrière des coudes. Les pieds sont alignés, les orteils pointent devant vous. Pressez la face externe des pieds vers le bas et le côté du petit orteil dans le sol.

2 Sur une lente expiration, faites pivoter votre jambe et votre pied droits de 90° vers la droite. Dans le même temps, tournez légèrement votre pied gauche vers la droite. Étirez la jambe gauche ; le genou gauche est actif. Le poids de votre corps repose sur le talon, et non sur les orteils, du pied droit. Si nécessaire, ajustez la distance entre vos jambes. Les pieds restent bien alignés.

**NOTE** Quand votre jambe droite pivote, assurez-vous que la cuisse, elle aussi, pivote vers l'extérieur. Cela réduit la pression que subit votre genou droit.

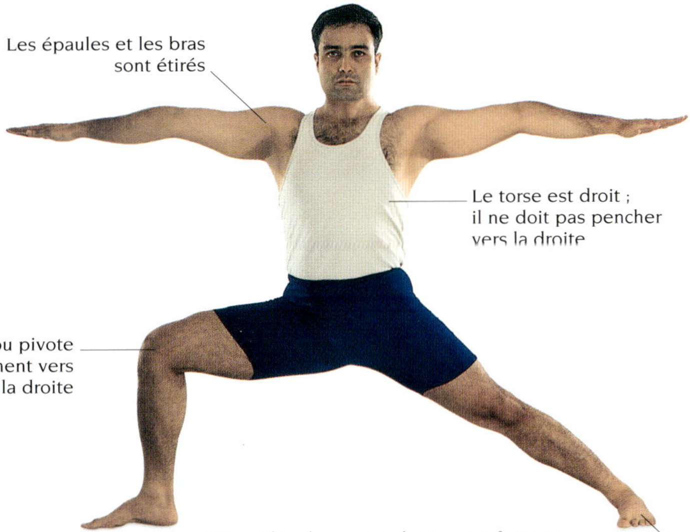
Les épaules et les bras sont étirés
Le torse est droit ; il ne doit pas pencher vers la droite
Le genou pivote légèrement vers la droite
Les 4e et 5e orteils du pied gauche sont pressés dans le sol

## Bienfaits

◆

*Augmente la capacité pulmonaire*

◆

*Tonifie le cœur*

◆

*Soulage la sciatique et l'arthrite*

◆

*Facilite la digestion et l'élimination des toxines*

◆

*Réduit la graisse sur la taille et les hanches*

3 Pliez le genou droit pour former un angle droit entre le mollet et la cuisse. La cuisse droite est parallèle au sol. Dans cette position, prenez une ou deux respirations.

**Débutants avancés** Consciemment, poussez vers le haut votre genou et votre cheville gauches. Ouvrez l'arrière du genou gauche depuis le centre vers les côtés. Poussez les muscles des mollets vers les cuisses.

4 Sur une expiration, placez la paume droite au sol à côté du pied droit. L'aisselle droite touche l'extérieur du genou droit. Le bras gauche est étiré au-dessus de l'oreille gauche. Tournez la tête et regardez vers le haut. Gardez la posture 20 à 30 secondes.

**Note** Sur une expiration, vous pouvez commencer par étirer votre bras droit, puis amenez-le vers le sol. Vous pouvez placer la pointe des doigts au sol au lieu de la paume.

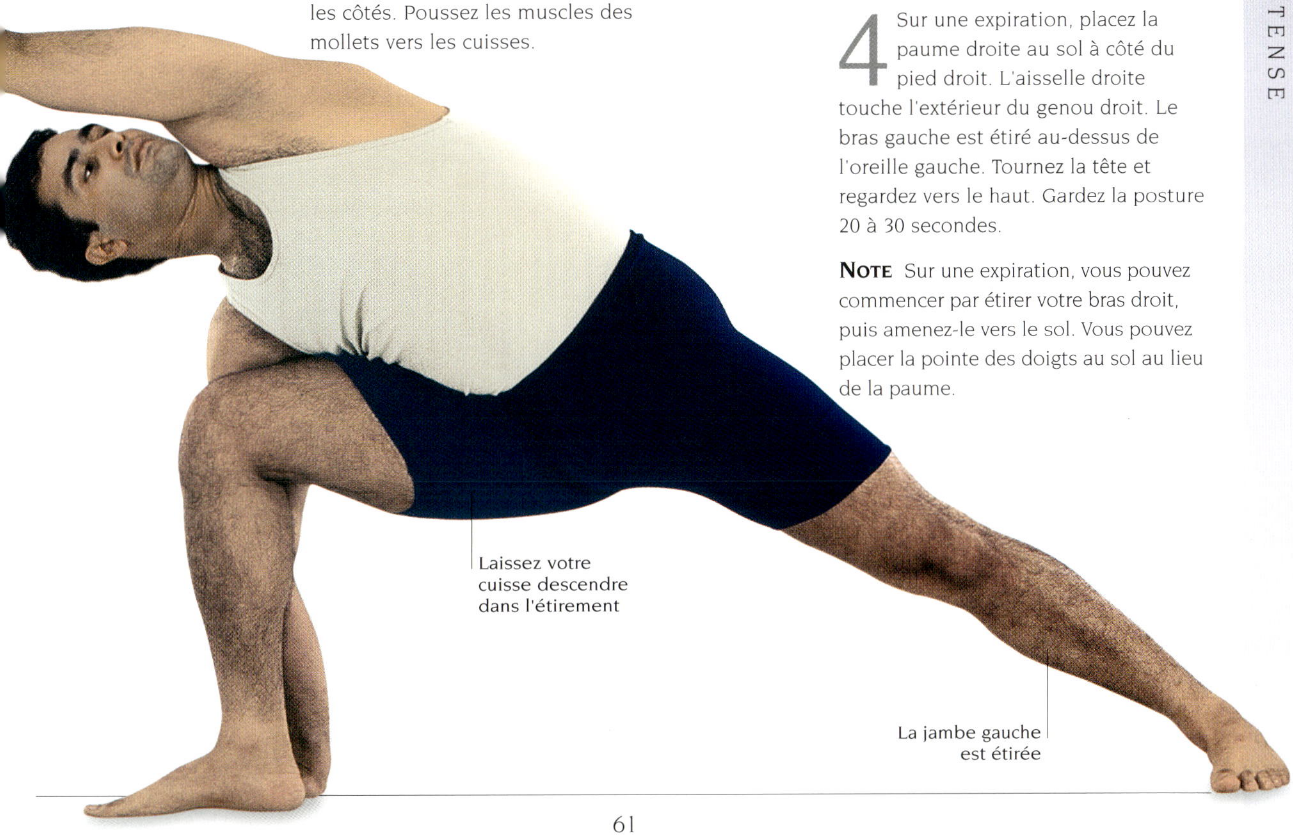
Laissez votre cuisse descendre dans l'étirement
La jambe gauche est étirée

उत्थित पार्श्वकोणासन

# Utthita Parsvakonasana

## Travail avancé dans la posture

Votre bras gauche est le « cerveau » de la posture (*voir page* 45) : il doit rester stable et immobile. Augmentez l'intensité de l'étirement dans le bras gauche en le poussant loin de l'aisselle gauche. Rentrez le bas des omoplates dans le dos. Poussez votre cuisse gauche vers le haut, cela aidera la main droite à descendre plus facilement. Assurez-vous que votre poids est sur l'arrière du talon droit ; ne laissez aucun poids mort porter sur votre cuisse ou sur votre paume droites. La poitrine, les hanches, ainsi que la jambe gauche doivent être alignées. Étirez tout le corps, en vous concentrant tout particulièrement sur la colonne vertébrale. Sentez dans tout votre corps un seul étirement continu, depuis la cheville gauche jusqu'au poignet gauche.

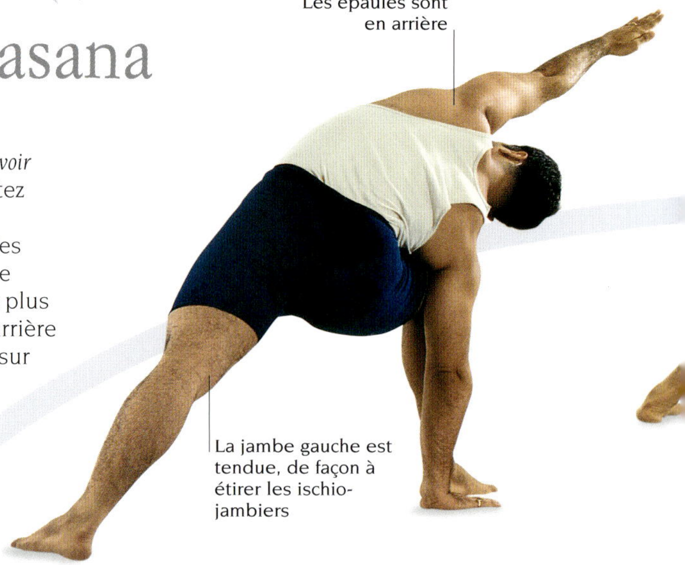


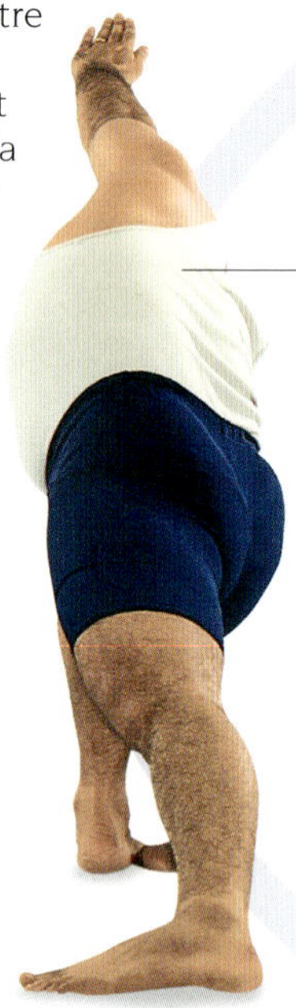


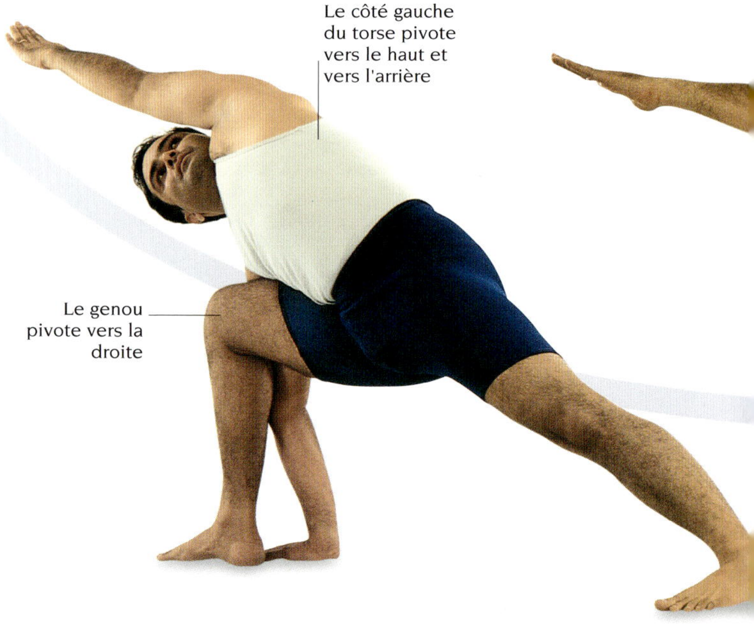


### Quitter la posture

◆

Sur une inspiration, soulevez la main droite. Ramenez vos bras le long du corps et tendez la jambe droite. Ramenez les pieds vers l'avant. Répétez la posture de l'autre côté. Puis, sur une expiration, sautez pour revenir en Tadasana.

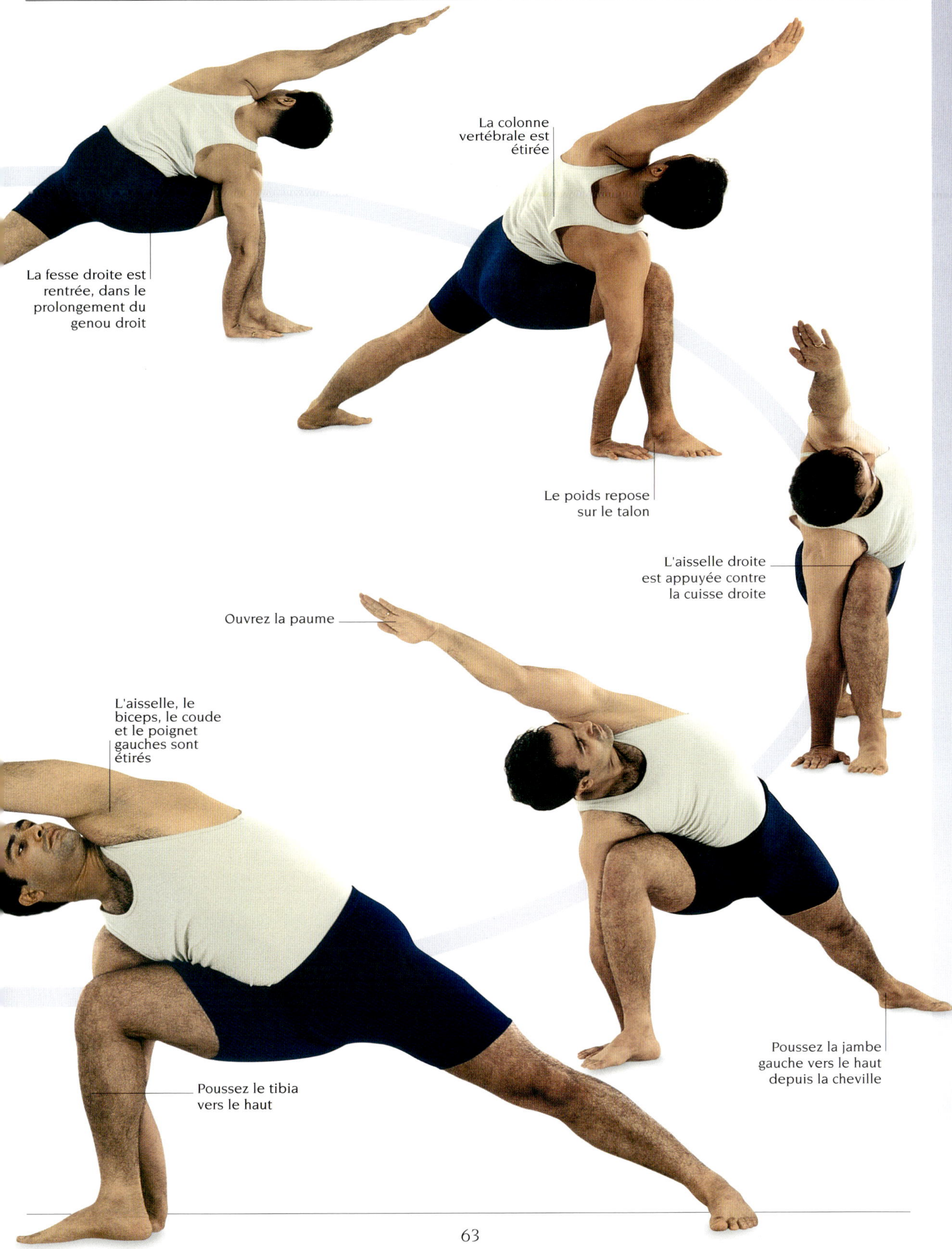
La fesse droite est rentrée, dans le prolongement du genou droit
La colonne vertébrale est étirée
Le poids repose sur le talon
L'aisselle droite est appuyée contre la cuisse droite
Ouvrez la paume
L'aisselle, le biceps, le coude et le poignet gauches sont étirés
Poussez le tibia vers le haut
Poussez la jambe gauche vers le haut depuis la cheville

पार्श्वोत्तानासन

# Parsvottanasana

## - Étirement intense de la poitrine -

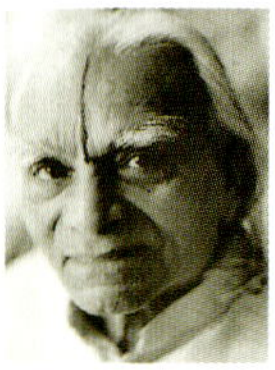

Cette asana permet un étirement complet de la poitrine. *Parsva* signifie en sanscrit « côté » ou « flanc », *uttana* décrit l'intensité de l'étirement final. La pratique régulière de Parsvottanasana stimule et tonifie les reins, un effet que vous pourrez ressentir une fois que vous serez à l'aise dans la posture finale. L'asana permet aussi de soulager les raideurs dans le cou, les épaules et les coudes.

### Précautions

◆

Si vous souffrez d'hypertension ou de problèmes cardiaques, sautez l'étape 4. Si vous souffrez de dysenterie ou d'une hernie abdominale, pratiquez l'asana en vous arrêtant à l'étape 4.

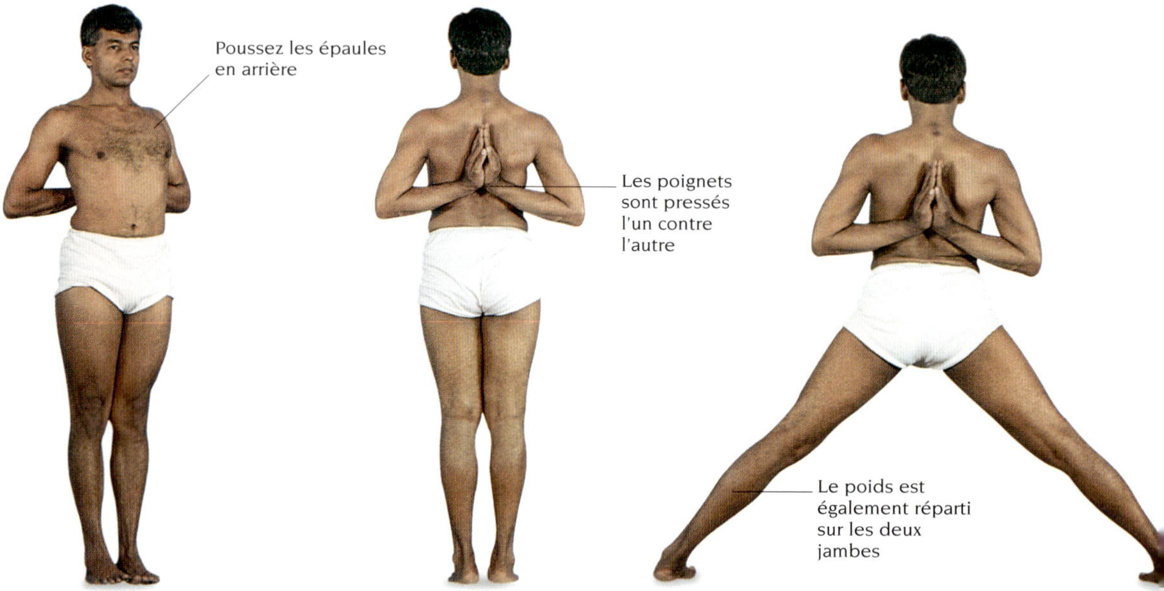


**1** En Tadasana (*voir page* 48), échauffez vos bras en les tournant vers l'intérieur puis vers l'extérieur plusieurs fois. Joignez les mains derrière le dos, pointes des doigts vers le bas. Puis faites pivoter les poignets, jusqu'à ce que vos doigts pointent vers le ciel.

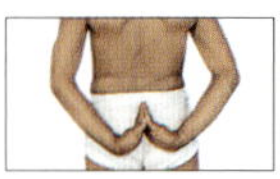

**Note** S'il vous est trop difficile de joindre les paumes de mains croisez les bras derrière le dos et posez chaque paume sur le coude opposé.

**2** Déplacez vos paumes de mains jointes jusqu'au milieu du dos. L'auriculaire de chaque main doit être en contact avec le dos. Puis faites remonter vos mains le long du dos (*voir médaillon*) pour les amener entre vos omoplates. Les doigts de la main gauche sont collés aux doigts de la main droite. Pressez les paumes l'une contre l'autre en poussant vos coudes vers l'extérieur. Cela vous aidera à pousser les épaules en arrière et à ouvrir la poitrine encore plus.

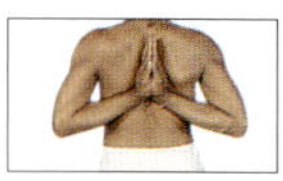

**3** Sur une inspiration, sautez pour écarter les jambes d'environ 1,20 m. Si vous sentez que vos jambes sont trop étirées ou au contraire que vous n'êtes pas à l'aise parce qu'elles sont trop proches, ajustez l'écart en conséquence. Lorsque vous sentez que le poids de votre corps est réparti équitablement et confortablement sur vos deux jambes, c'est que la distance entre vos jambes est la bonne. Faites une pause de quelques secondes sur une longue expiration.

Ne penchez pas la tête trop loin en arrière

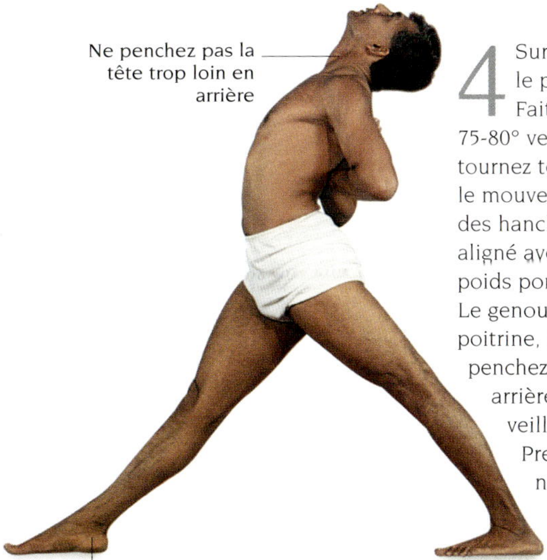

Le pied droit est complètement étiré

**4** Sur une inspiration, faites pivoter le pied droit de 90° vers la droite. Faites pivoter le pied gauche de 75-80° vers la droite. En même temps, tournez tout votre corps vers la droite, le mouvement partant de la taille et des hanches. Le torse est bien de face, aligné avec votre jambe droite. Votre poids porte sur le talon du pied droit. Le genou droit est actif. Étirez la poitrine, la taille et les hanches. Puis penchez la tête et la poitrine en arrière ; regardez le ciel, tout en veillant à ne pas forcer sur le cou. Pressez les mains contre le dos, ne les laissez pas glisser.

## Bienfaits

◆

*Rafraîchit le cerveau et apaise les nerfs*

◆

*Soulage l'arthrite dans le cou, les épaules, les coudes et les poignets*

◆

*Renforce les organes abdominaux*

◆

*Facilite la digestion*

◆

*Tonifie le foie et la rate*

◆

*Calme les douleurs des règles*

**5** Sur une expiration, grandissez-vous et penchez le buste en avant depuis le haut des cuisses. Commencez la descente avec le sternum, sans plier le genou droit à mesure que vous vous penchez en avant. Assurez-vous que le mouvement vers le bas vient aussi bien du côté droit que du côté gauche du corps. Posez le menton sur le genou droit. Gardez la posture 20 à 30 secondes. Respirez calmement.

**Note** Si l'étirement final est trop difficile, posez les mains par terre de chaque côté du pied droit. Veillez à étirer progressivement le dos

Écartez les coudes

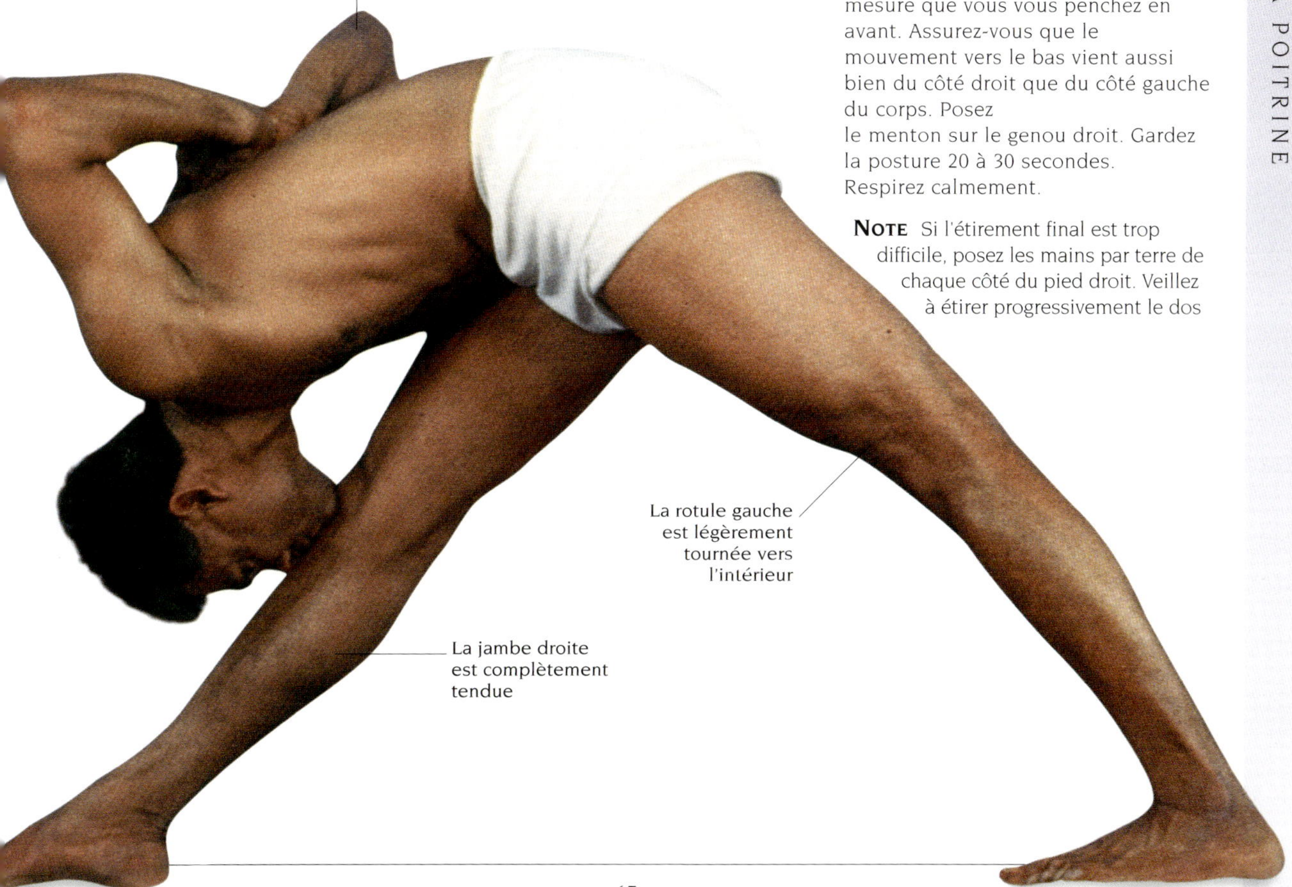

La rotule gauche est légèrement tournée vers l'intérieur

La jambe droite est complètement tendue

पार्श्वोत्तानासन

# Parsvottanasana

## Travail avancé dans la posture

Lorsque vous êtes dans la posture, gardez bien l'étirement de tout le haut du corps, depuis le bassin jusqu'à la clavicule. Étirez les deux flancs de façon égale, pour augmenter l'étirement dans vos cuisses. Penchez-vous depuis l'aine, tout en gardant la zone du périnée passive et détendue. Déplacez légèrement l'abdomen vers la droite et amenez le nombril sur la cuisse droite, pour que le torse repose bien sur le milieu de la cuisse. Les muscles des jambes sont actifs, vous sentez l'étirement sur la face arrière des deux jambes. Poussez la colonne vertébrale vers le bas le long de la jambe droite. Poussez les épaules en arrière, de façon à étirer les deux côtés de la poitrine. Respirez calmement.

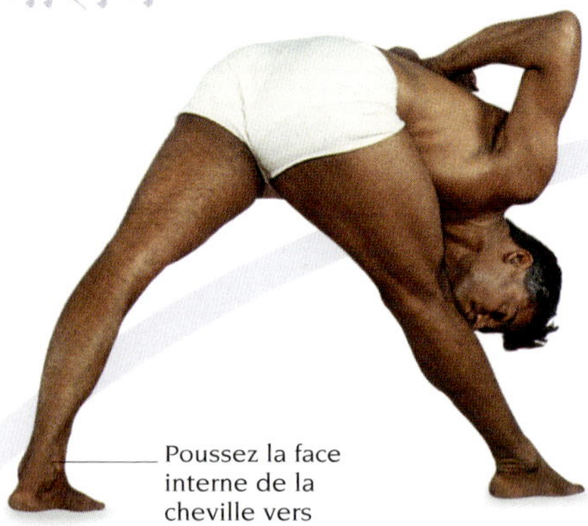

Poussez la face interne de la cheville vers le haut

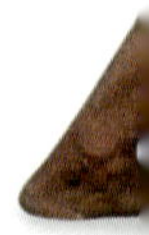

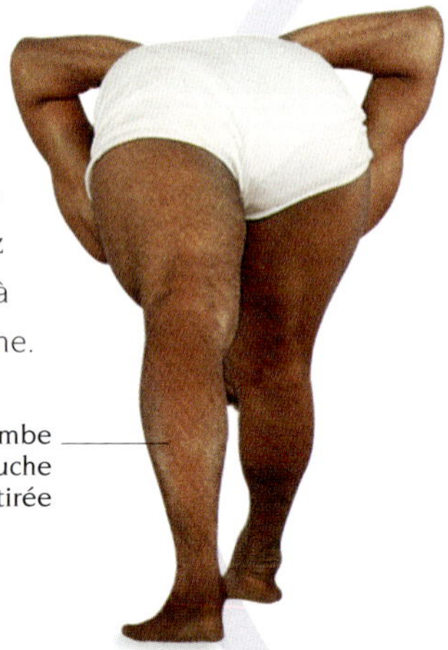

La jambe gauche est étirée

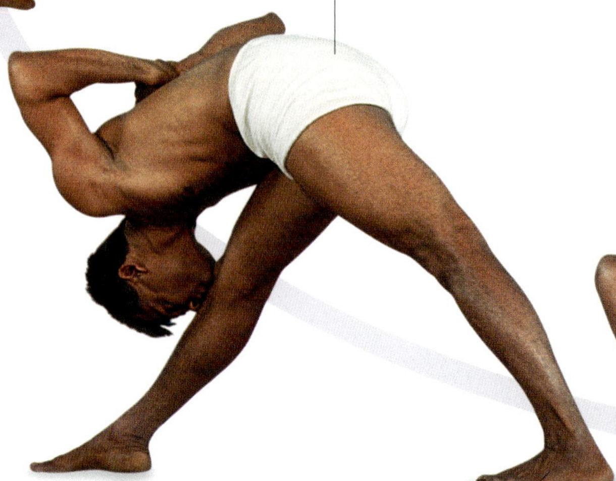

Les deux fesses sont à la même hauteur

La face externe du pied gauche appuie sur le sol

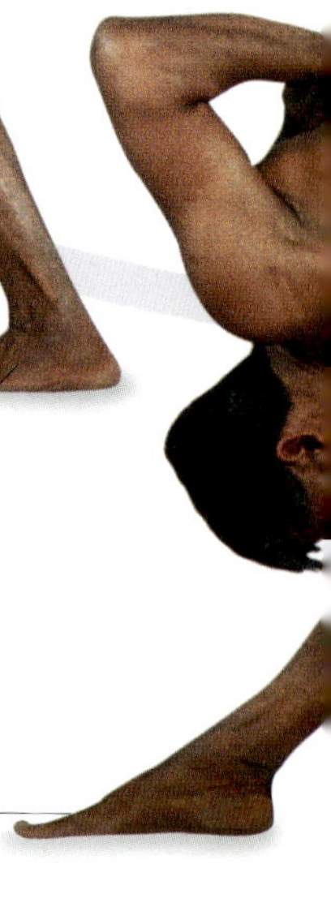

### Quitter la posture

◆

Sur une inspiration, redressez le buste. Revenez en position debout, mais ne relevez pas immédiatement la tête. Répétez la posture de l'autre côté. Puis levez les bras au niveau des épaules, étirez-les et sautez pour revenir en Tadasana.

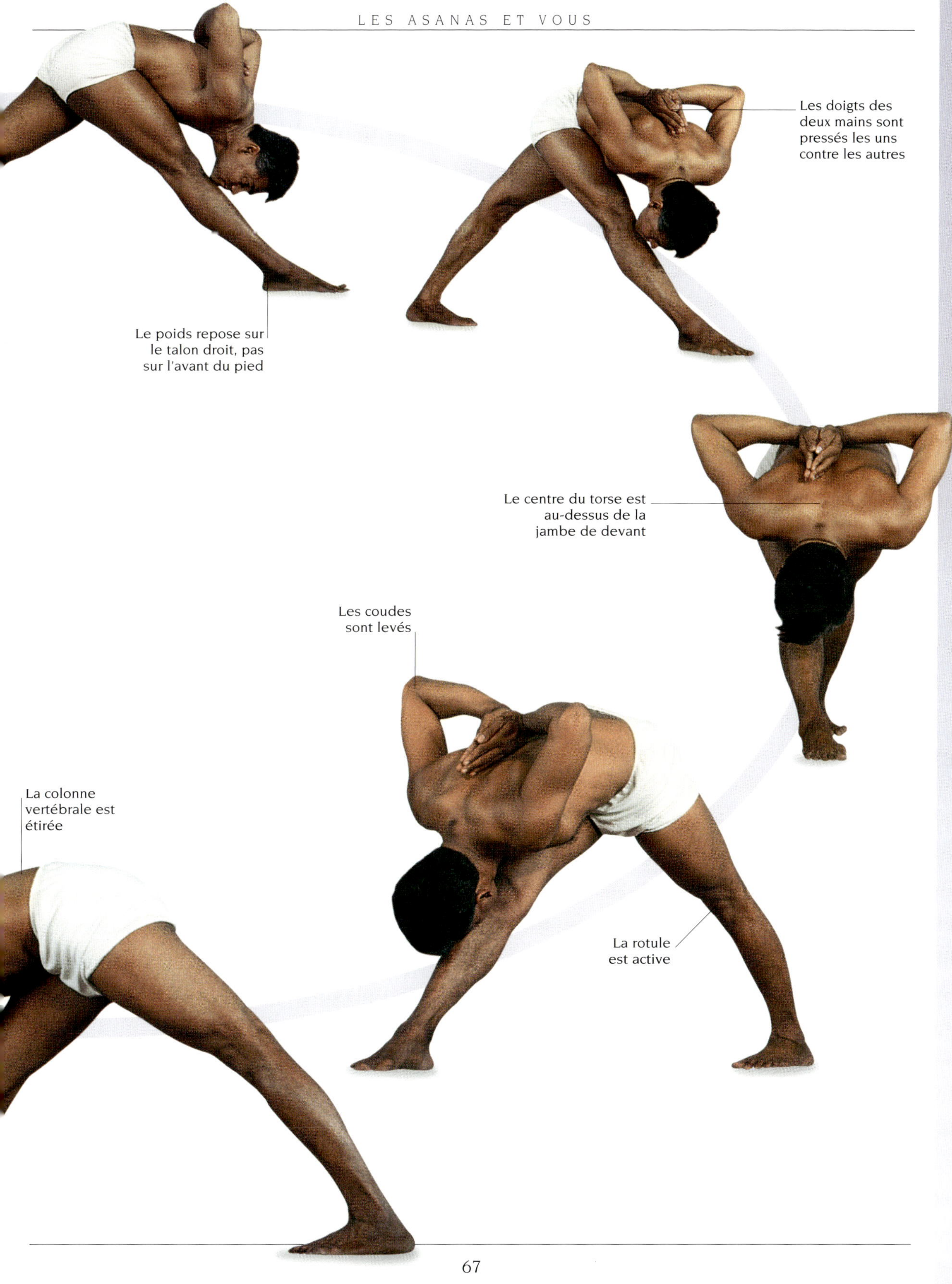
Les doigts des deux mains sont pressés les uns contre les autres
Le poids repose sur le talon droit, pas sur l'avant du pied
Le centre du torse est au-dessus de la jambe de devant
Les coudes sont levés
La colonne vertébrale est étirée
La rotule est active

अधोमुख श्वानासन

# Adhomukha Svanasana

## - Le Chien tête en bas -

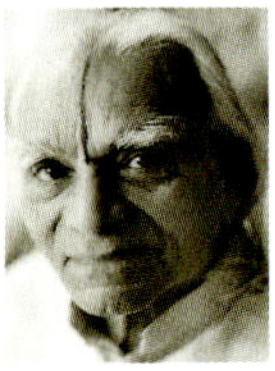

DANS CETTE ASANA, vous donnez à votre corps la forme d'un chien qui s'étire. *Adhomukha* veut dire en sanscrit « qui regarde vers le bas », et *svana* signifie « chien ». Cette asana est bénéfique pour ceux qui font du jogging, parce qu'elle soulage les raideurs dans les talons et rend les jambes plus fortes et plus agiles. Lorsque vous êtes fatigué, pratiquez la posture pendant une minute pour retrouver votre énergie. Cette asana stimule en douceur le système nerveux, et une pratique régulière revigore le corps tout entier.

### PRÉCAUTIONS

◆

Si vous souffrez d'hypertension ou de maux de tête fréquents, posez la tête sur un bloc ou un coussin. Si vous vous luxez facilement les épaules, ne laissez pas vos bras pivoter vers l'extérieur. Ne pratiquez pas cette asana pendant le dernier trimestre de la grossesse.

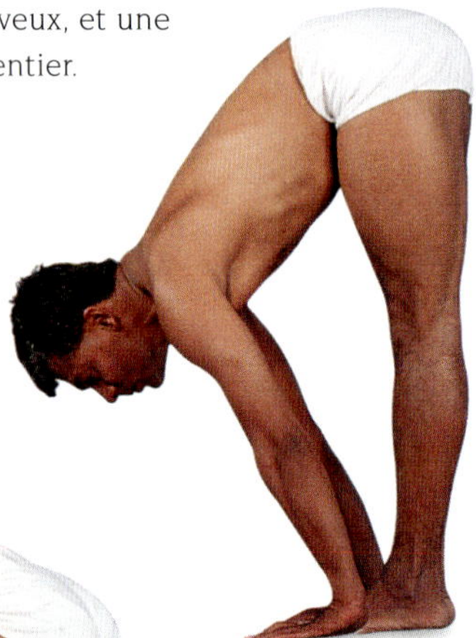

**1** En Tadasana (*voir page* 48), sur une expiration, penchez-vous en avant à partir de la taille et posez les mains par terre de chaque côté des pieds.

**NOTE** Si vous n'arrivez pas à poser les mains par terre en gardant les jambes tendues, pliez les genoux et posez les paumes de mains par terre de chaque côté des pieds.

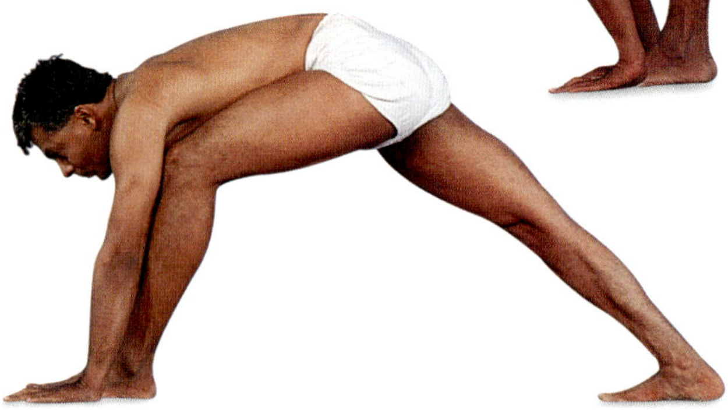


**2** Pliez les genoux et reculez d'environ 1,20 m vos jambes l'une après l'autre. Les mains sont séparées d'environ 1 m. La distance entre vos pieds doit être la même que la distance entre vos mains.

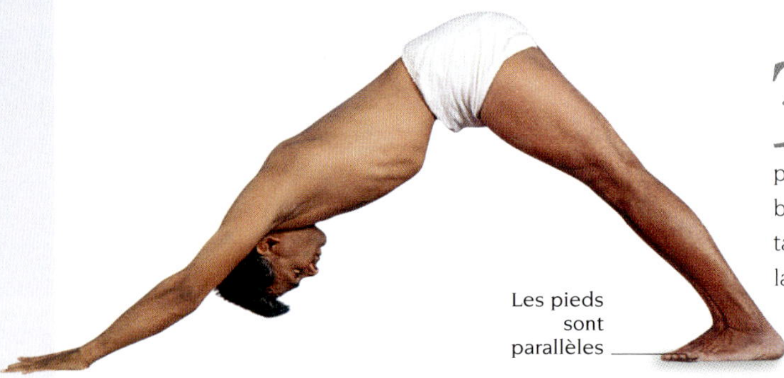


**3** Placez votre jambe droite dans le prolongement de votre bras droit, et votre jambe gauche dans le prolongement de votre bras gauche. Étirez bien vos doigts et vos orteils. Soulevez les talons, contractez les muscles du haut de la cuisse et rentrez les rotules en tendant les jambes. Puis étirez les voûtes plantaires et reposez les talons au sol.

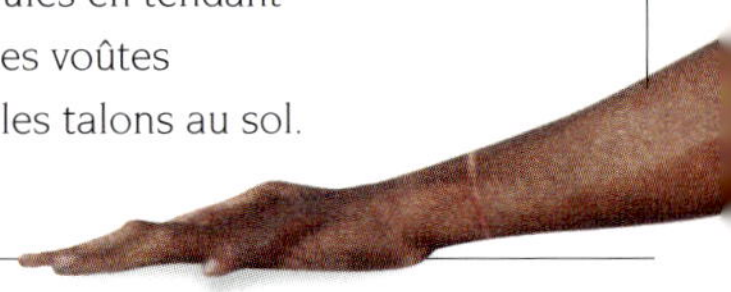

## LE CONSEIL DU GOUROU

*« Pour m'assurer que les bras de mon élève sont bien tendus, je pose mes pieds sur ses mains pour les maintenir fermement au sol, puis j'appuie sur ses omoplates, ce qui donne à la posture l'aspect d'un triangle rectangle. Dans cette position, vous devriez ressentir un étirement intense depuis les fesses, en passant par les zones dorsale et thoracique de la colonne vertébrale, jusqu'à vos paumes de mains. »*

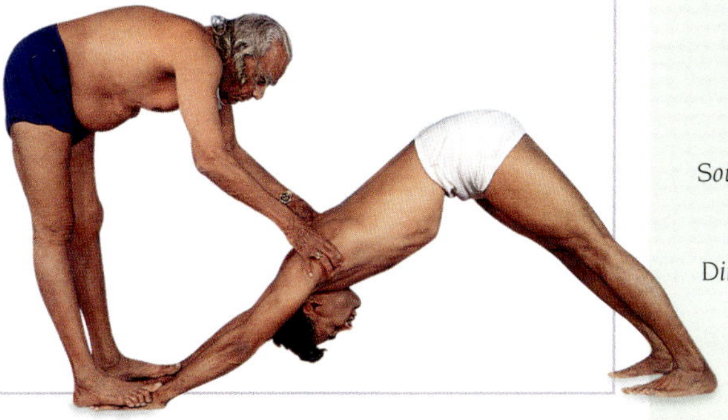

## BIENFAITS

◆

*Apaise le cerveau et stimule les nerfs en douceur*

◆

*Ralentit le rythme cardiaque*

◆

*Soulage les raideurs dans les omoplates et l'arthrite dans les épaules*

◆

*Renforce les chevilles et tonifie les jambes*

◆

*Soulage les douleurs dans les talons et les épines calcanéennes*

◆

*Diminue les règles trop abondantes*

◆

*Permet de prévenir les bouffées de chaleur pendant la ménopause*

4 Poussez la face interne des bras vers le haut depuis les coudes jusqu'aux épaules. Poussez le torse vers les jambes. Ressentez l'étirement depuis les paumes de mains jusqu'aux talons. Puis, sur une expiration, étirez la base du cou et posez le sommet du crâne au sol. Gardez la posture 15 à 20 secondes.

**DÉBUTANTS AVANCÉS** Avant de baisser la tête, poussez les deltoïdes dans les épaules et levez les omoplates. Pressez vos mains dans le sol et poussez le sternum vers le diaphragme.

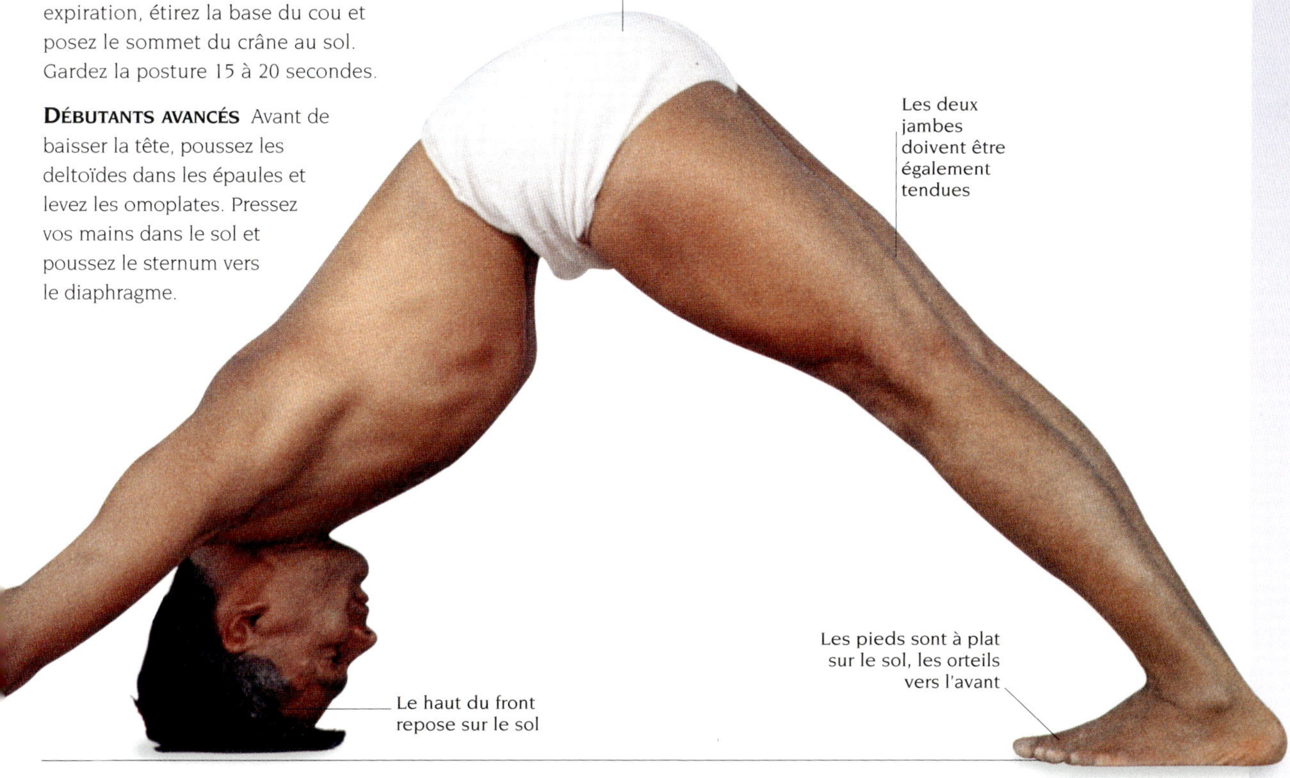
Poussez les fesses vers le haut
Les deux jambes doivent être également tendues
Les pieds sont à plat sur le sol, les orteils vers l'avant
Le haut du front repose sur le sol

अधोमुख श्वानासन

# Adhomukha Svanasana

## Travail avancé de la posture

Amenez les jambes aussi loin que possible. Les deux cuisses doivent être étirées à égalité, les faces arrière internes et externes doivent être parallèles. Si vos cuisses ne sont pas parallèles, elles ont tendance à se raccourcir, et l'étirement perd de son intensité. De même, la colonne vertébrale doit rester étirée, ne la comprimez pas. Sentez l'énergie qui parcourt votre colonne vertébrale vers le haut, depuis le cou jusqu'aux fesses, et non dans l'autre sens. Rentrez les omoplates et sentez que votre poitrine s'élargit. À mesure que la poitrine s'ouvre complètement, votre respiration devient plus profonde. Prenez conscience de cette profondeur.

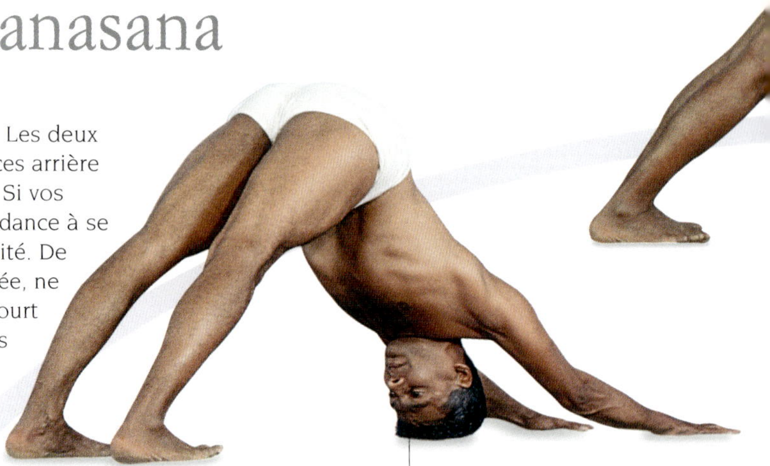
Le sommet du crâne repose sur le sol

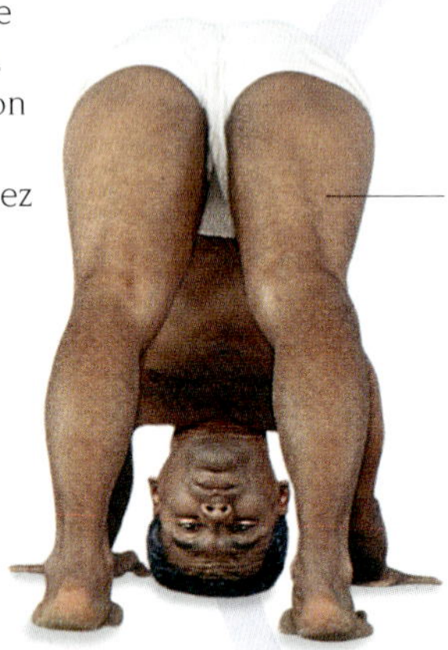


*« La pratique longu des asanas, fait apporter*

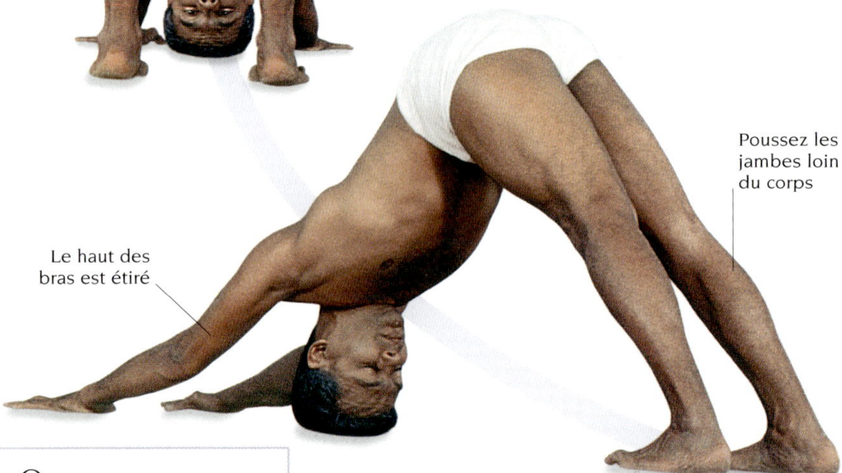
Poussez les jambes loin du corps
Le haut des bras est étiré

### Quitter la posture

Sur une inspiration, soulevez progressivement la tête du sol. Ramenez les pieds vers les mains et revenez en Tadasana.

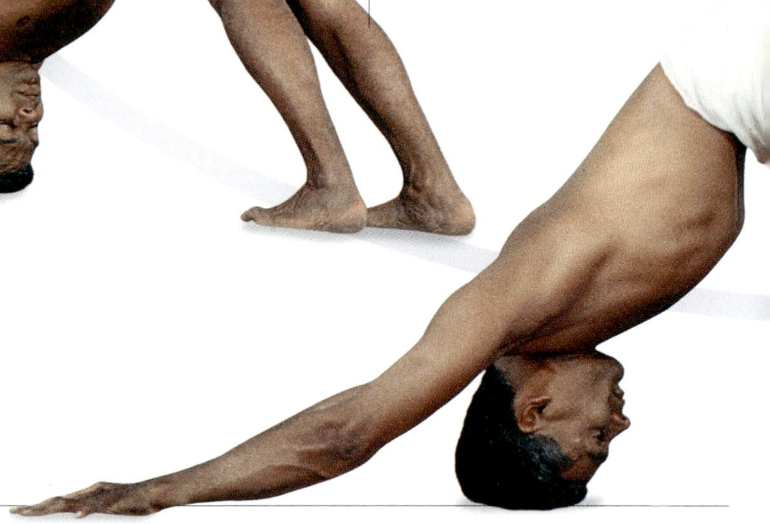

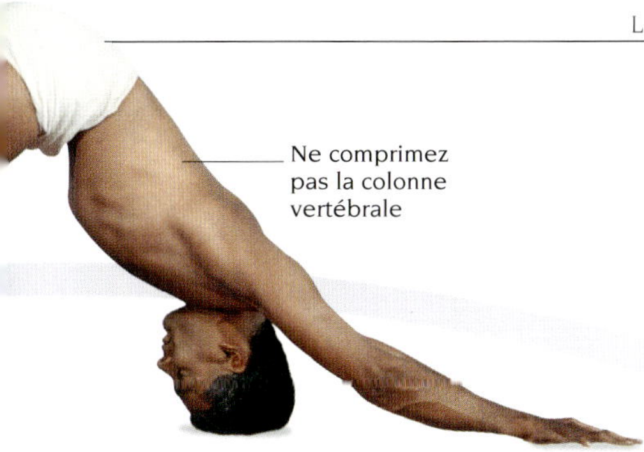


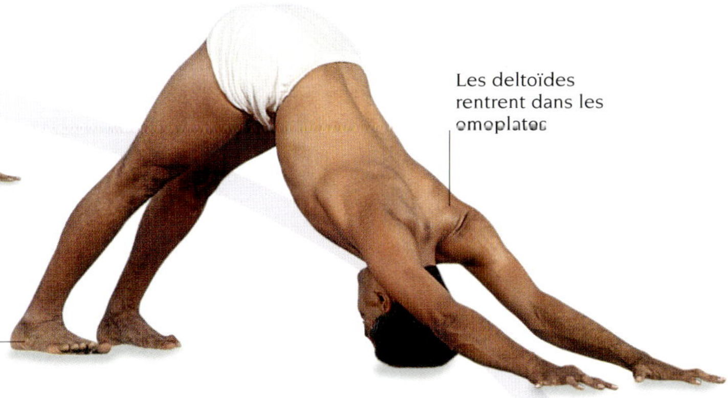


*t ininterrompue*
*vec concentration,*
*e succès. »*

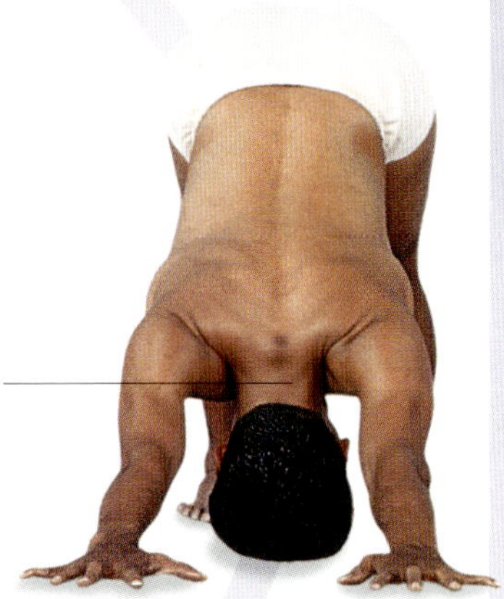


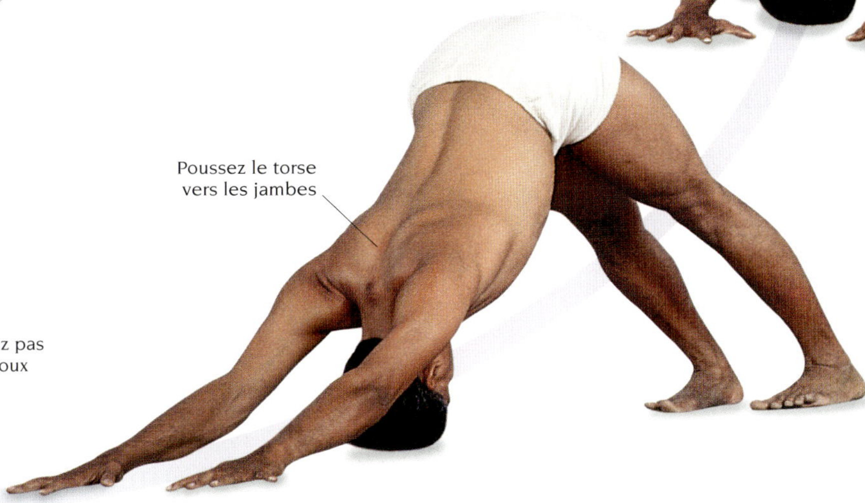


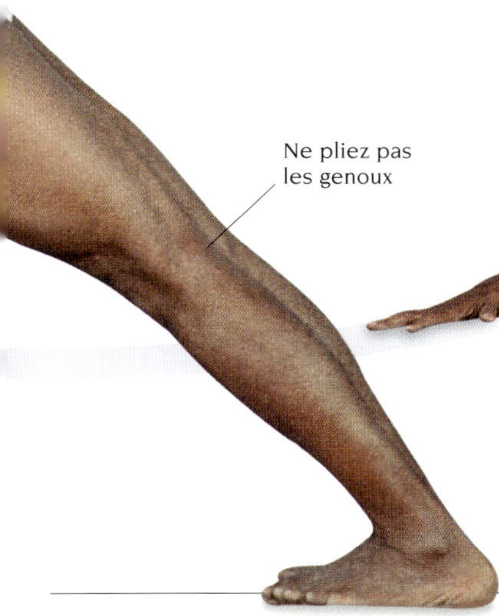

उत्तानासन

# Uttanasana

## - *Flexion avant debout* -

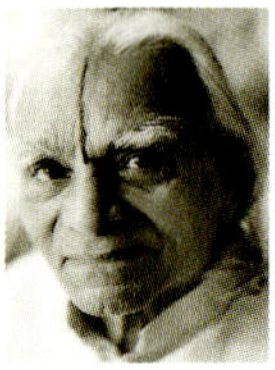

LA COLONNE vertébrale est intensément étirée dans cette asana. Le mot *ut* signifie « délibéré » ou « intense » en sanscrit, et *tana* veut dire « étirement ». La pratique d'Uttanasana permet au corps et au cerveau de se reposer de la fatigue physique et mentale. Cette asana est particulièrement recommandée pour les personnes qui souffrent d'anxiété ou de dépression, parce qu'elle énergise les nerfs spinaux et les neurones. Elle ralentit aussi le rythme cardiaque.

### PRÉCAUTIONS

Si l'un de vos disques vertébraux vous fait souffrir, arrêtez-vous à l'étape 3. Gardez la colonne vertébrale concave pendant toute l'asana. Ceux qui souffrent de remontées acides ou d'étourdissements devront pratiquer cette asana avec les jambes légèrement écartées.

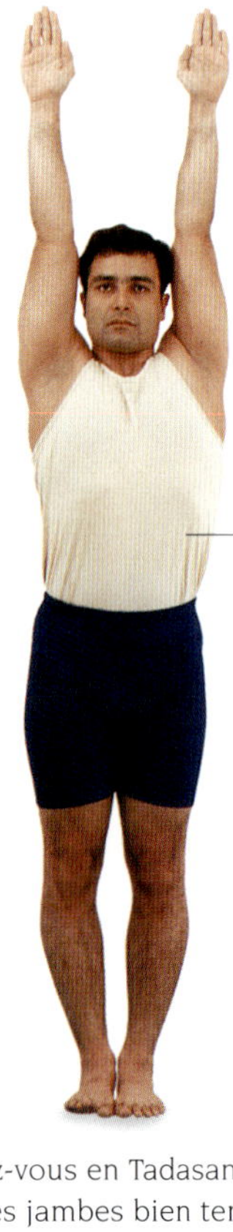

Étirez tout votre corps en levant les bras

**1** Placez-vous en Tadasana (*voir page* 48), les jambes bien tendues. Contractez les muscles des genoux et poussez-les vers le haut. Levez les bras vers le ciel, les paumes de mains vers l'avant. Étirez tout votre corps. Prenez une ou deux respirations dans cette position.

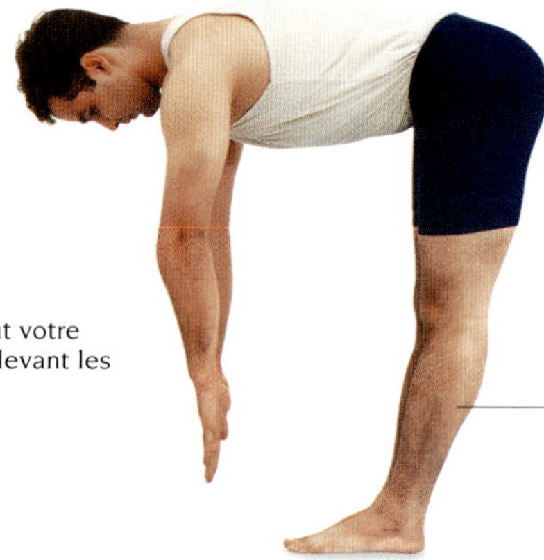

**2** Sur une expiration, penchez-vous en avant à partir de la taille. Gardez les jambes bien tendues. Le poids du corps est réparti de façon égale sur les deux jambes. Les orteils sont tendus.

Les mollets sont étirés

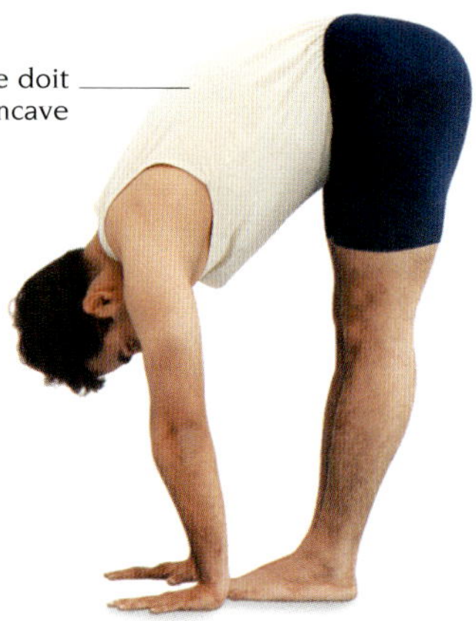

La colonne doit rester concave

**3** Penchez le torse plus bas et posez les paumes de mains au sol devant les pieds. Écartez légèrement les chevilles, afin de libérer le bas du dos, les fesses et les jambes. Concentrez-vous sur la peau de l'arrière des genoux et des cuisses pour l'étirer.

**NOTE** Commencez par soulever les orteils et par presser les talons dans le sol lorsque vous vous penchez (*voir médaillon*). Au lieu des mains, vous pouvez poser le bout des doigts par terre si vous n'êtes pas assez souple.

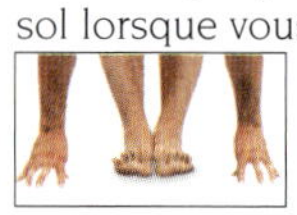

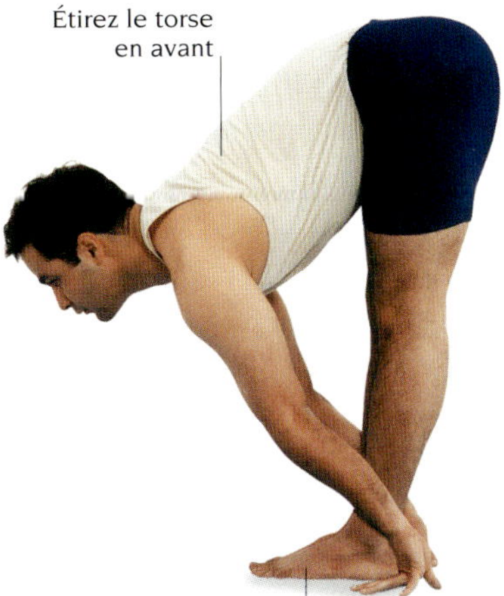
Étirez le torse en avant
Pressez l'avant de la plante des pieds dans le sol

**4** Placez les mains derrière les pieds, au niveau de vos talons. Posez les doigts uniquement, les paumes ne touchent pas le sol. Les cuisses sont complètement tendues : sentez l'énergie circuler tout le long de l'arrière des jambes, vers la taille, et redescendre le long de votre colonne vertébrale. Rentrez les rotules ; les genoux sont parallèles et l'arrière des genoux est complètement ouvert. La pression sur les faces interne et externe des pieds est égale.

## Corrigez-vous

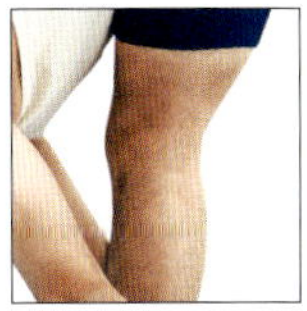

**MAUVAIS** Si vous pliez les genoux, le coccyx sort au lieu d'être rentré, ce qui affecte la posture.

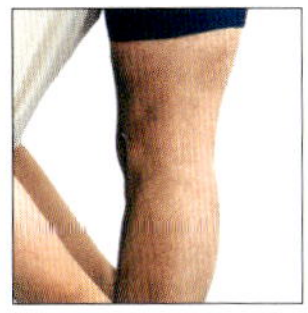

**BON** Étirez les cuisses, les rotules sont en extension, poussées vers le haut.

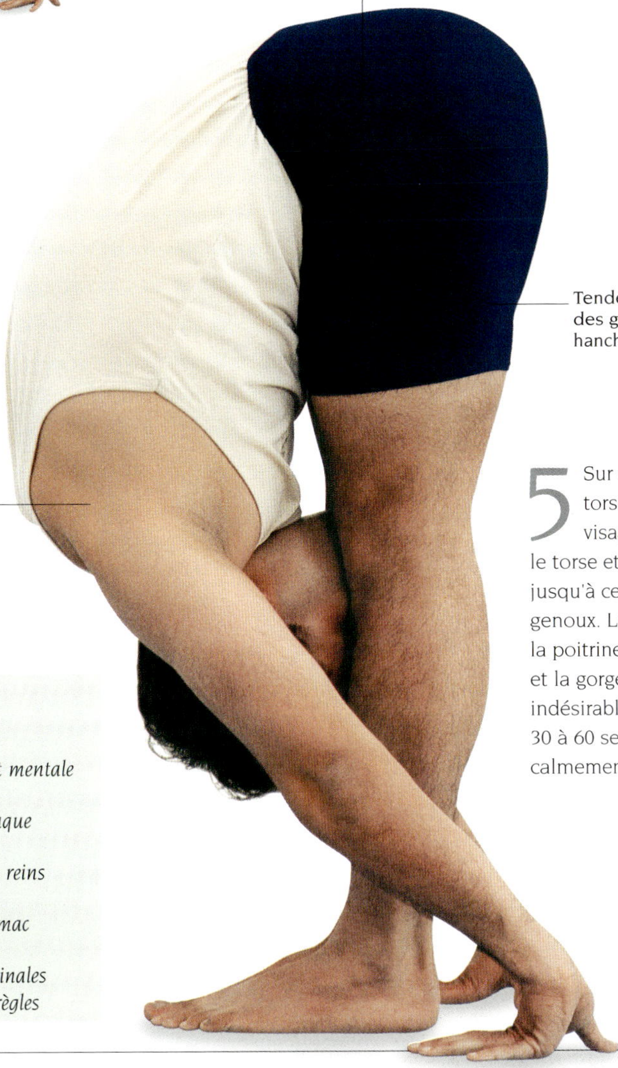
Poussez les hanches vers l'avant
Tendez les cuisses des genoux aux hanches
Tendez les bras depuis les épaules

**5** Sur une expiration, poussez le torse vers les jambes et posez le visage contre les genoux. Poussez le torse et l'abdomen plus bas vers le sol jusqu'à ce que le menton touche les genoux. Le menton ne doit pas toucher la poitrine, parce que cela raidirait le cou et la gorge, et placerait une pression indésirable sur la tête. Gardez la posture 30 à 60 secondes, en respirant calmement.

## Bienfaits

◆

*Soulage la fatigue physique et mentale*

◆

*Ralentit le rythme cardiaque*

◆

*Tonifie le foie, la rate et les reins*

◆

*Soulage les maux d'estomac*

◆

*Calme les douleurs abdominales et lombaires pendant les règles*

उत्तानासन

# Uttanasana

## TRAVAIL AVANCÉ DANS LA POSTURE

Lorsque vous posez les doigts au sol, faites pivoter les bras vers l'extérieur et tendez-les vers le bas. Imaginez que vous être en train de pousser la peau de vos bras vers le bas, depuis les aisselles jusqu'au bout des doigts. Concentrez-vous sur les côtes. Détendez-les une par une, depuis le bas de la cage thoracique jusqu'aux aisselles. Puis continuez à descendre en pensée pour étirer l'arrière des cuisses. Ressentez un étirement continu depuis les talons jusqu'au sommet du crâne.

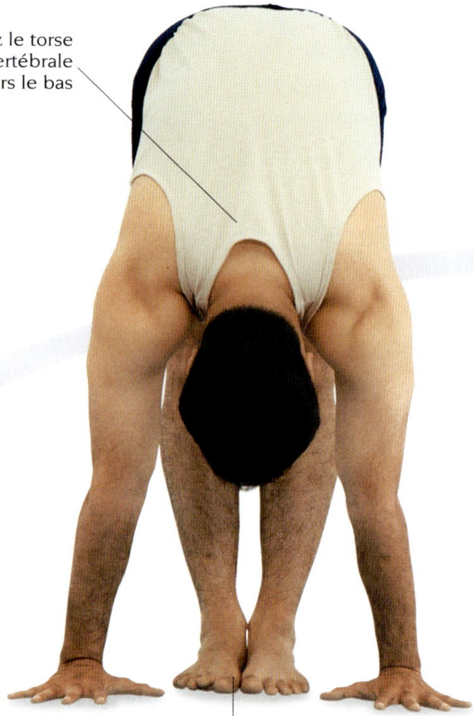

Poussez le torse et la colonne vertébrale vers le bas

Les faces internes des chevilles, des pieds et des cuisses se touchent

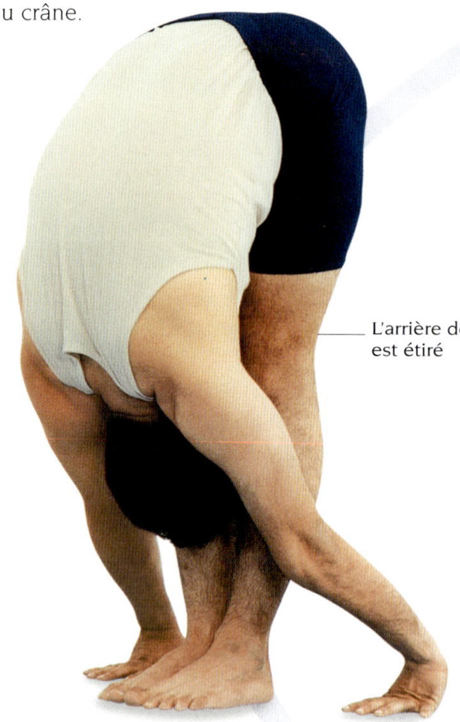

L'arrière des genoux est étiré

*« Votre corps exist*
*votre mental, dan*
*ils s'unissen*

### QUITTER LA POSTURE

◆

Sur une inspiration, levez la tête sans décoller les mains du sol. Pressez les doigts dans le sol et descendez les aisselles. Puis redressez le torse peu à peu. Remontez toujours le dos droit. Revenez en Tadasana.

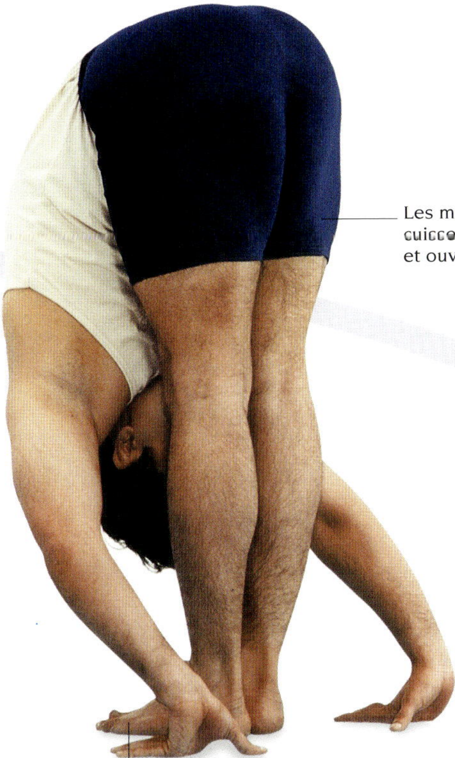


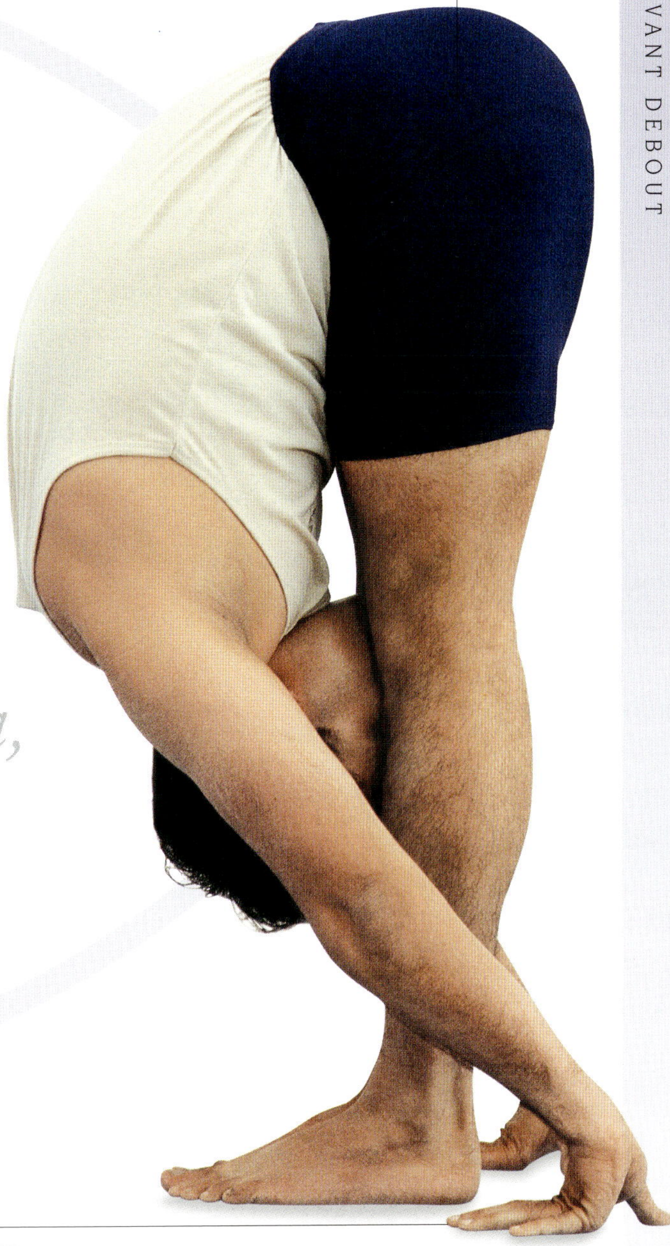


*dans le passé et*
*le futur. Par le yoga,*
*dans le présent. »*

वीरभद्रासन १

# Virabhadrasana 1

## - Le Guerrier 1 -

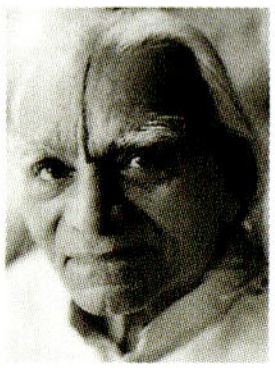

CETTE asana, fondée sur la posture d'un guerrier, est une variante plus intense de Virabhadrasana 2 (*voir page* 56). Ces deux asanas portent le nom du guerrier et sage mythique Virabhadra. Cette vigoureuse asana renforce la colonne vertébrale et augmente la souplesse des genoux et des cuisses. Les bras sont étirés intensément, ce qui étire à leur tour les muscles de la poitrine et augmente la capacité des poumons.

### PRÉCAUTIONS

Ne pratiquez pas cette asana si vous souffrez d'hypertension ou de problèmes cardiaques.

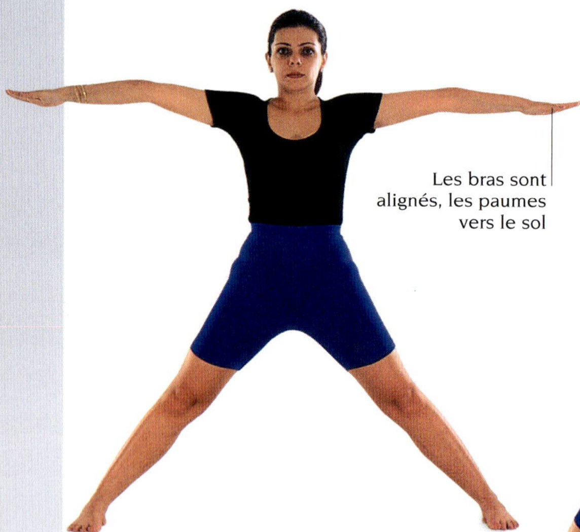


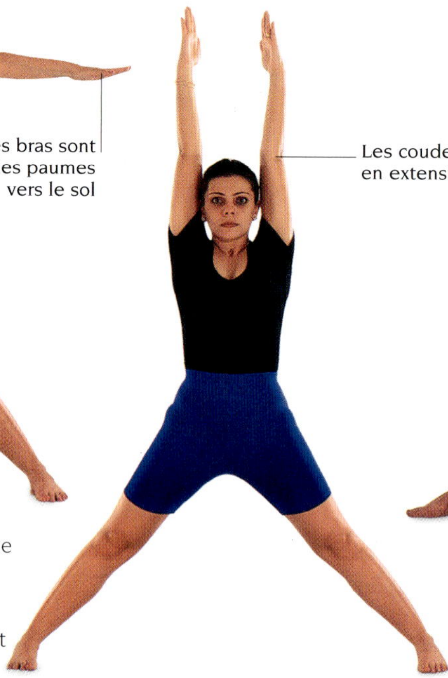


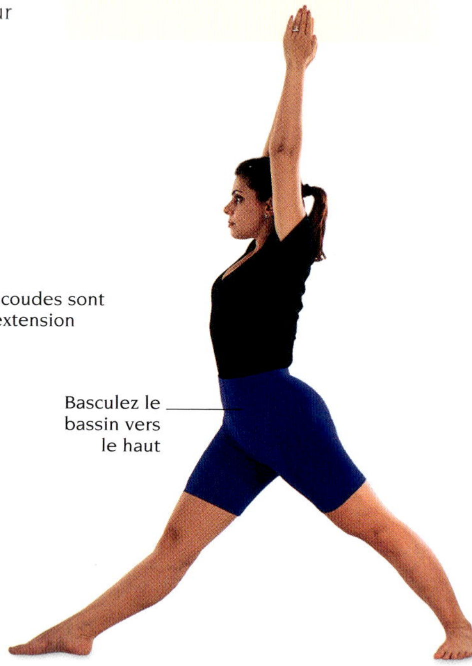


**1** En Tadasana (*voir page* 48), sur une inspiration, sautez et écartez les jambes d'environ 1,20 m. Les pieds sont alignés, les orteils pointent vers l'avant. Levez les bras au niveau des épaules, parallèlement au sol. Les coudes sont en extension. Pressez le petit orteil de chaque pied dans le sol. La face externe de chaque pied touche le sol.

**DÉBUTANTS AVANCÉS** Pour un étirement plus efficace, concentrez-vous sur la face interne des jambes. Imaginez que vous tirez la peau des jambes vers le haut, des talons à la taille.

**2** Tournez les paumes de mains vers le ciel. Placez les bras perpendiculaires au sol et parallèles entre eux. Levez les omoplates et rentrez-les (*voir médaillon*).

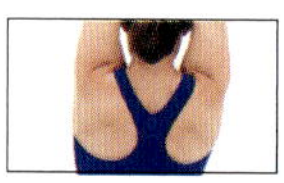

**DÉBUTANTS AVANCÉS** Les coudes sont le « cerveau » de vos bras (*voir page* 45). Étirez-vous depuis vos coudes jusqu'au bout des doigts.

**3** Sur une expiration, faites pivoter le torse et la jambe droite de 90° vers la droite. Puis faites pivoter la jambe gauche vers la droite. La rotation du torse part de la poitrine et de la taille. Plus vous pivotez vers la droite et étirez les bras, plus la posture est efficace.

**DÉBUTANTS AVANCÉS** Concentrez-vous sur la jambe gauche et sur l'étirement depuis l'arrière du talon jusqu'à l'arrière de la cuisse.

## Le conseil du gourou

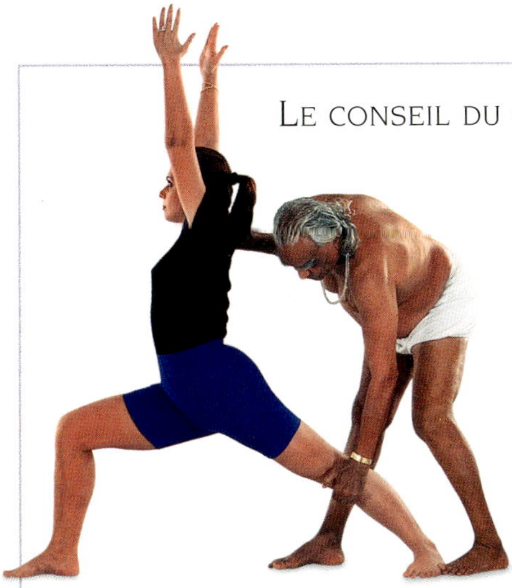

*« Il faut garder le genou gauche bien haut. En même temps, ajustez vos omoplates en les rentrant. »*

## Bienfaits

◆

*Soulage maux de dos, lumbago et sciatique*

◆

*Renforce les muscles du dos*

◆

*Tonifie les muscles abdominaux*

◆

*Soulage les remontées acides et facilite la digestion*

◆

*Renforce la vessie et corrige le déplacement de l'utérus*

◆

*Soulage les douleurs des règles et diminue les règles trop abondantes*

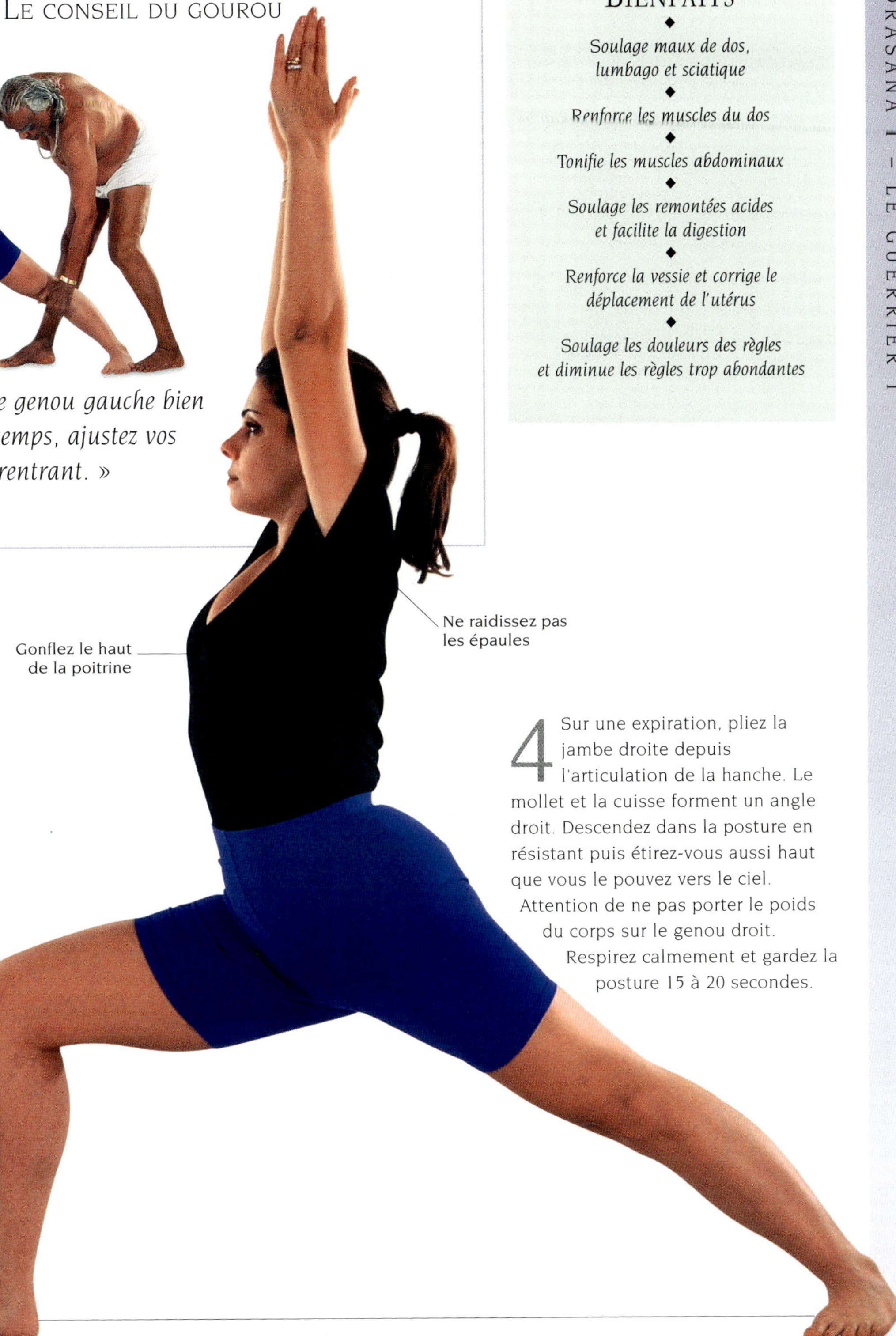
Ne raidissez pas les épaules
Gonflez le haut de la poitrine
Le genou est au-dessus de la cheville

4 Sur une expiration, pliez la jambe droite depuis l'articulation de la hanche. Le mollet et la cuisse forment un angle droit. Descendez dans la posture en résistant puis étirez-vous aussi haut que vous le pouvez vers le ciel. Attention de ne pas porter le poids du corps sur le genou droit. Respirez calmement et gardez la posture 15 à 20 secondes.

वीरभद्रासन १

# Virabhadrasana 1

## TRAVAIL AVANCÉ DANS LA POSTURE

Pour mieux ressentir la posture, sentez bien l'étirement dans votre dos. Poussez les épaules dans le creux des aisselles, étirez encore un peu les bras vers le ciel. Le haut du corps doit être symétrique, les aisselles, parallèles. Le visage, la poitrine et le genou droit sont dans le prolongement du pied droit. Pour ne pas forcer sur votre genou droit, faites pivoter la rotule vers l'extérieur, vers le petit orteil droit. Le poids repose sur la face interne de la fesse gauche et sur la face externe du talon gauche. Concentrez-vous sur votre côté gauche, qui contrôle l'harmonie de cette posture. Sentez l'énergie qui circule le long de votre jambe gauche.

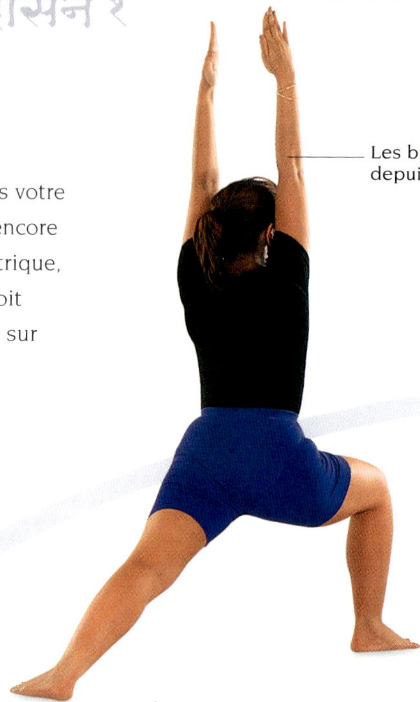

Les bras sont tendus depuis les omoplates

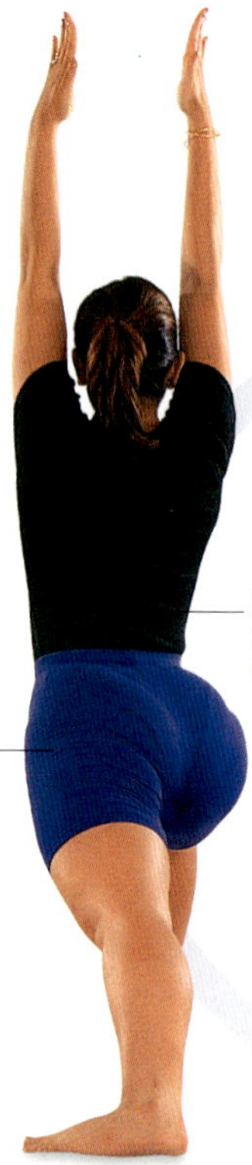

Les deux côtés de la taille reçoivent le même étirement

La fesse gauche est légèrement tournée vers l'extérieur

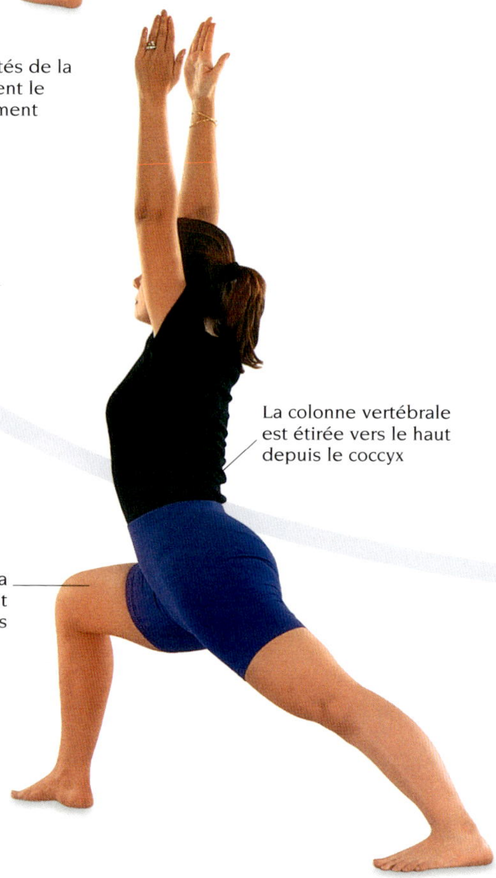

La colonne vertébrale est étirée vers le haut depuis le coccyx

Les muscles de la cuisse droite sont détendus

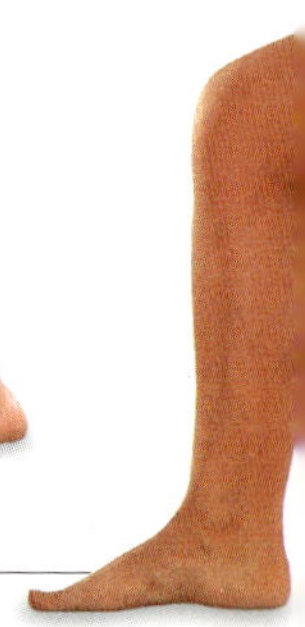

### QUITTER LA POSTURE

◆

Sur une inspiration, ramenez les bras le long du corps. Tendez le genou droit et ramenez les pieds l'un contre l'autre vers l'avant. Répétez la posture de l'autre côté. Sur une expiration, sautez pour revenir en Tadasana.

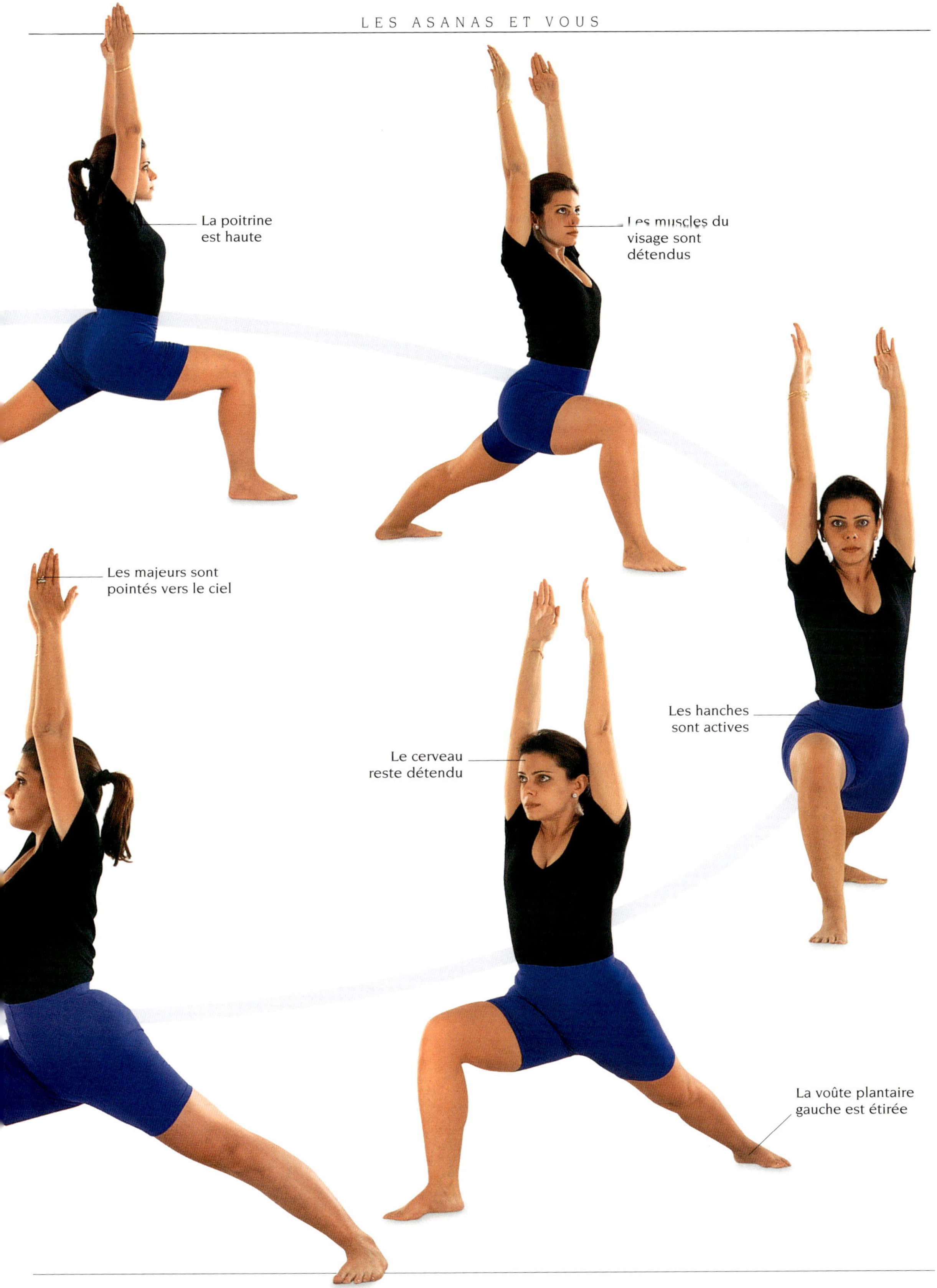
La poitrine
est haute
Les muscles du
visage sont
détendus
Les majeurs sont
pointés vers le ciel
Les hanches
sont actives
Le cerveau
reste détendu
La voûte plantaire
gauche est étirée

# *Asanas assises*

*« Les postures classiques, lorsqu'elles sont pratiquées avec discernement et concentration, unissent le corps, le mental et la conscience en un tout harmonieux. »*

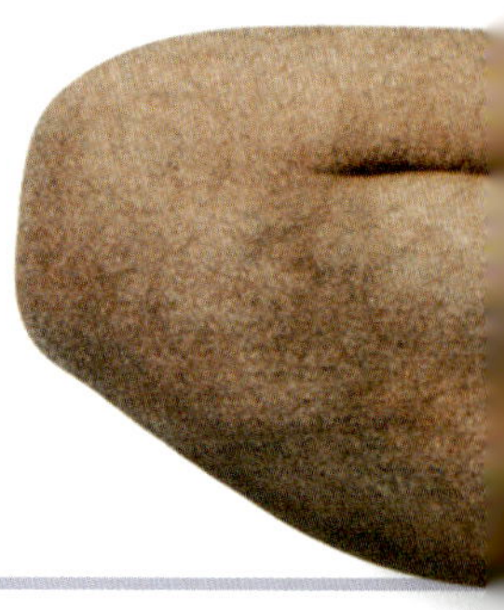

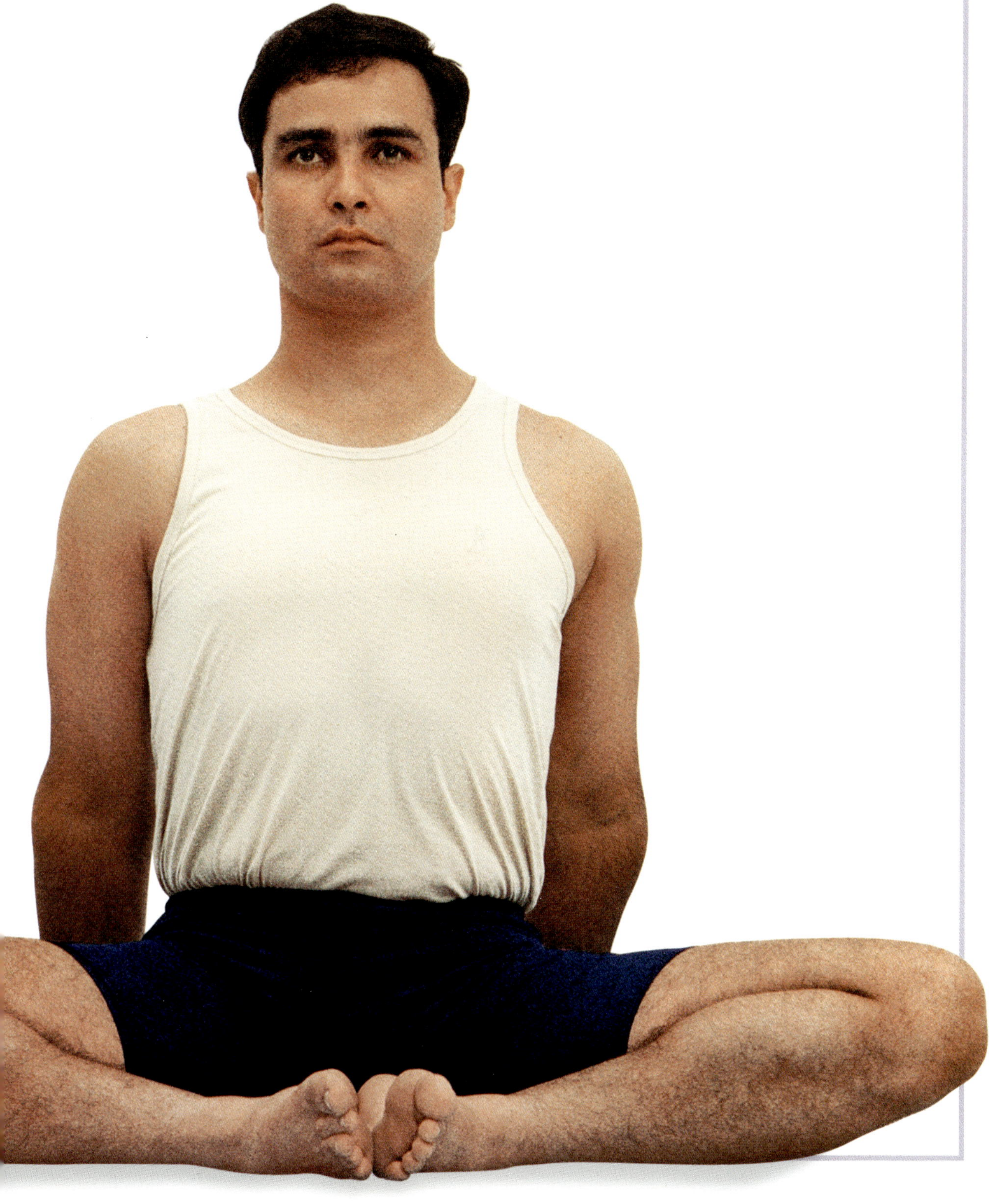

दंडासन

# Dandasana

## - Le Bâton -

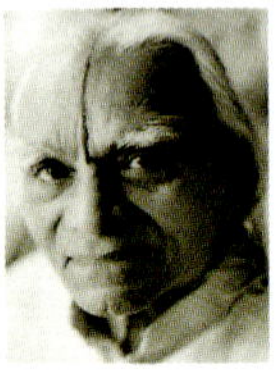

DANDASANA est la posture qui sert de point de départ à toutes les flexions avant. *Danda* signifie « bâton » ou « canne » en sanscrit, et une pratique régulière de cette asana améliore votre posture assise. Vos jambes sont ici au repos ; cette asana est donc recommandée aux personnes qui souffrent d'arthrite ou de rhumatismes des genoux et des chevilles. Si vous souffrez d'anxiété ou de sautes d'humeur, la pratique de cette asana vous aidera à augmenter votre volonté et à vous sentir plus stable émotionnellement.

### PRÉCAUTIONS

◆

Si votre colonne vertébrale est voûtée ou si vous souffrez d'une grave crise d'asthme, pratiquez cette asana le dos appuyé contre un mur.

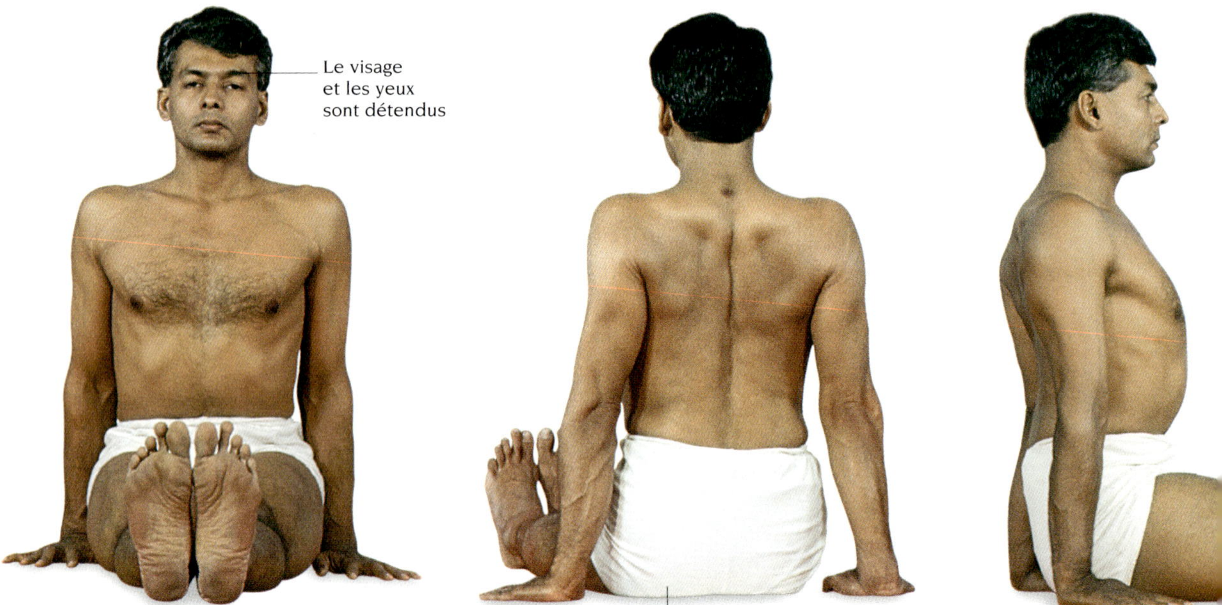


1 Assis au sol, les jambes tendues devant vous, poussez la chair des fesses sur le côté avec les mains (*voir médaillon*) de façon à être assis sur les ischions. Vos cuisses, vos genoux,

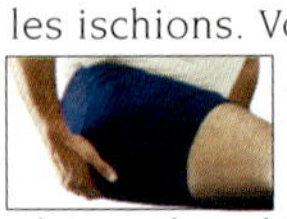

vos chevilles et vos pieds se touchent. Posez les paumes à plat sur le sol à côté des hanches, les doigts vers l'avant. Redressez la poitrine. Tendez complètement les bras, les coudes en extension.

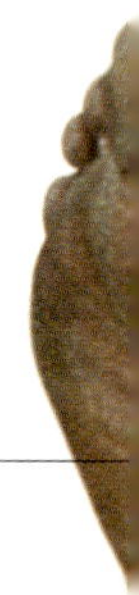

## Bienfaits

◆

*Chez les asthmatiques, soulage l'essoufflement, les sensations d'étouffement et les congestions de la gorge*

◆

*Renforce les muscles de la poitrine*

◆

*Tonifie les organes abdominaux et lutte contre l'affaissement des parois abdominales*

◆

*Réduit les brûlures d'estomac et les flatulences*

◆

*Tonifie les muscles du dos et des jambes*

◆

*Allonge les ligaments des jambes*

2 Contractez les quadriceps et tirez-les vers l'aine. Appuyez les cuisses contre le sol, tout en tirant la taille vers le haut pour contrer la pression dans les cuisses vers le bas. Le diaphragme est complètement détendu. Redressez la cage thoracique ; la colonne vertébrale est ferme et bien droite. Ne cherchez pas à appuyer le bas de la colonne dans le sol. Concentrez-vous sur la tête, le cou et les fesses, qui doivent être alignés. Gardez la posture 20 à 30 secondes. Respirez calmement.

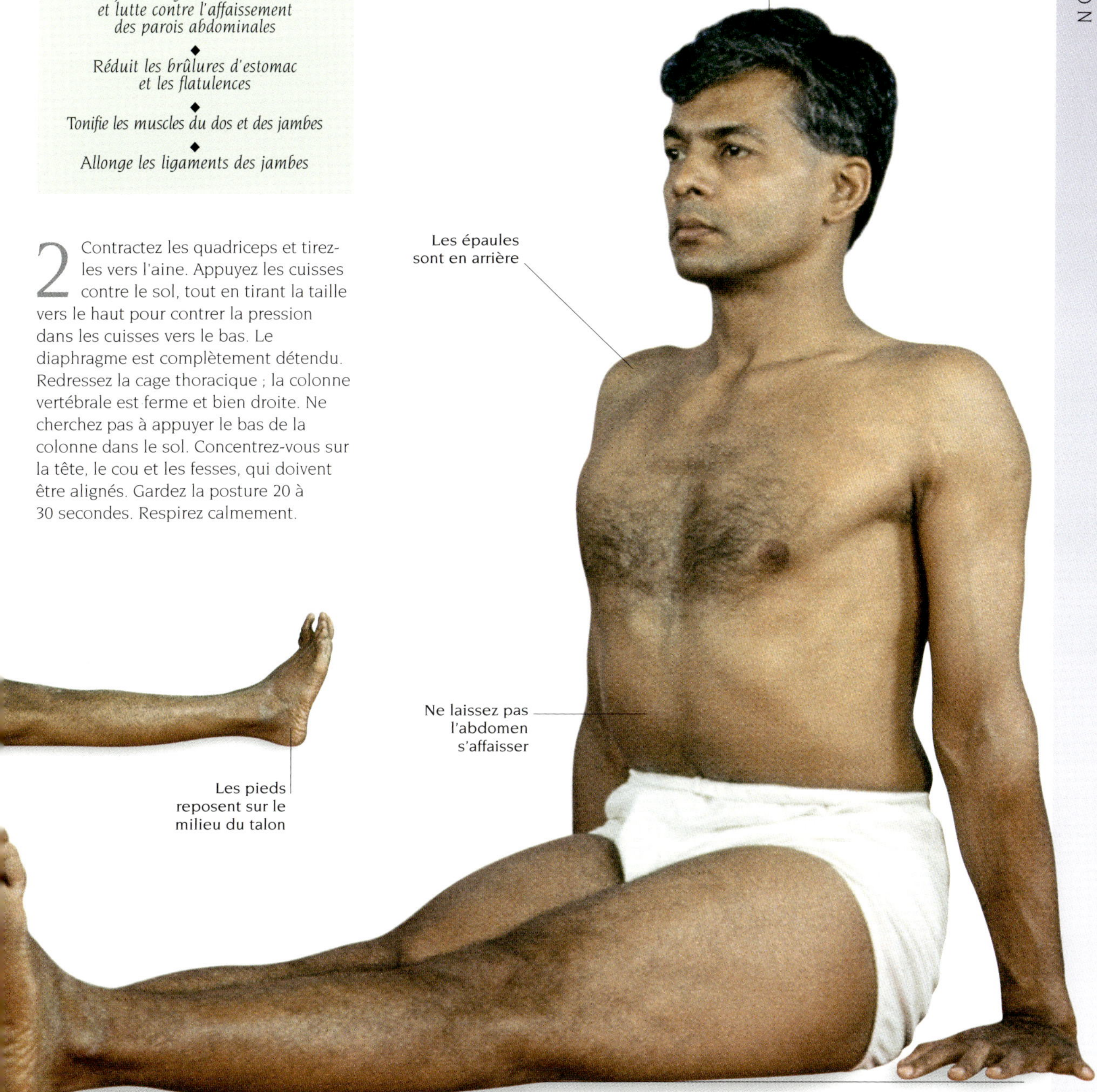

वीरासन

# Virasana

## - Le Héros -

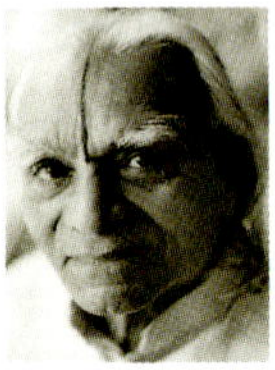

DANS cette asana, vous prenez la position du guerrier assis. *Vira* en sanscrit signifie « héros » ou « guerrier ». Une pratique régulière de cette asana permet de développer force et endurance. Virasana étire la poitrine, augmente votre capacité pulmonaire, soulage les raideurs dans les articulations et améliore la souplesse du corps tout entier.

### PRÉCAUTIONS

◆

Si vous souffrez d'une blessure aux ligaments du genou, placez une couverture sous vos jambes, ou bien asseyez-vous sur les talons (voir étape 2). Si vous souffrez de troubles cardiaques, évitez les étapes 4 et 5.

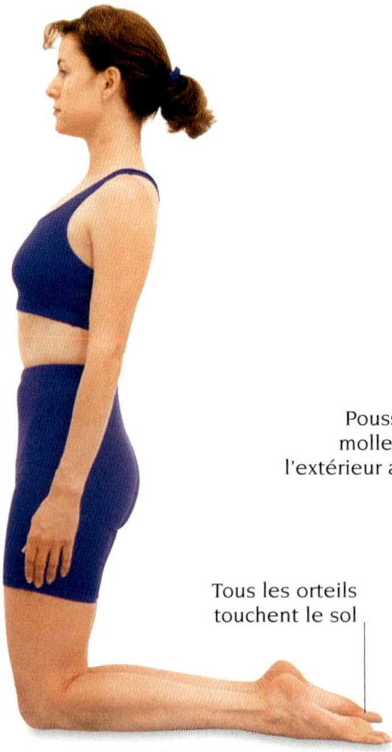


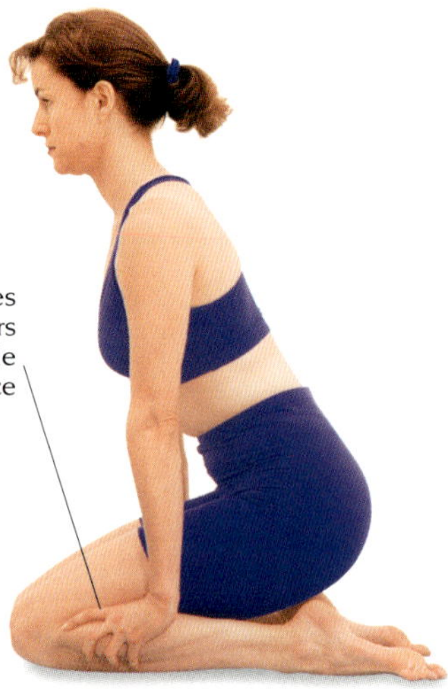


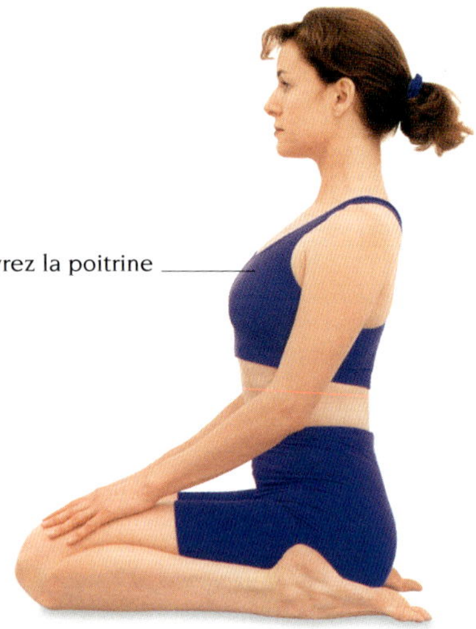


**1** A genoux sur le sol, les genoux serrés l'un contre l'autre, écartez les pieds d'environ 50 cm, plantes de pieds vers le ciel.

**DÉBUTANTS AVANCÉS** Ajustez vos chevilles de façon qu'elles soient bien étirées au sol, depuis le cou-de-pied jusqu'aux orteils et depuis la voûte plantaire jusqu'au talon. Sentez l'énergie circuler, fluide, dans les deux directions.

**2** Penchez-vous légèrement en avant et posez les paumes sur les mollets. Posez les fesses au sol. Veillez à ce que la face interne de chaque mollet touche la face externe de la cuisse. Poussez les mollets vers l'extérieur et amenez les muscles des cuisses vers l'intérieur.

**NOTE** Si vous n'arrivez pas à poser les fesses au sol, placez un pied par-dessus l'autre et posez les fesses sur les talons. Puis écartez les pieds.

**3** Placez les paumes sur les cuisses, près des genoux. Le poids repose sur les cuisses. Tirez la taille et les flancs vers le haut et appuyez fermement les tibias contre le sol. Placez les paumes sur les genoux, poussez sur vos cuisses. Redressez le buste depuis la base du bassin.

**DÉBUTANTS AVANCÉS** Imaginez que vos jambes sont attachées au sol, puis redressez le torse. Sentez l'énergie monter depuis le bas de la poitrine.

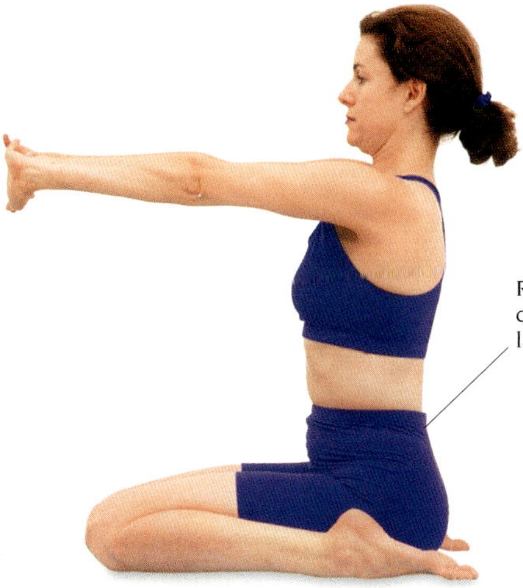
Redressez la colonne depuis la base du bassin

4 Tendez les bras en avant, parallèles au sol. Les paumes face à vous (voir *premier médaillon*), entrelacez fermement les doigts. Ne

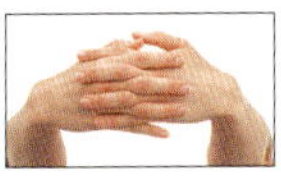

laissez aucun espace entre la base des doigts et les articulations.

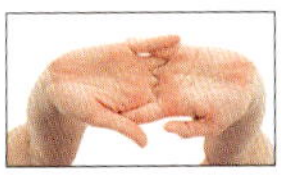

Faites pivoter les poignets vers l'extérieur (*voir deuxième médaillon*), de façon que vos paumes regardent dans la direction opposée à votre torse. Veillez à garder le dos bien droit.

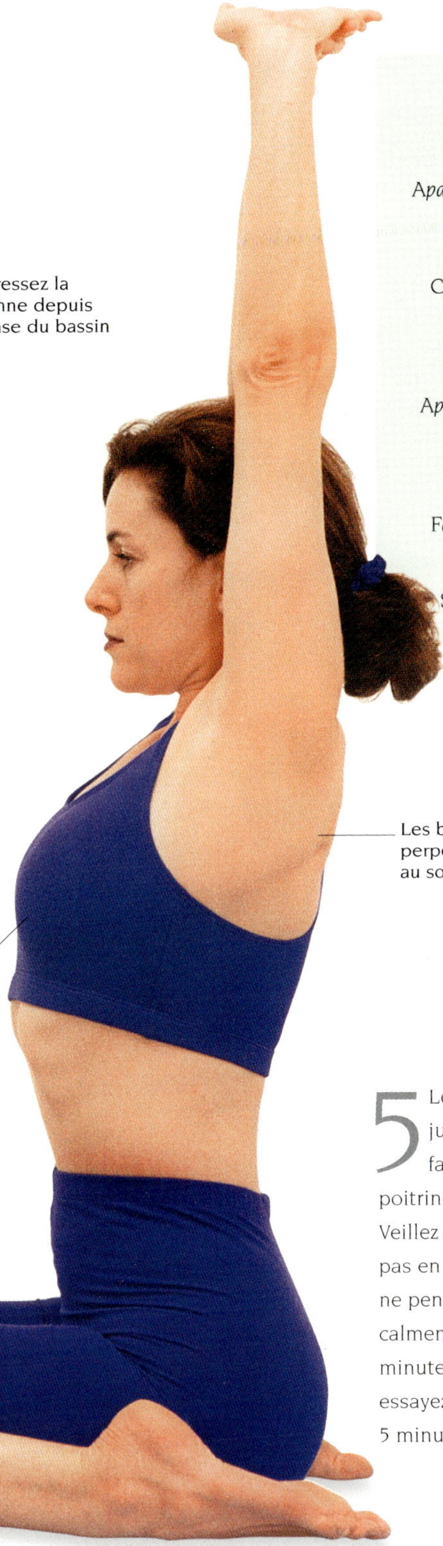
Les bras sont perpendiculaires au sol
Redressez la poitrine
Appuyez fermement les genoux contre le sol

## Bienfaits

◆

*Soulage la goutte*

◆

*Apaise les raideurs dans les épaules, le cou, les hanches, les genoux et l'aine*

◆

*Calme l'arthrite dans les coudes et les doigts*

◆

*Soulage le mal de dos*

◆

*Apaise la douleur due à un coccyx fêlé, soudé ou déplacé*

◆

*Corrige la hernie discale*

◆

*Favorise la circulation sanguine dans les pieds*

◆

*Soulage les épines calcanéennes*

5 Levez les bras depuis les aisselles jusqu'à ce que les paumes soient face au ciel. Le cou est droit, la poitrine, ouverte, les coudes, tendus. Veillez à ce que votre tête ne bascule pas en arrière et à ce que votre corps ne penche pas en avant. Respirez calmement et gardez la posture une minute. À mesure que vous pratiquez, essayez de tenir la posture jusqu'à 5 minutes.

# Virasana

## Travail avancé dans la posture

L'énergie est l'intelligence du corps, tout comme la conscience est l'énergie du cerveau. Cette énergie bouge avec chaque mouvement. Lorsque vous tendez les bras vers le haut, c'est un mouvement physique. Lever les bras depuis les aisselles avec les coudes en extension et les deltoïdes contractés est un mouvement effectué par le corps physiologique (*voir page* 42). En levant les bras, vous sentirez l'énergie se déplacer vers le dessus de vos cuisses. À chaque mouvement, l'énergie dans vos jambes se déplace. En même temps que le mental bouge avec cette énergie, concentrez-vous sur vos jambes. Imaginez que vous libérez dans le sol l'énergie contenue dans vos jambes en étirant vos bras toujours plus haut. Cela apaisera le mental et libérera les tensions dans votre corps.

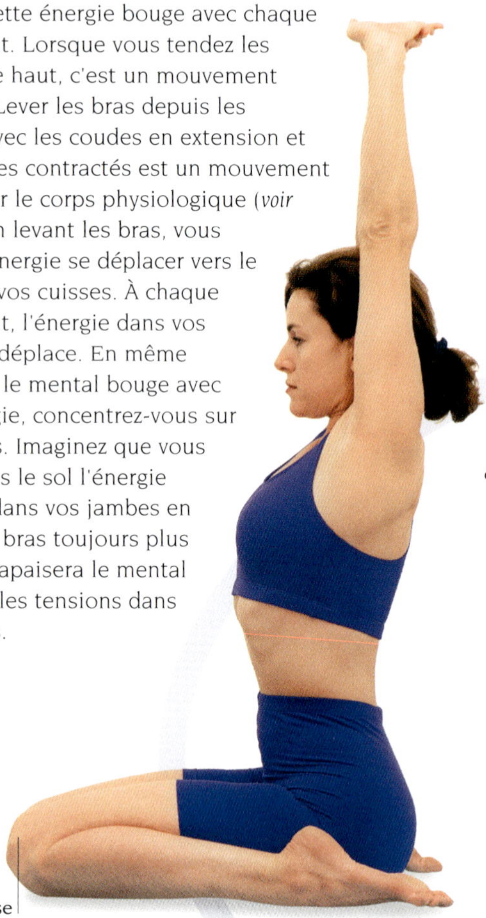
Le poids repose sur les genoux

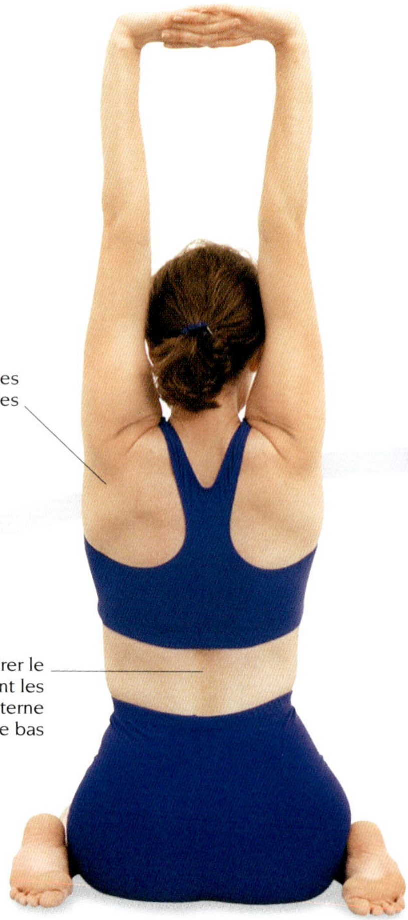
Les omoplates sont rentrées
Pour redresser et étirer le dos, contractez fortement les muscles de la face externe des fesses vers le bas

*« La pratiqu*

*changer l'attitud*

*façon*

### Quitter la posture

◆

Ramenez les bras le long du corps. Placez les paumes au sol et soulevez les fesses. Mettez-vous à genoux puis tendez les jambes l'une après l'autre devant vous.

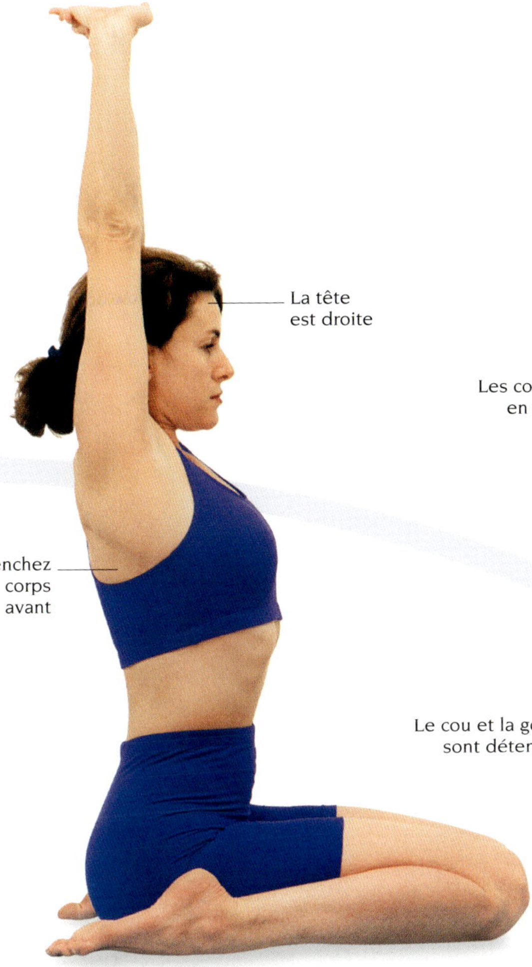
La tête
est droite
Ne penchez
pas le corps
en avant

*du yoga permet de*
*nentale de*
*positive. »*

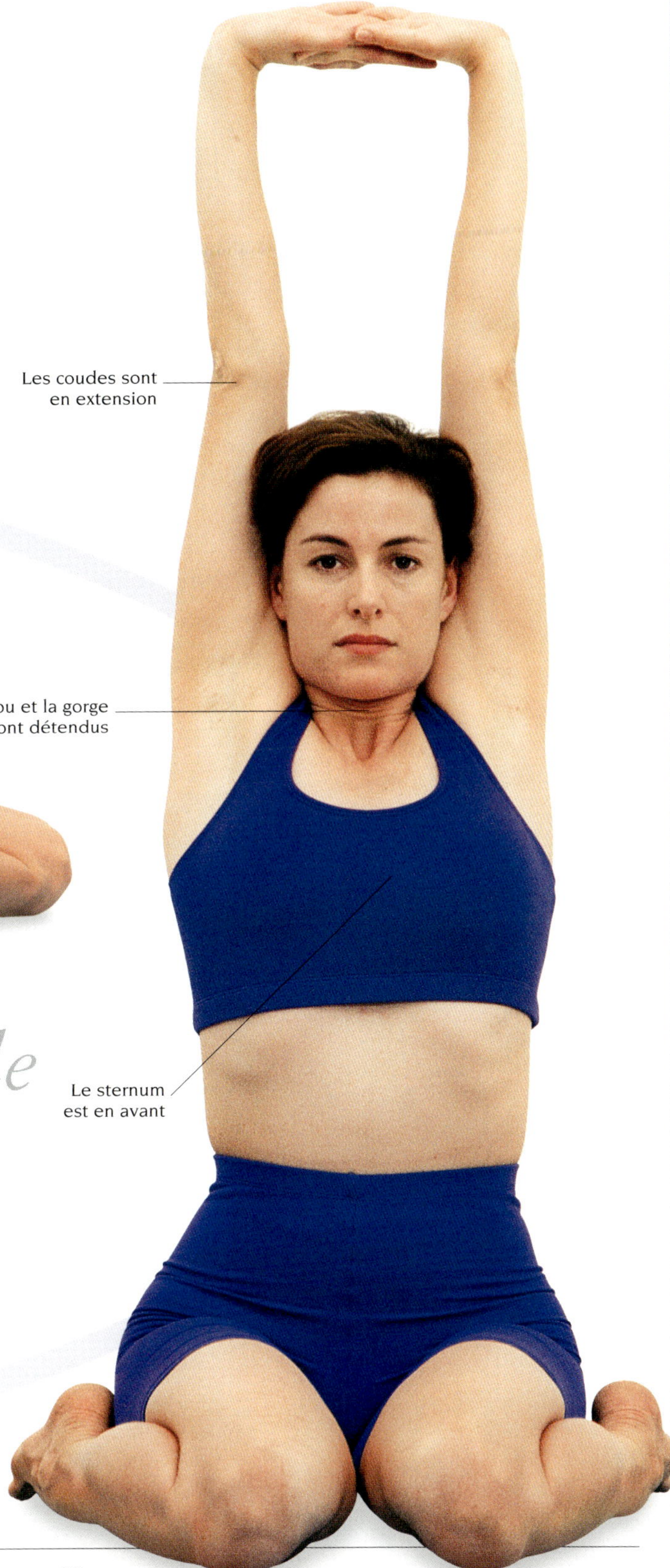
Les coudes sont
en extension
Le cou et la gorge
sont détendus
Le sternum
est en avant

बद्ध कोणासन

# Baddhakonasana

## - L'Angle fixe -

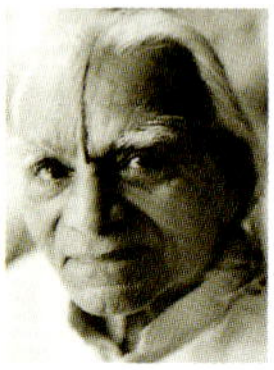

En sanskrit, *baddha* signifie « lié » ou « attaché » et *kona* se traduit par « angle ». Une pratique régulière de Baddhakonasana augmente l'afflux de sang vers l'abdomen, le bassin et le dos. La posture aide dans le traitement de l'arthrite du genou, de la hanche et des articulations pelviennes. Les femmes enceintes souffriront moins pendant le travail et éviteront les varices en pratiquant la posture quelques minutes par jour. Vous pouvez pratiquer cette asana à n'importe quel moment de la journée, même après un repas.

### Précautions

◆

Ne pratiquez pas cette asana si vous souffrez d'un déplacement ou d'une descente d'utérus.

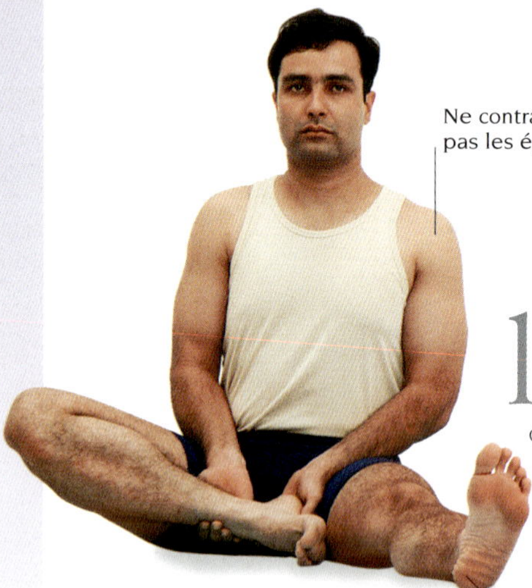
Ne contractez pas les épaules
Pressez fermement le talon gauche sur le sol

1 Assis en Dandasana (*voir page* 82), pliez le genou droit et attrapez la cheville et le talon droits avec les deux mains. Tirez le pied droit vers l'aine. La jambe gauche reste tendue au sol.

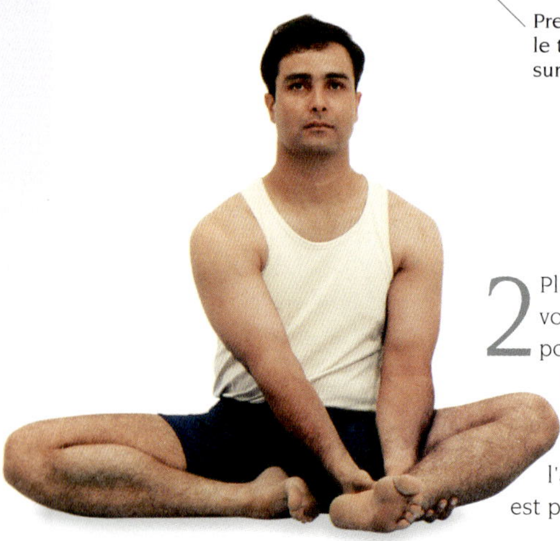

2 Pliez le genou gauche et saisissez votre pied comme vous l'avez fait pour le pied droit. Tirez-le vers l'aine, jusqu'à ce que les plantes des pieds se touchent. Les talons doivent toucher l'aine. La face externe des pieds est posée sur le sol.

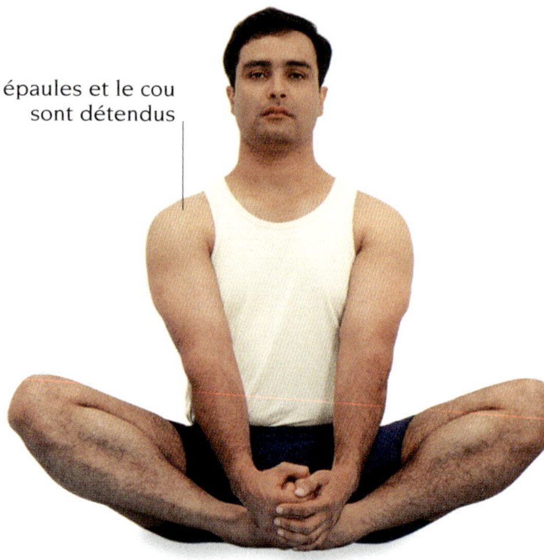
Les épaules et le cou sont détendus

3 Avec les mains, attrapez les pieds au niveau des orteils et tenez-les fermement. Tirez les talons encore plus près de l'aine. Étirez le dos vers le haut. Écartez les cuisses et poussez les genoux vers le sol. Regardez devant vous. Gardez cette position 30 à 60 secondes.

**Débutants avancés** Gardez une bonne prise sur vos pieds : meilleure sera la prise, mieux vous parviendrez à redresser le torse. Étirez les deux côtés de la poitrine.

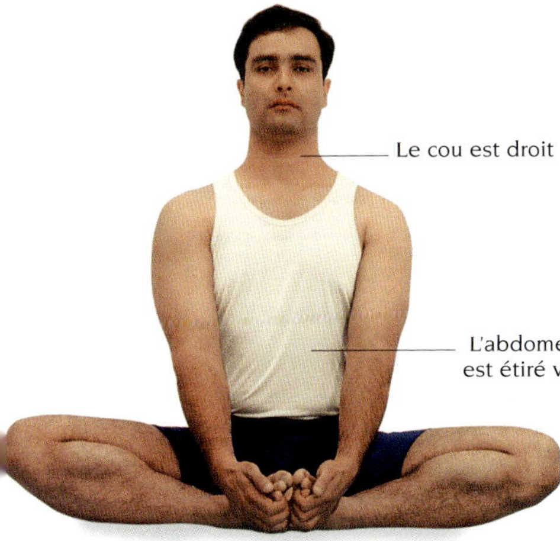
Le cou est droit
L'abdomen est étiré vers le haut

4 Éloignez les talons de l'aine, puis poussez vos genoux vers le bas en pressant fermement les cuisses contre le sol avec vos mains. (*voir médaillon*).

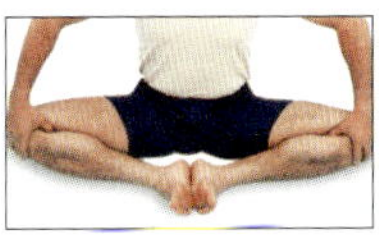

Rapprochez à nouveau les talons de l'aine et détendez les muscles de l'aine. Avec les mains pressez les chevilles et les tibias contre le sol et les plantes de pieds l'une contre l'autre. Tendez les bras en étirant le torse vers le haut. Respirez calmement.

**NOTE** Il vous sera difficile au début d'amener vos genoux contre le sol. Concentrez-vous sur les muscles de l'aine pour les détendre.

## BIENFAITS

◆

*Garde les reins et la prostate en bonne santé*

◆

*Facilite le traitement des troubles des voies urinaires*

◆

*Réduit les douleurs sciatiques*

◆

*Prévient les hernies*

◆

*Une pratique régulière soulage les douleurs et les lourdeurs dans les testicules*

◆

*Garde les ovaires en bonne santé*

◆

*Corrige des règles irrégulières*

◆

*Aide à ouvrir des trompes de Fallope bouchées et à réduire les irritations vaginales*

5 Placez les mains derrière le dos, les paumes contre le sol. Les doigts pointent vers les fesses. Poussez les épaules en arrière. Gardez la posture 30 à 60 secondes, en respirant profondément.

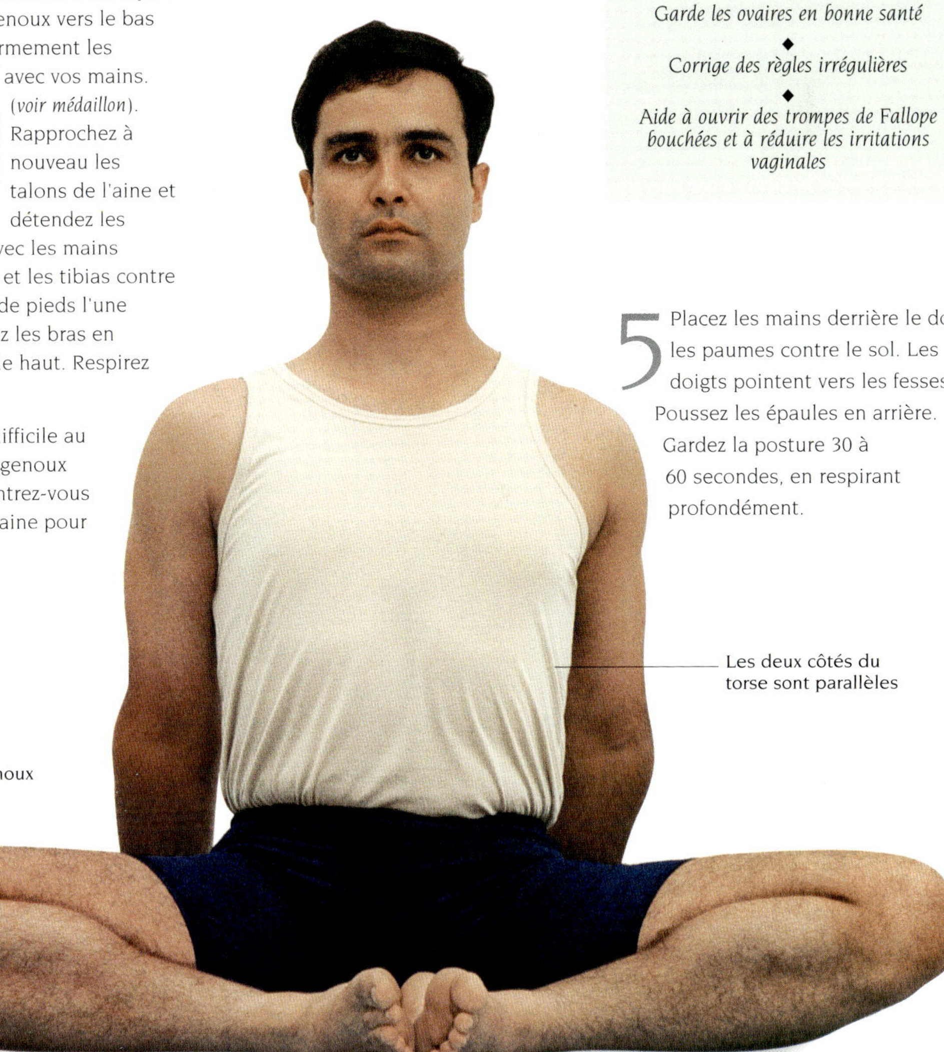
Les deux côtés du torse sont parallèles
Pressez les genoux contre le sol

बद्ध कोणासन

# Baddhakonasana

## Travail avancé dans la posture

Une fois que vous êtes à l'aise dans la posture finale, veillez à ouvrir la poitrine, en l'étirant vers l'extérieur de tous les côtés. Imaginez que vos jambes sont attachées au sol, afin d'étirer vers le haut les côtes et le torse sans déranger la position des jambes. Concentrez-vous sur les reins, imaginez que vous les tirez vers l'intérieur du corps. Votre dos doit rester complètement droit. Inspirez et expirez profondément, sentez l'énergie monter depuis le fond de la poitrine, passer par-dessus les épaules, puis redescendre le long de la colonne vertébrale jusque dans l'abdomen en un seul flot continu, cyclique. Augmentez peu à peu le temps que vous passez dans la posture, jusqu'à 5 minutes.

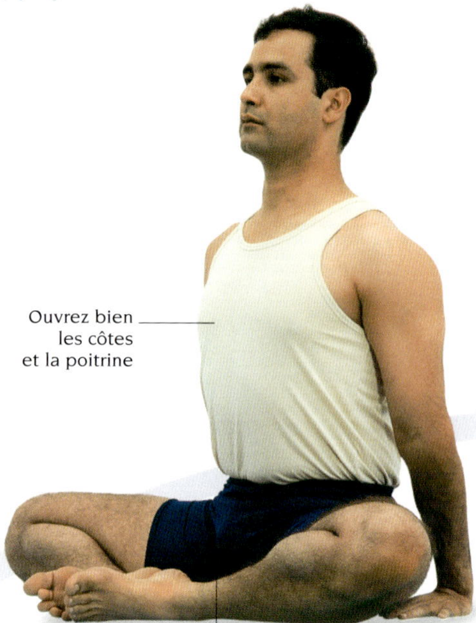

Ouvrez bien les côtes et la poitrine

Les hanches sont détendues

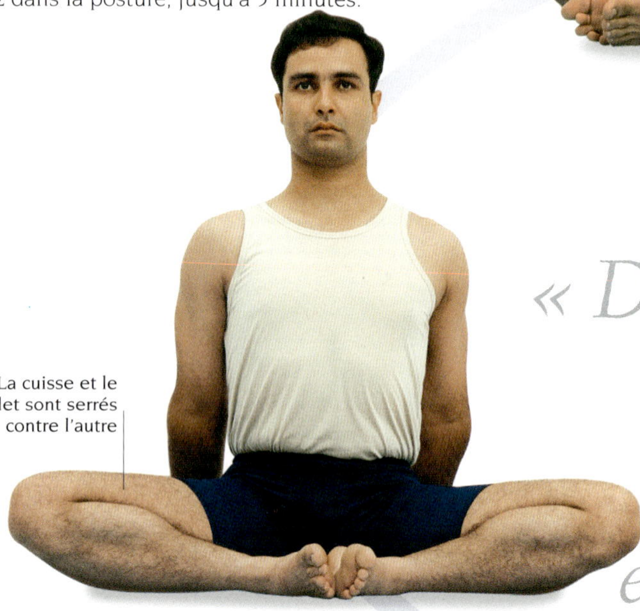

La cuisse et le mollet sont serrés l'un contre l'autre

*« Dans chacun de étincelle de que le yog en une flamme*

### Quitter la posture

◆

Détendez les bras et ramenez-les devant vous. Levez un genou à la fois, puis tendez une jambe après l'autre. Revenez en Dandasana.

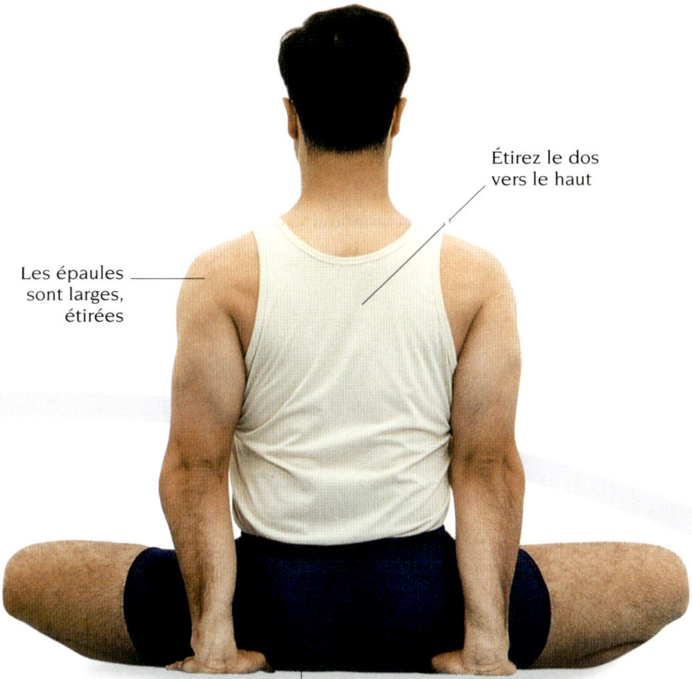


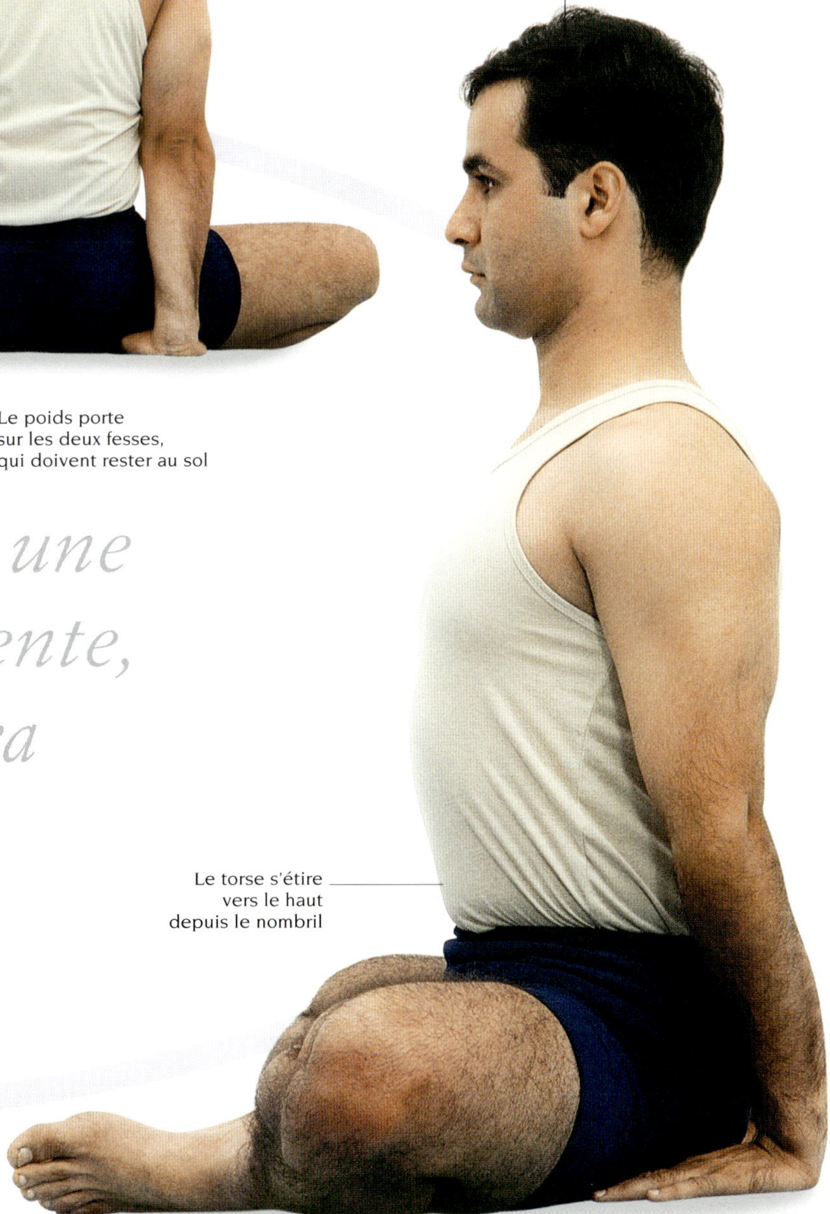


*ous réside une
livinité latente,
ransformera
livine. »*

# *Flexions avant*

*« Pratiquez les asanas en créant de l'espace dans les muscles et dans la peau, de façon que le subtil réseau du corps se fonde dans l'asana. »*

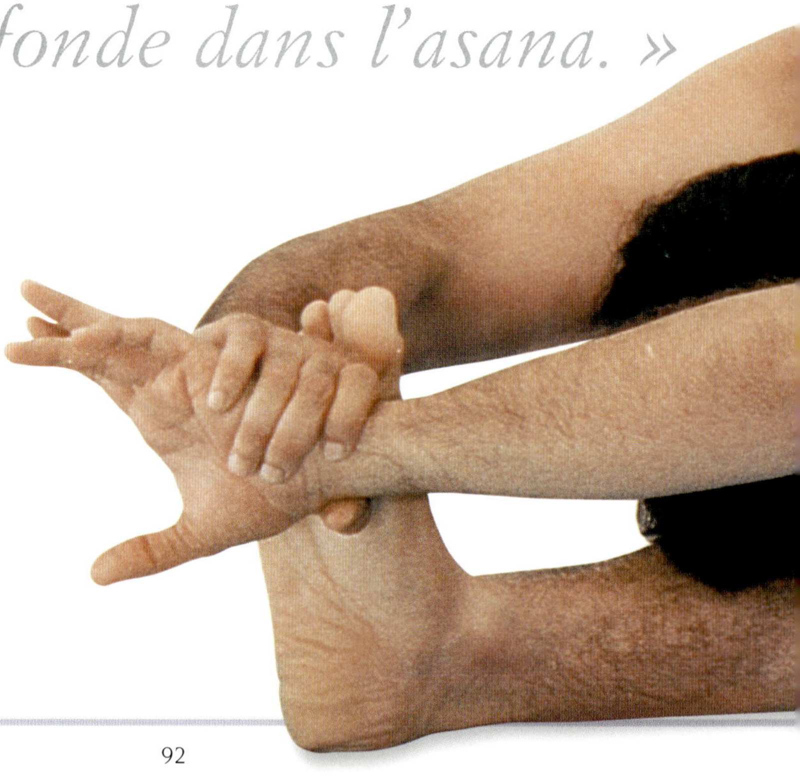

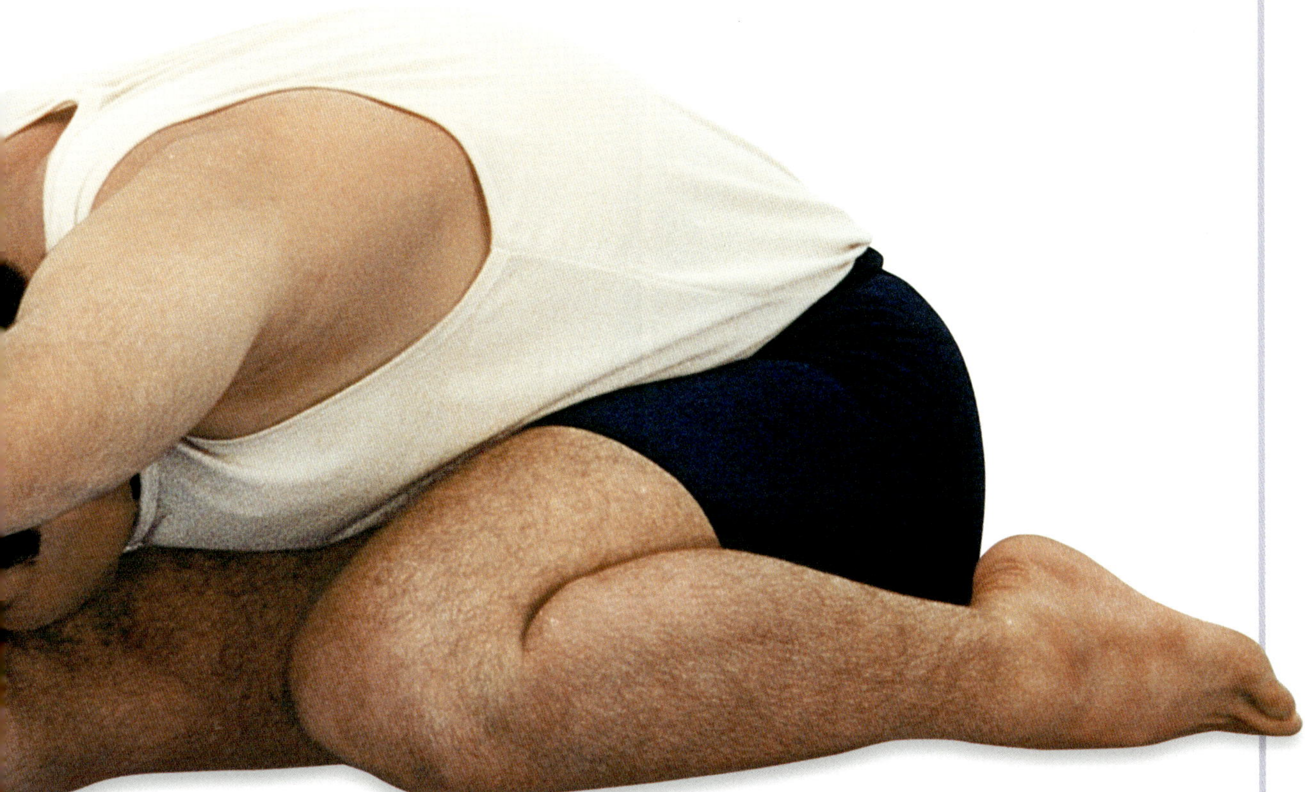

जानु शीर्षासन

# Janu Sirsasana

## - La Tête au genou -

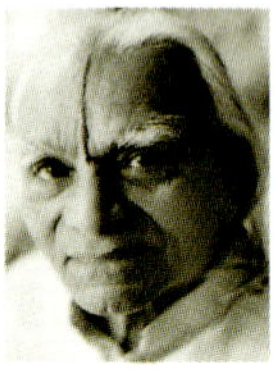

En sanskrit, « genou » se dit *janu*, « tête » se dit *sirsa*. La pratique de cette posture a un impact dynamique sur le corps et apporte de nombreux bienfaits. Elle étire l'avant de la colonne vertébrale, soulage les raideurs dans les muscles des jambes et dans les hanches. Elle augmente la souplesse de toutes les articulations du bras, depuis les épaules jusqu'aux doigts. Les flexions avant comme Janu Sirsasana reposent la zone frontale du cerveau ainsi que le cœur.

### Précautions

◆

Afin de protéger les ischio-jambiers (les muscles de l'arrière de la cuisse), ouvrez toujours le genou de la jambe tendue le plus loin possible et étirez-le également dans toutes les directions. La cuisse de la jambe tendue ne doit pas quitter le sol.

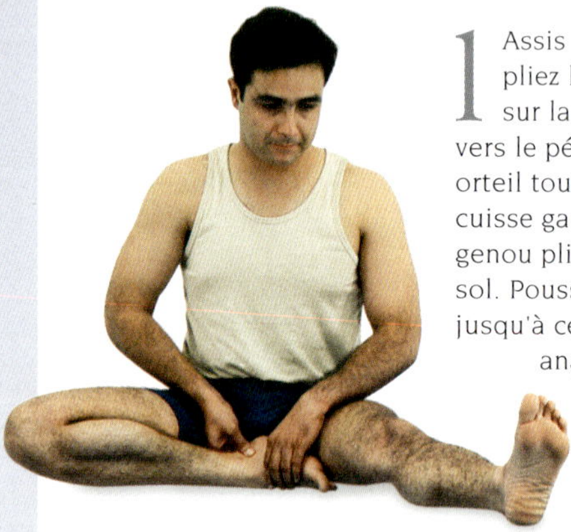

1 Assis en Dandasana (*voir page* 82), pliez le genou droit et poussez-le sur la droite. Tirez le pied droit vers le périnée jusqu'à ce que le gros orteil touche la face interne de la cuisse gauche. Veillez à ce que le genou plié soit bien pressé contre le sol. Poussez le genou plié en arrière jusqu'à ce que vos jambes forment un angle de plus de 90°. La jambe gauche doit rester bien tendue. Elle doit reposer exactement sur le milieu du mollet gauche.

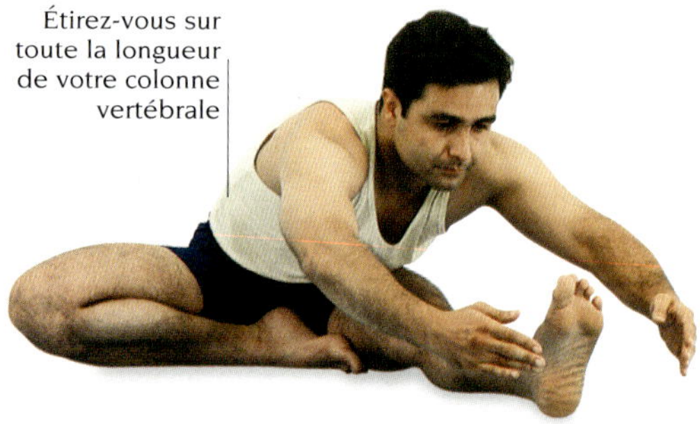
Étirez-vous sur toute la longueur de votre colonne vertébrale

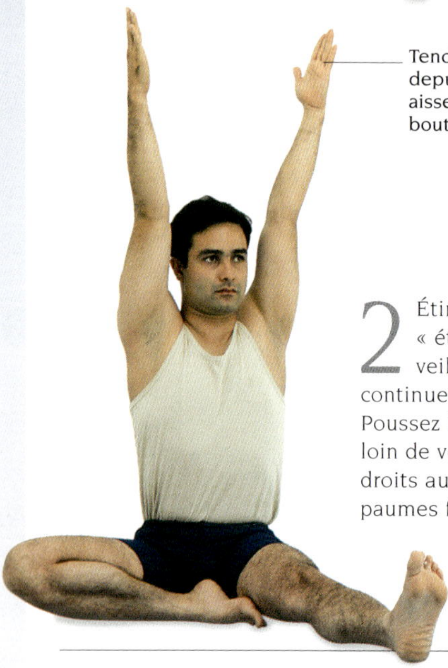
Tendez les bras depuis les aisselles jusqu'au bout des doigts

2 Étirez le pied gauche de façon à « étaler » la plante de pied, mais veillez à ce que les orteils continuent à pointer vers le haut. Poussez le genou droit encore plus loin de vous. Puis levez les bras bien droits au-dessus de la tête, les paumes face à face. Grandissez le torse et étirez-le depuis les hanches, en prolongeant l'étirement dans les épaules et dans les bras.

3 Sur une expiration, penchez-vous en avant à partir des hanches. Gardez le bas du dos bien plat. Pour un étirement plus efficace, tirez le torse vers la taille afin de détendre les muscles du dos. Tendez les bras vers le pied gauche et attrapez les orteils.

**Note** Si vous n'arrivez pas à toucher vos orteils, étirez-vous aussi loin que vous le pouvez le long de la jambe et attrapez le genou, le tibia ou la cheville. À mesure que vous pratiquerez, vous apprendrez à étirer séparément chaque partie du corps, les fesses, le dos, les côtes, la colonne vertébrale, les aisselles, les coudes et les bras. Concentrez-vous sur la cuisse, le genou et le mollet gauches afin qu'ils restent bien collés contre le sol. Appuyez sur la cuisse, non sur le mollet.

## Bienfaits

◆

*Lutte contre les effets du stress sur le cœur et sur le mental*

◆

*Stabilise la pression sanguine*

◆

*Corrige graduellement la lordose et le dos voûté*

◆

*Soulage les raideurs dans les épaules, les hanches, les coudes, les poignets et les doigts*

◆

*Tonifie les organes abdominaux*

◆

*Soulage les raideurs dans les jambes et renforce les muscles des jambes*

4 Maintenant, allez plus profondément dans l'étirement. Sur une expiration, tendez les bras au-delà du pied gauche. Attrapez le poignet droit avec la main gauche. Ajustez la position ; étirez le dos, pressez le genou droit contre le sol. Tendez les bras, ne comprimez pas la poitrine. Tenez la position 15 secondes, respirez calmement.

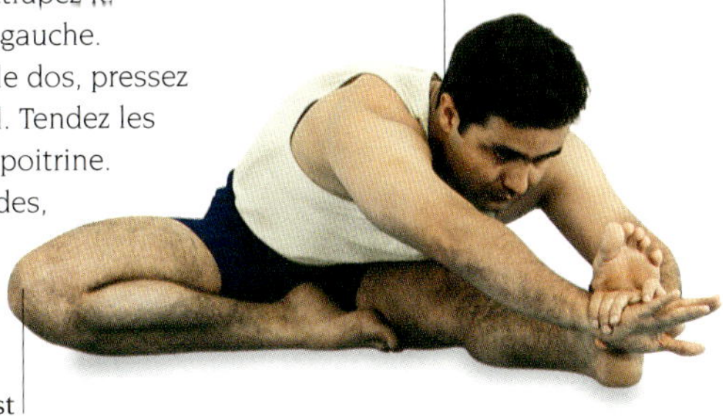


5 Sur une expiration, tendez le torse plus loin vers les orteils. Posez le front sur le genou gauche ou amenez-le aussi près que possible du genou. Gardez la posture 30 à 60 secondes.

**Débutants avancés** Essayez de poser le nez sur le genou, puis les lèvres, et pour finir le menton juste au-delà de la rotule.

## Corrigez-vous

Dans la posture finale, visualisez la forme de votre dos. Si vous avez le dos rond, comme sur la photo, seule une petite partie de la colonne vertébrale est véritablement étirée. Allongez et aplatissez le bas de la colonne vertébrale et tendez les bras depuis les omoplates.

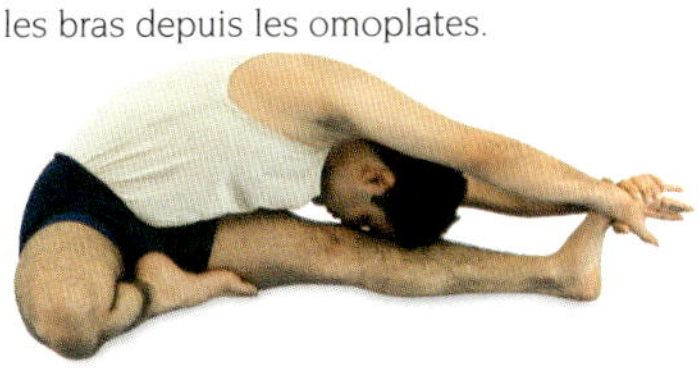

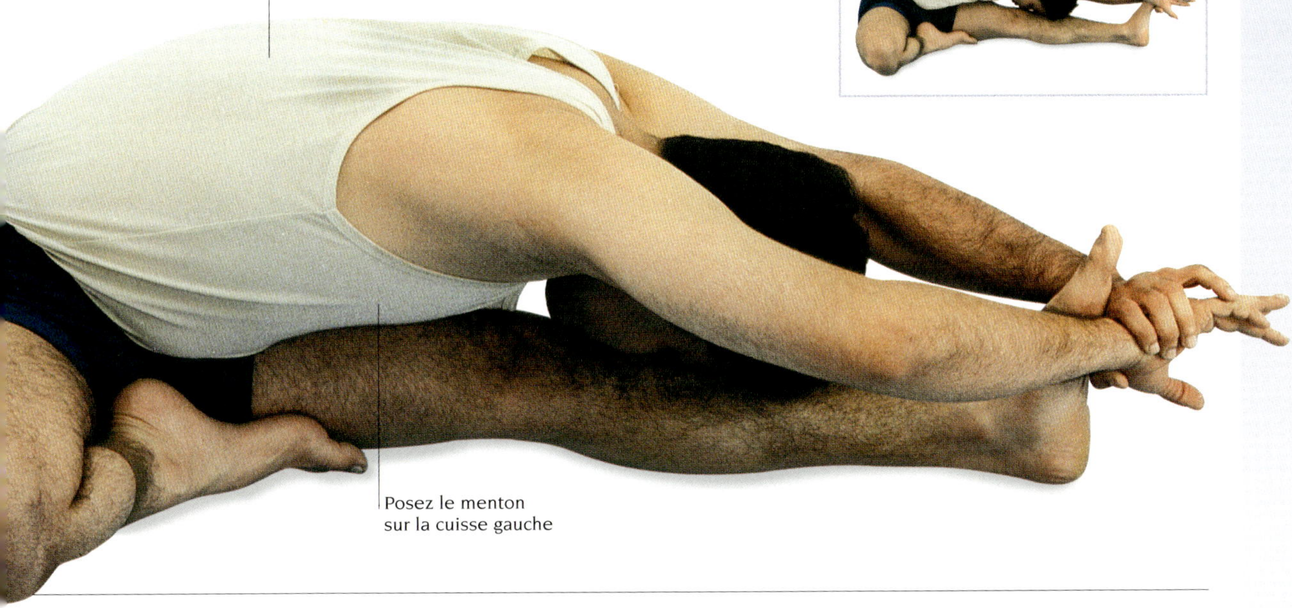

जानु शीर्षासन

# Janu Sirsasana

## TRAVAIL AVANCÉ DANS LA POSTURE

Dans la posture, le sternum et l'abdomen doivent reposer sur la cuisse gauche comme si le torse et la jambe ne faisaient plus qu'un. Il est probable qu'un des côtés du torse sera plus étiré que l'autre – c'est d'habitude le côté correspondant à la jambe tendue. Prenez-en conscience et essayez d'y remédier en étirant les deux côtés à égalité. Les coudes sont tendus vers l'extérieur et forment une large couronne pour augmenter l'expansion de la poitrine.

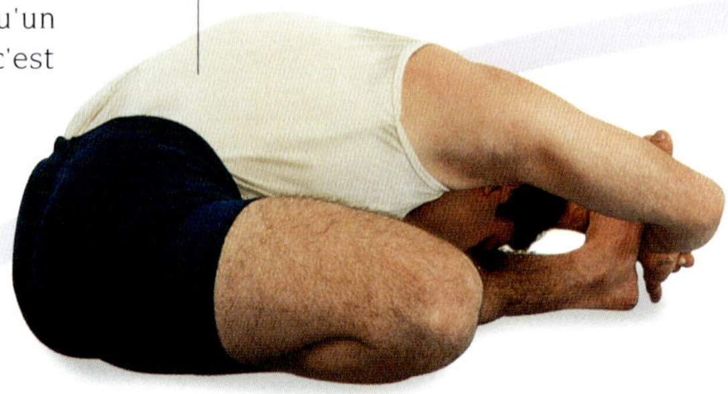
Le côté droit du dos ne doit pas saillir vers le haut

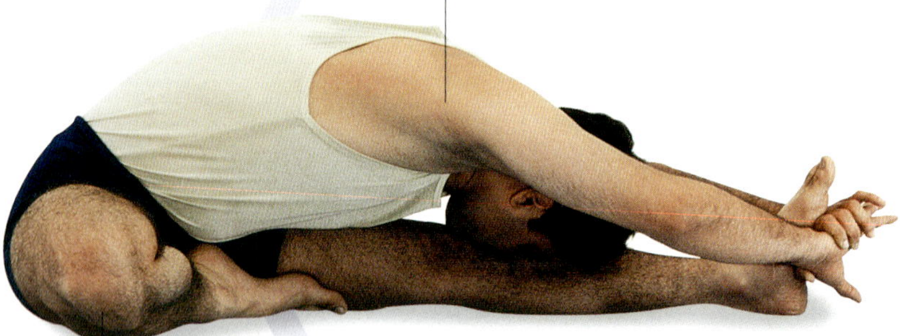
Étirez les bras depuis les aisselles
Pressez le genou contre le sol

*« L'étiremen*
*intensifi*
*d'instan*

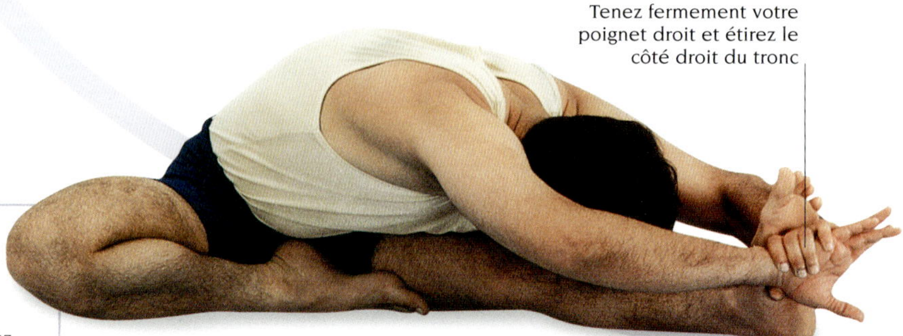
Tenez fermement votre poignet droit et étirez le côté droit du tronc

### QUITTER LA POSTURE

◆

Sur une inspiration, redressez légèrement la tête et le torse quelques secondes. Puis lâchez votre poignet et redressez le buste. Tendez la jambe droite pour revenir en Dandasana. Puis répétez la posture de l'autre côté.

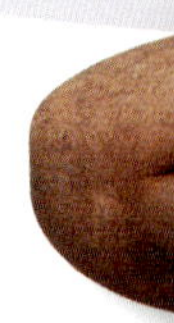

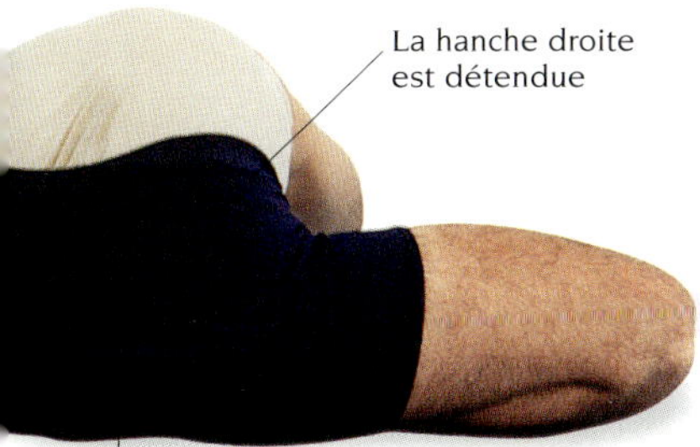


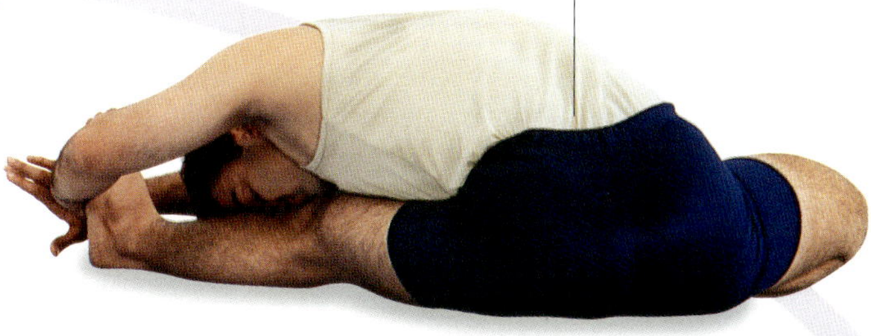


*oit être*

*t renouvelé*

*n instant. »*

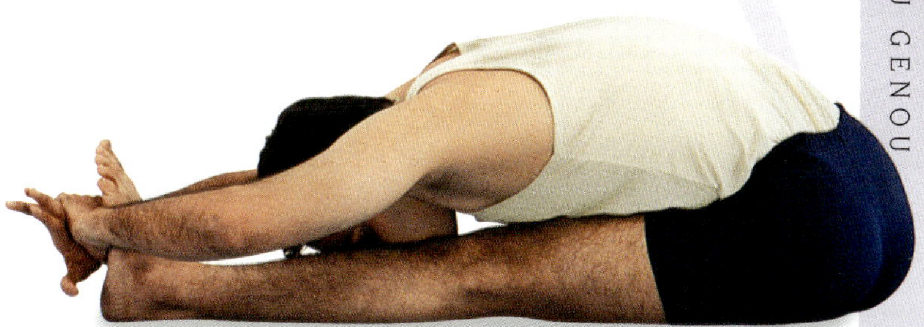

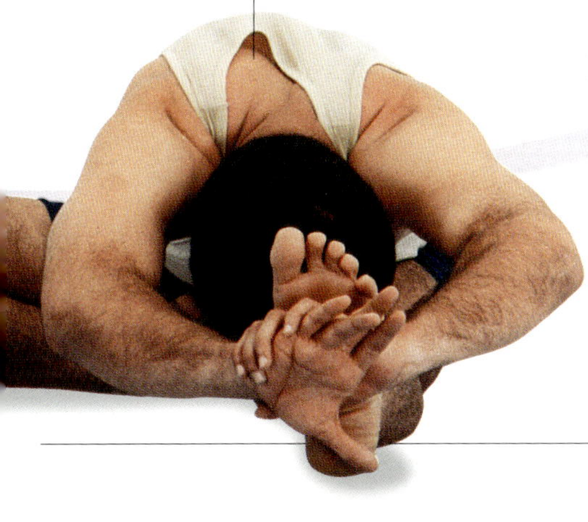


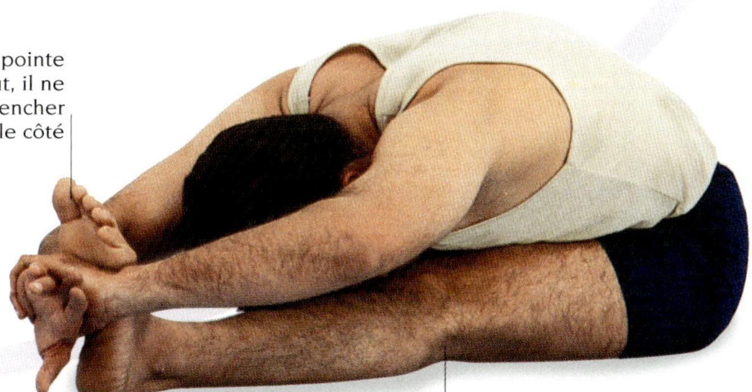

त्र्यंग मुखैकपाद पश्चिमोत्तानासन

# Trianga Mukhaikapada Paschimottanasana

## - *Étirement des trois parties du corps* -

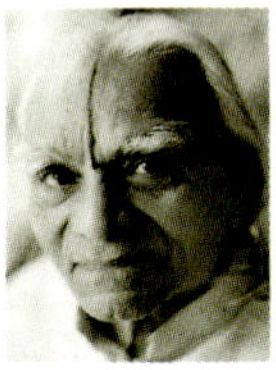

EN SANSKRIT, le sens littéral de *trianga* est « trois parties du corps ». Dans cette asana, les « trois parties » en question sont les fesses, les genoux et les pieds. La face arrière du corps, que l'on appelle en sanscrit *paschima*, « l'ouest », est étirée au-dessus d'*eka pada*, c'est-à-dire « un pied », et *mukha*, « le visage », repose sur la jambe. La pratique régulière de cette asana rend le corps entier souple et agile.

### PRÉCAUTIONS

◆

Ne pratiquez pas cette asana si vous souffrez de diarrhée. Dans cette asana, ne tordez pas le torse et ne le laissez pas pencher vers la face externe de la jambe tendue : cela pourrait blesser la colonne vertébrale ou les organes abdominaux.

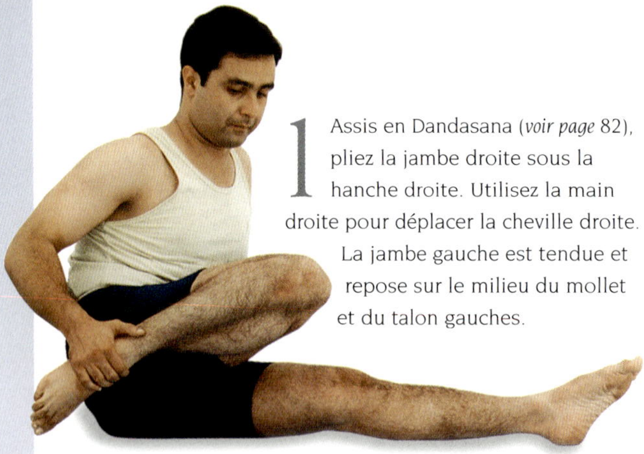

**1** Assis en Dandasana (*voir page* 82), pliez la jambe droite sous la hanche droite. Utilisez la main droite pour déplacer la cheville droite. La jambe gauche est tendue et repose sur le milieu du mollet et du talon gauches.

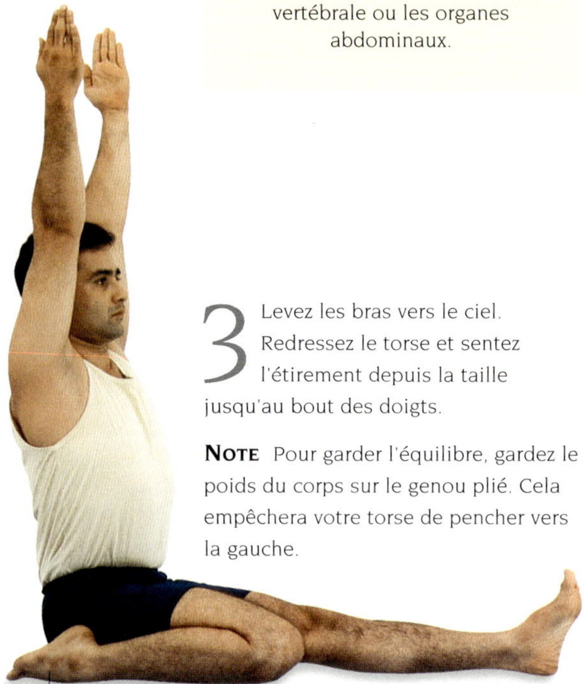

Pressez le milieu du pied, de la cheville et du tibia contre le sol

**3** Levez les bras vers le ciel. Redressez le torse et sentez l'étirement depuis la taille jusqu'au bout des doigts.

**NOTE** Pour garder l'équilibre, gardez le poids du corps sur le genou plié. Cela empêchera votre torse de pencher vers la gauche.

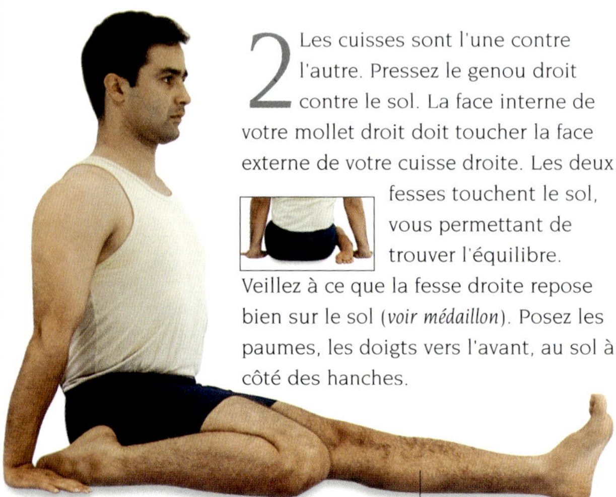

Étirez l'arrière de la jambe gauche depuis la cuisse jusqu'au talon

**2** Les cuisses sont l'une contre l'autre. Pressez le genou droit contre le sol. La face interne de votre mollet droit doit toucher la face externe de votre cuisse droite. Les deux fesses touchent le sol, vous permettant de trouver l'équilibre. Veillez à ce que la fesse droite repose bien sur le sol (*voir médaillon*). Posez les paumes, les doigts vers l'avant, au sol à côté des hanches.

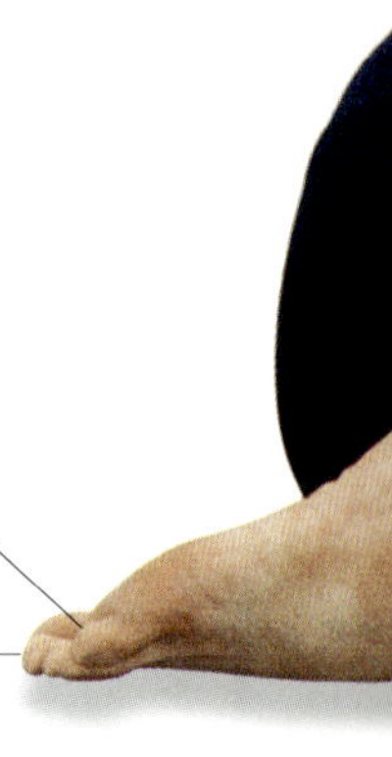

Redressez et tendez les orteils

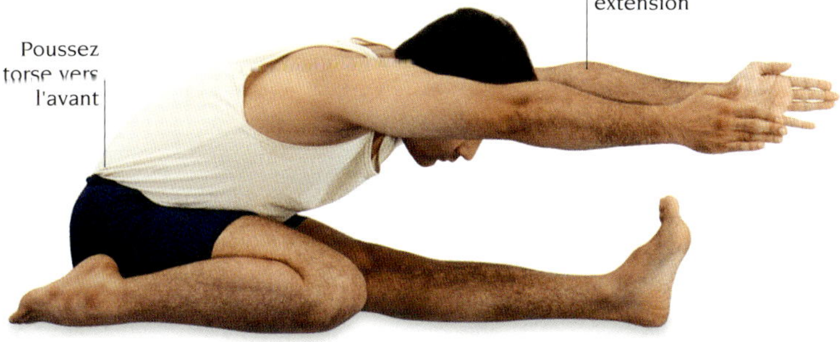
Les bras sont tendus et les coudes sont en extension
Poussez le torse vers l'avant

### BIENFAITS

*Tonifie et stimule les organes abdominaux*

*Facilite la digestion et lutte contre les effets d'une sécrétion excessive de bile*

*Réduit les flatulences et la constipation*

*Assouplit les genoux*

*Lutte contre l'affaissement de la voûte plantaire et corrige les pieds plats*

4 Sur une expiration, penchez-vous à partir de la taille. Tendez les deux bras au-delà du pied gauche, les paumes face à face. Veillez à ce que vos cuisses et vos genoux soient l'un contre l'autre. Votre poids est sur les deux fesses : toute l'essence de la posture consiste à garder cet équilibre sur les deux fesses à la fois.

**DÉBUTANTS AVANCÉS** Lorsque vous descendez dans la posture, le torse a tendance à pencher vers la gauche. Afin d'empêcher cela, portez votre poids sur le côté droit. Cela ramènera votre centre de gravité au milieu de la cuisse droite. Puis répartissez à nouveau équitablement votre poids sur les deux fesses.

5 Sur une expiration, écartez les coudes et poussez le torse vers le pied gauche. Appuyez les deux poignets contre la plante de pied gauche, puis attrapez le poignet droit avec la main gauche. Commencez par toucher le genou gauche avec le front, puis posez le nez, les lèvres et finalement le menton au-delà du genou gauche. Poussez la fesse gauche vers l'extérieur et portez le poids de votre corps sur la face interne de l'ischion gauche. Gardez la posture 30 à 60 secondes.

**NOTE** Étirez-vous en avant aussi loin que vous le pouvez. Peu à peu vous parviendrez à placer les poignets autour du pied.

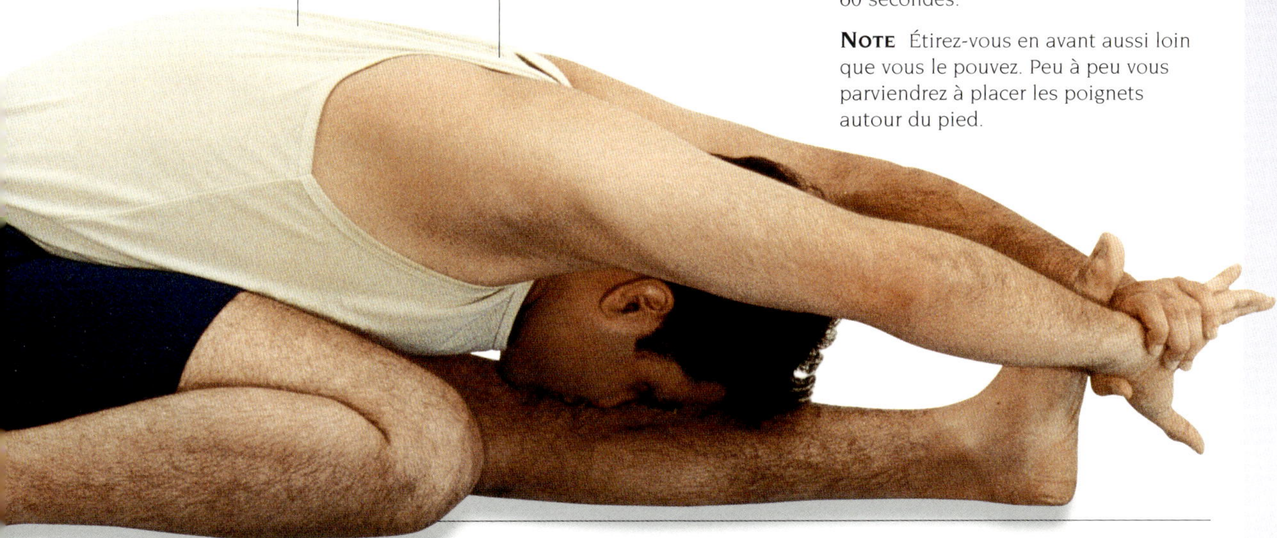
Le torse ne doit pas pencher vers la gauche
Étirez les épaules et gardez le cou détendu

त्र्यंग मुखैकपाद पश्चिमोत्तानासन

# Trianga Mukhaikapada Paschimottanasana

## Travail avancé dans la posture

Dans l'étirement final, veillez à ce que le poids du corps soit équitablement réparti sur les jambes et les fesses. Le sternum reste en contact avec les cuisses. Les deux bras sont tendus à égalité. Assurez-vous que le poids qui repose sur le genou tendu soit le même que celui qui repose sur le genou plié. Concentrez-vous pour maintenir le centre de gravité de cette pose au milieu de la cuisse droite. Étirez le côté droit de votre torse depuis le bassin jusqu'à la tête. Allongez le côté droit de la poitrine et de la taille, et ouvrez les côtes qui reposent sur le genou plié de façon que votre torse puisse descendre plus bas dans l'étirement.

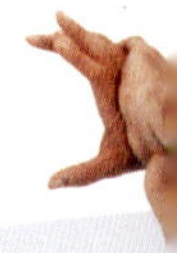

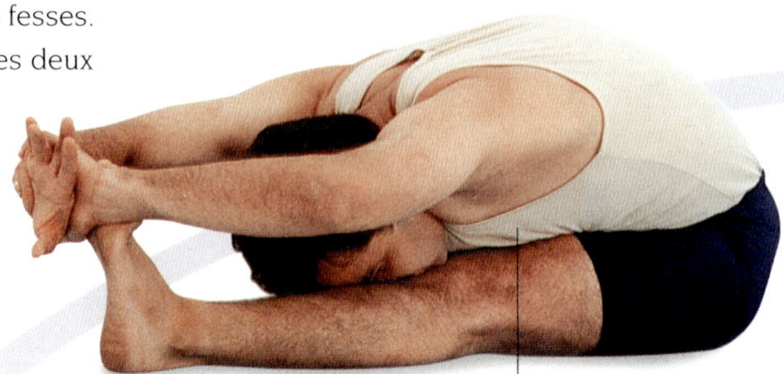
Le sternum est posé sur la cuisse

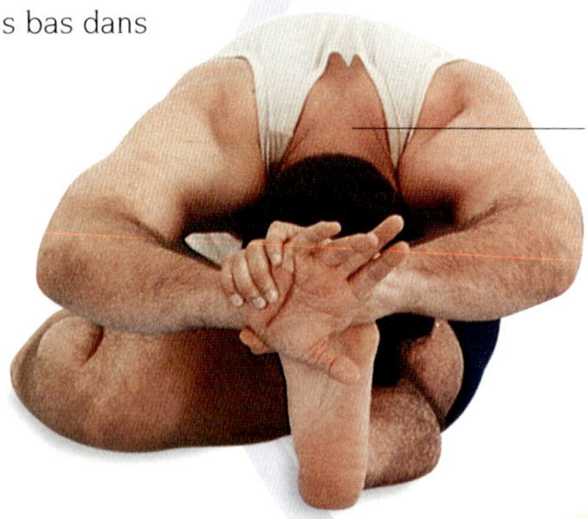
Les muscles du cou sont détendus

« Le cervea

doit s'étendr

son pied jusqu'a

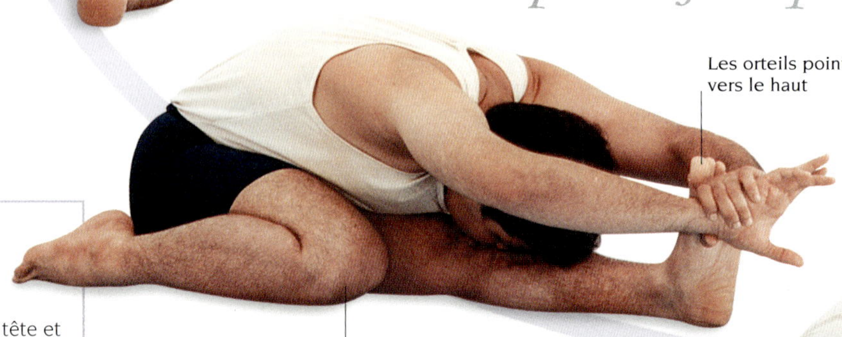


## Quitter la posture

◆

Sur une inspiration, levez la tête et le torse pendant quelques secondes. Gardez le dos concave. Lâchez le poignet, puis redressez-vous complètement et tendez la jambe droite. Répétez la posture de l'autre côté.
Revenez en Dandasana.

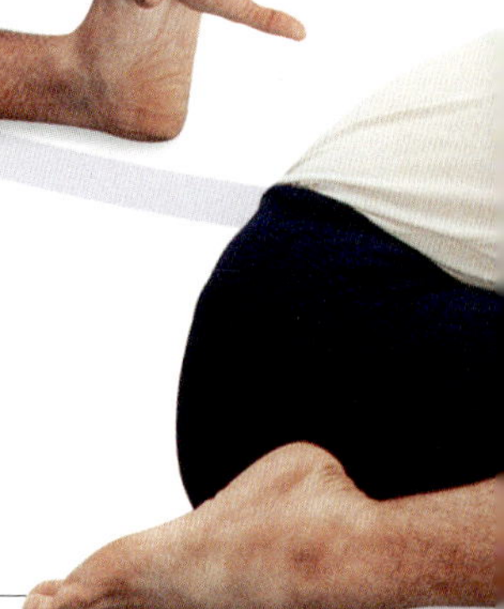

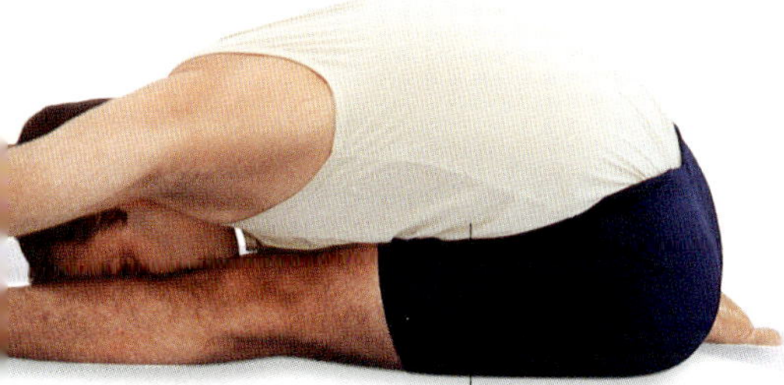


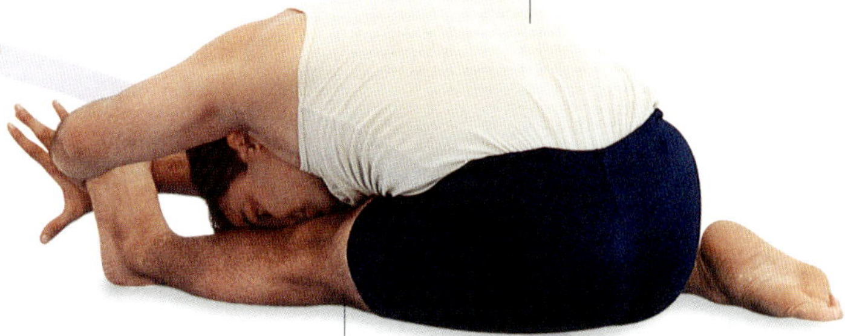


*’un yogi*
*e la plante de*
*ommet de sa tête. »*

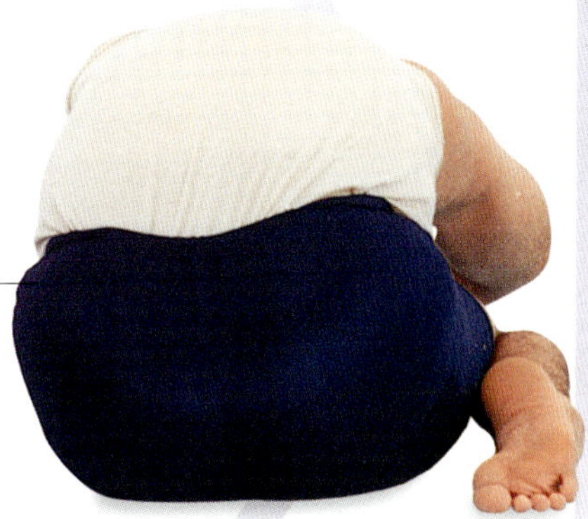


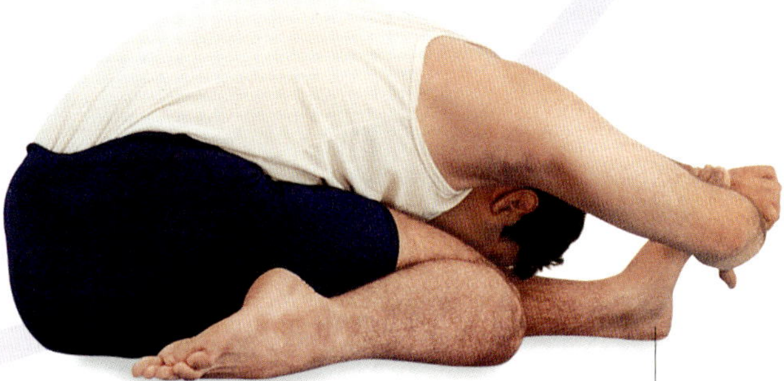


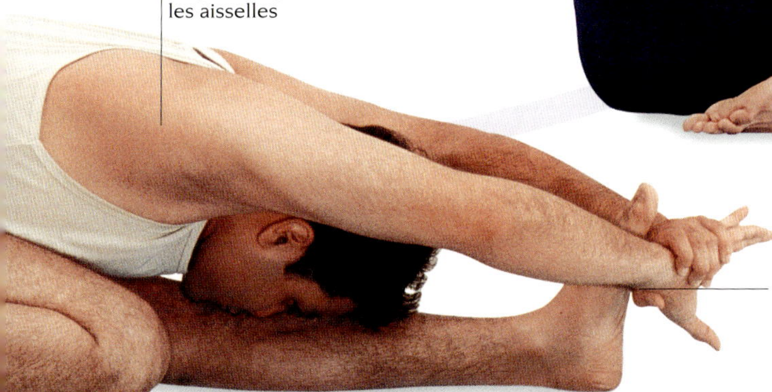

पश्चिमोत्तानासन

# Paschimottanasana

## - Étirement intense du dos -

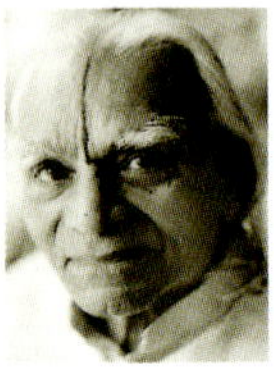

La face arrière du corps, depuis les talons jusqu'à la tête, est appelée *paschim* en sanscrit, ce qui signifie « ouest ». *Ut* signifie « intense » et *tan*, « étirement ». Cette asana étire la colonne vertébrale sur toute sa longueur, ce qui permet à la force vitale de circuler dans tout le corps. Le fait de poser le front sur les genoux apaise la zone frontale du cerveau et aide la zone occipitale méditative à rester calme bien qu'alerte.

### Précautions

◆

Ne pratiquez pas cette asana pendant ou juste après une crise d'asthme. Évitez cette posture si vous souffrez de diarrhée. Les cuisses doivent être constamment pressées contre le sol, sinon les muscles à l'arrière des genoux pourraient se déchirer.

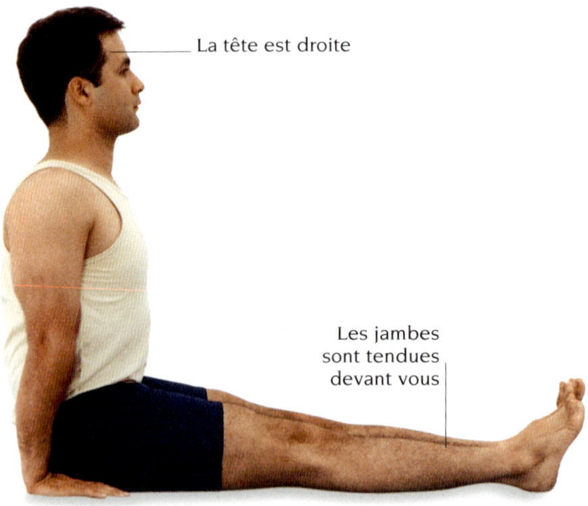
La tête est droite
Les jambes sont tendues devant vous

**1** Assis en Dandasana (*voir page* 82), les jambes l'une contre l'autre : étirez les talons de façon qu'ils soient également appuyés contre le sol.

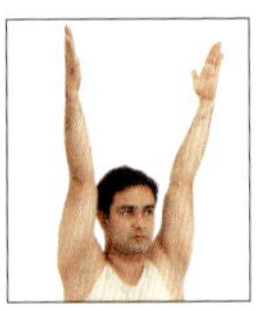

Posez les paumes au sol à côté des hanches. Prenez quelques respirations profondes, puis levez les bras au-dessus de la tête (*voir médaillon*), les paumes face à face. Grandissez-vous, étirez la colonne vertébrale vers le haut.

**2** Sur une expiration, descendez les bras tendus vers les pieds. Attrapez le gros orteil du pied gauche avec le pouce, l'index et le majeur de la main gauche. Faites de

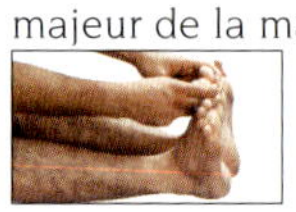

même avec le gros orteil droit (*voir médaillon*). Pressez les cuisses contre le sol. La pression que vous appliquez aux cuisses doit être plus grande que la pression sur les mollets. Cela vous aidera à vous étirer plus efficacement.

**Note** Concentrez-vous sur vos cuisses, qui doivent rester à plat au sol. Vous ne devez pas les laisser se soulever. Cela est plus important que d'attraper vos orteils.

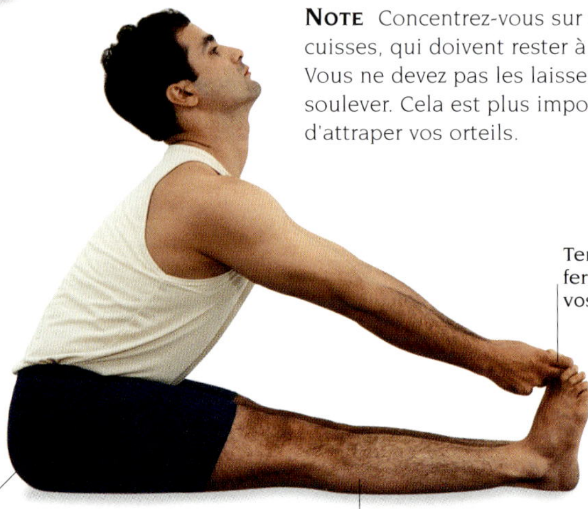
Tenez fermement vos orteils
Les ischions doivent rester au sol
Pressez fermement les mollets et les cuisses contre le sol.

## Bienfaits

*Repose et masse le cœur*

*Apaise les glandes surrénales*

*Tonifie les reins, la vessie et le pancréas*

*Lutte contre la paresse hépatique et facilite le fonctionnement de l'appareil digestif*

*Aide à lutter contre l'impuissance*

*Stimule les ovaires, l'utérus et l'appareil reproductif*

### Le conseil du gourou

*« Étirez-vous depuis la base des fesses : vous devez éprouver un sentiment de légèreté dans les fesses. C'est là le cœur de la pose parfaite. »*

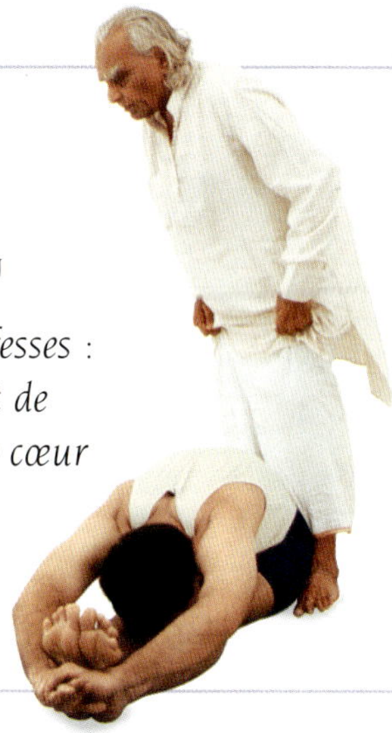

3 Vous devez être assis sur l'intérieur des ischions ; le poids doit être équitablement réparti sur les deux fesses. Ne laissez pas les fesses se soulever, elles doivent rester au sol. Puis attrapez le poignet droit avec la main gauche.

**Débutants avancés** Attrapez les plantes de pieds avec vos doigts entrelacés. Respirez calmement.

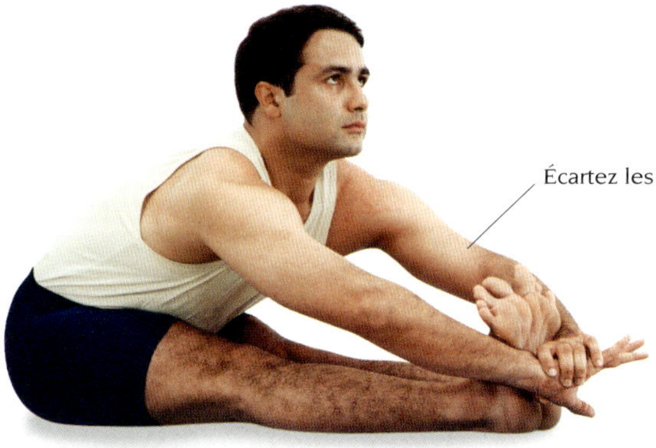

Écartez les coudes

4 Sur une expiration, soulevez le torse. Penchez-vous en avant depuis le bas du dos, en gardant la colonne vertébrale concave. Étirez-vous en avant depuis les deux côtés de la taille. Commencez par placer le front fermement contre les genoux, puis continuez à le pousser vers vos tibias. Écartez les coudes et levez-les. Ne les posez pas au sol. Gardez la posture une minute.

**Note** Au début, posez le front sur une couverture pliée placée sur les tibias.

Étirez les bras depuis les omoplates

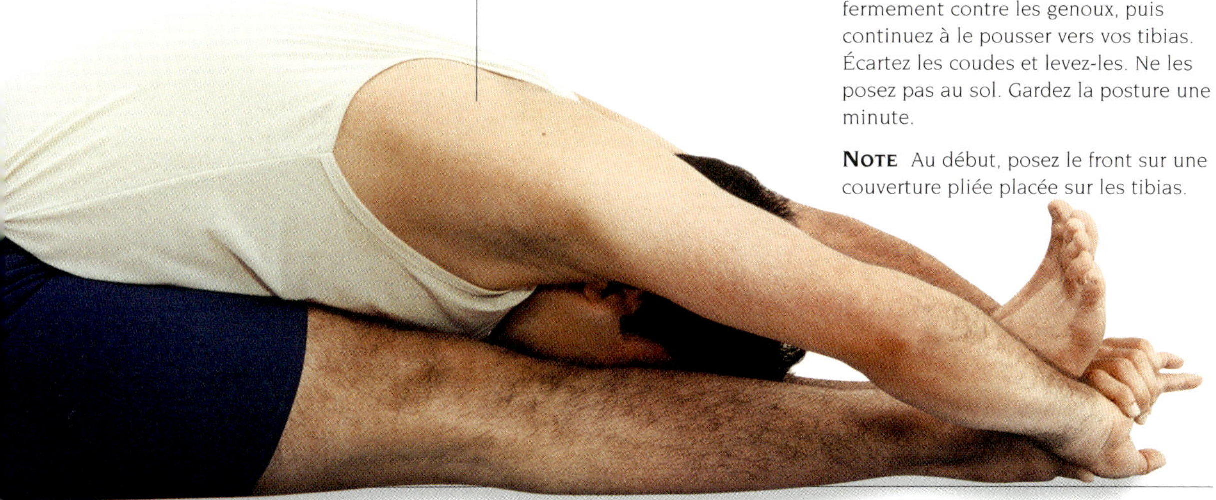

पश्चिमोत्तानासन

# Paschimottanasana

## Travail avancé dans la posture

Quand vous vous penchez, veillez à ce que votre diaphragme reste complètement détendu et souple. Pour un étirement plus profond, amenez le diaphragme plus près de la poitrine à mesure que vous baissez la tête. L'avant de la poitrine est le « cerveau » de la pose (*voir page* 45). Amenez-le aussi près que possible de vos cuisses. Veillez à ce que les deux côtés de la poitrine soient également étirés, de façon que la pose finale soit symétrique. Appuyez le front contre les tibias. Faites consciemment descendre le mental dans la posture. Concentrez-vous sur le dos : essayez de tirer la peau du dos vers la tête. Abaissez complètement la colonne vertébrale. Cela amènera calme et légèreté à votre cerveau. Renouvelez l'étirement à chaque instant. À mesure que vous pratiquez, augmentez la durée de la pose jusqu'à 5 minutes.

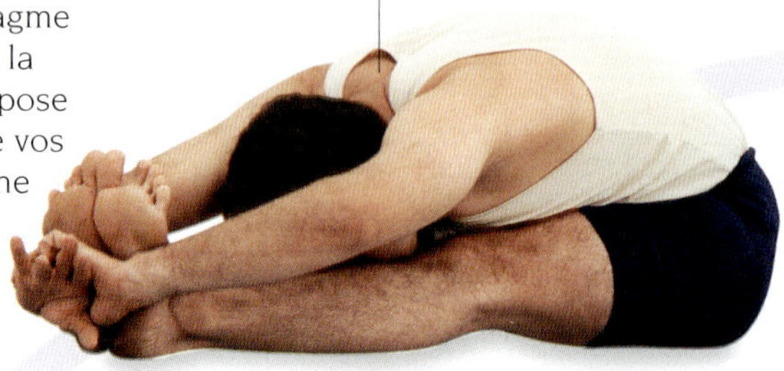


« Le mouvemen
l'intelligence du cerveau
et garder l

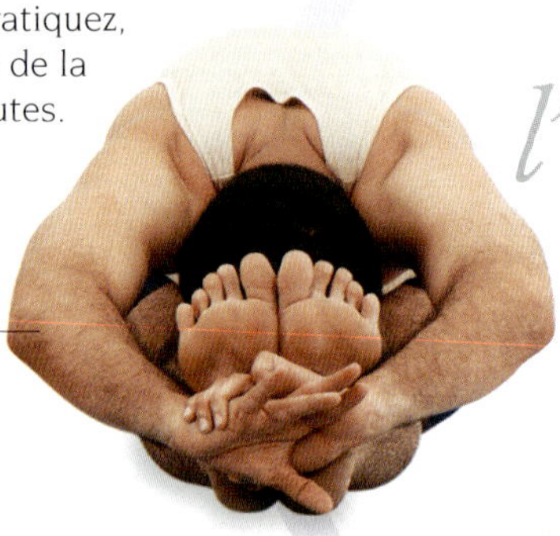
Les coudes ne doivent pas descendre

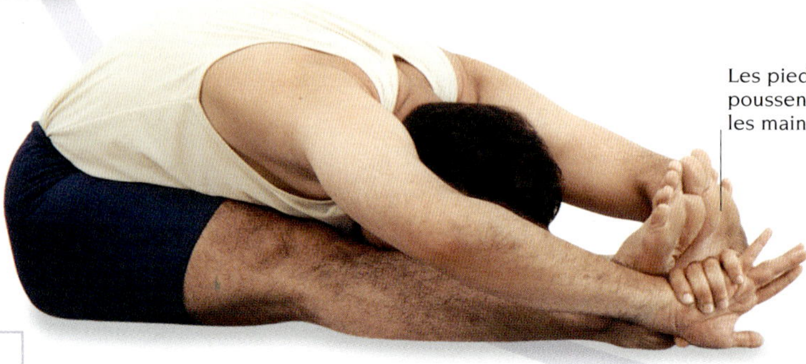
Les pieds poussent contre les mains

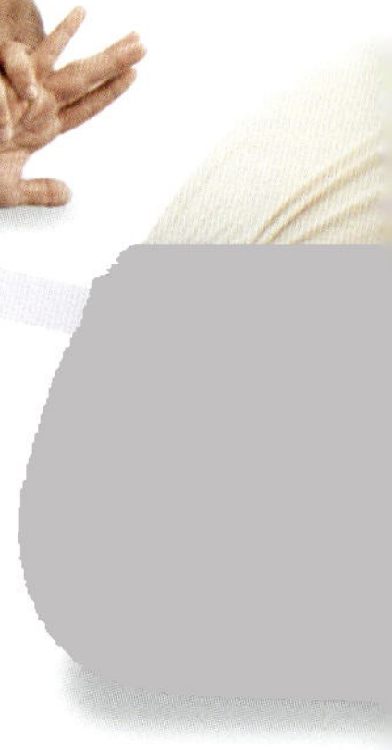

### Quitter la posture

◆

Sur une inspiration, levez la tête et le torse, en gardant le dos concave, pendant quelques secondes. Puis lâchez le poignet. Redressez-vous complètement et asseyez-vous en Dandasana.

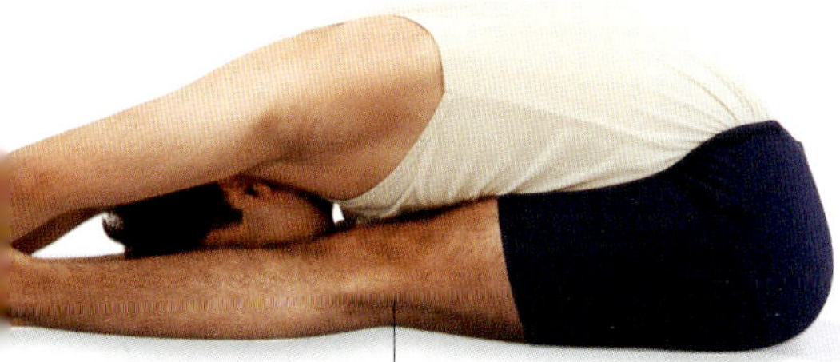

Les genoux et les cuisses doivent rester contre le sol

La colonne est étirée

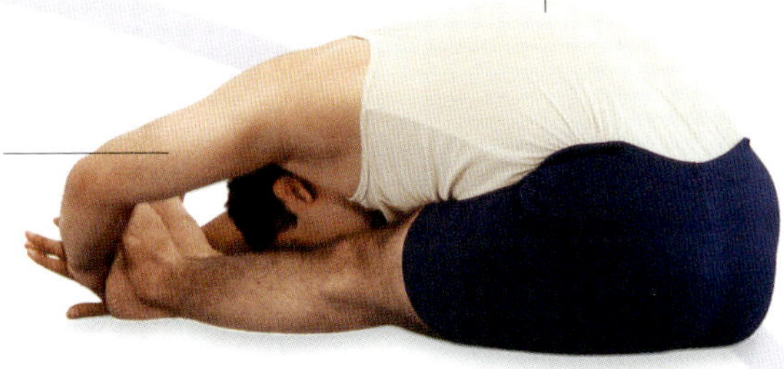

Soulevez la face interne des bras

*lu corps et*
*loivent être synchronisés*
*nême allure. »*

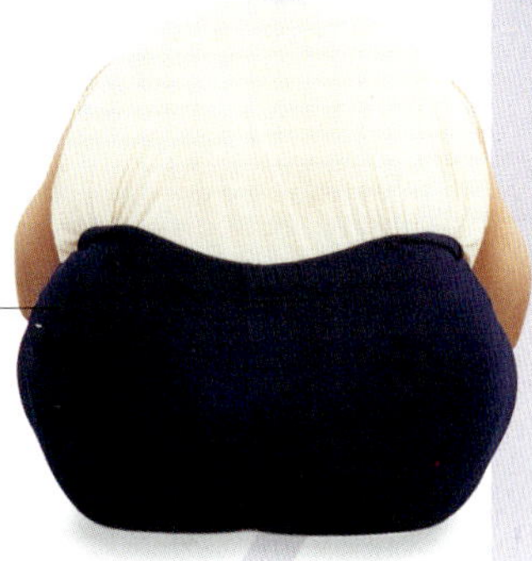

Les hanches sont comprimées et parallèles

Étirez-vous vers l'avant depuis la base de la colonne vertébrale

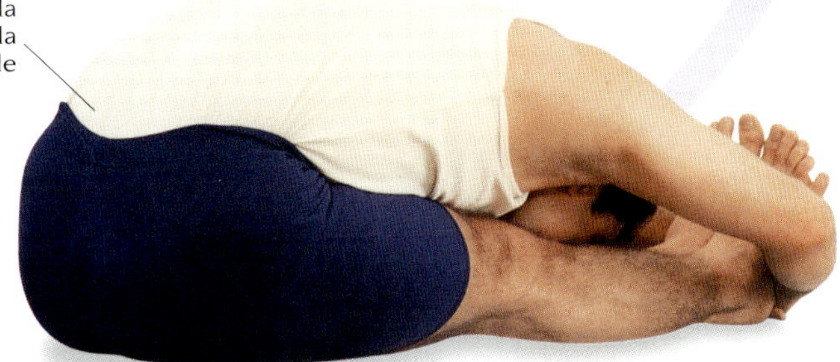

Le poids est équitablement réparti sur les deux fesses

Les aisselles sont actives et s'étirent vers l'avant

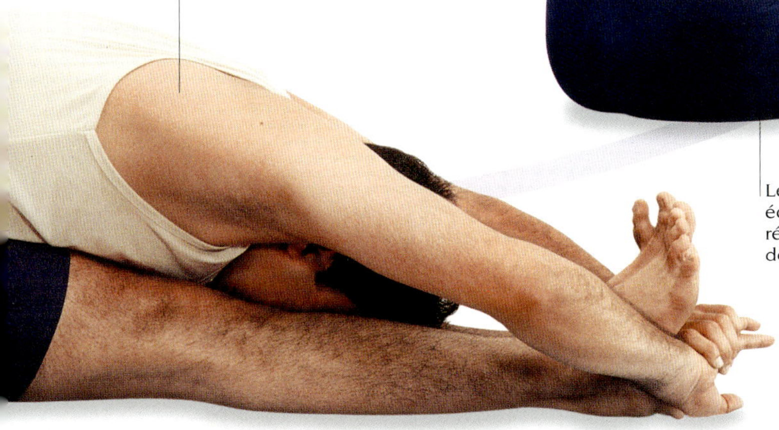

# *Torsions vertébrales*

*« Si vous pratiquez le yoga chaque jour avec persévérance, vous serez capable de faire face au tourbillon de la vie avec calme et maturité. »*

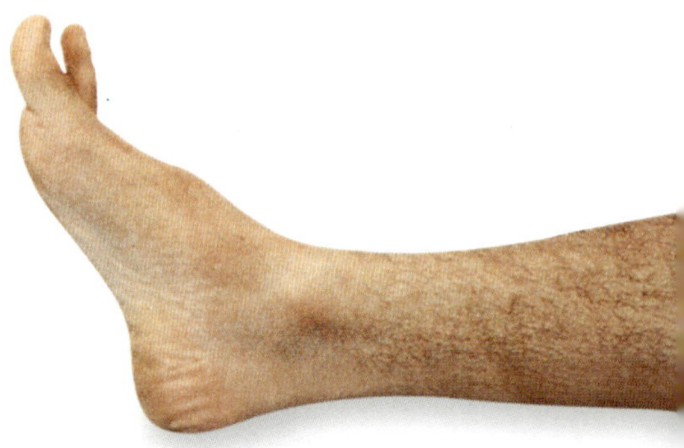

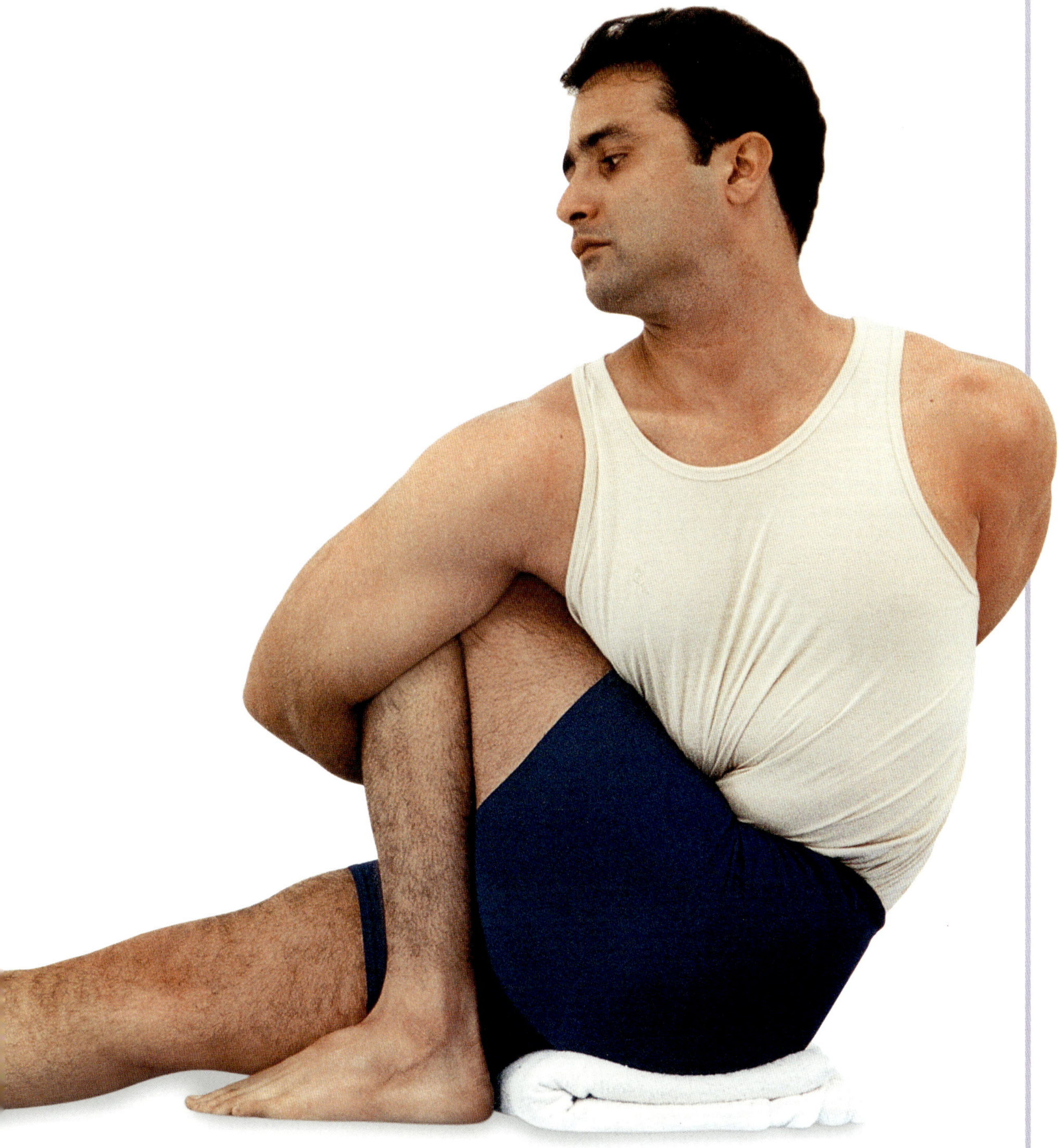

भरद्वाजासन

# Bharadvajasana

## - *Étirement du torse* -

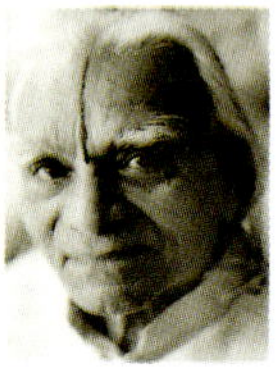

CETTE asana porte le nom du sage Bharadvaj, le père du légendaire guerrier Dronacharya. Bharadvaj et Dronacharya sont tous deux des personnages importants de la grande épopée indienne, le *Mahabharata*. Une pratique régulière de cette asana vous apprend à faire pivoter votre colonne vertébrale efficacement, ce qui augmente la souplesse de votre dos et de votre torse, vous préparant ainsi aux torsions vertébrales plus avancées. La posture masse, tonifie et revigore les organes abdominaux.

### PRÉCAUTIONS

◆

Ne pratiquez pas cette asana si vous souffrez d'hypertension, de fatigue oculaire, de maux de tête dû au stress ou de migraine. Évitez cette asana si vous souffrez de diarrhée ou de dysenterie.

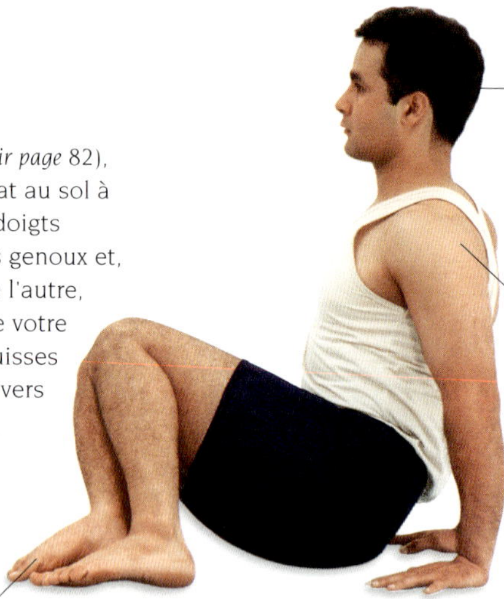
La tête reste immobile
L'épaule gauche est en arrière
Les pieds sont détendus

**1** Assis en Dandasana (*voir page* 82), placez vos paumes à plat au sol à côté de vos fesses, les doigts pointés vers l'avant. Pliez les genoux et, les deux jambes l'une contre l'autre, placez vos tibias à gauche de votre corps. Veillez à ce que vos cuisses et vos genoux pointent bien vers l'avant. Respirez calmement.

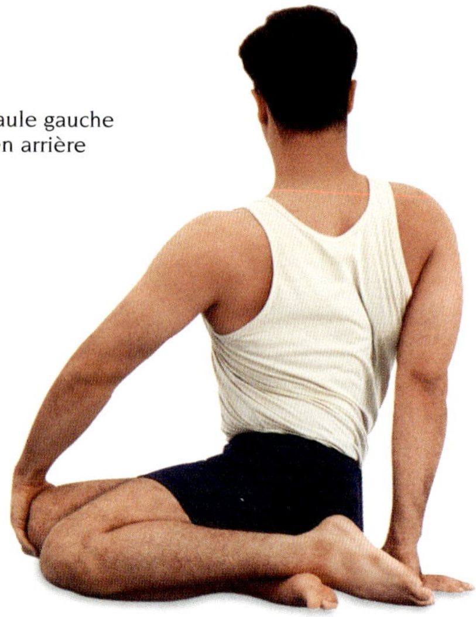

**2** De la main gauche, attrapez vos chevilles et tirez vos tibias plus loin vers la gauche, jusqu'à ce que vos deux pieds soient à côté de votre hanche gauche. Le cou-de-pied gauche doit reposer sur la voûte plantaire droite

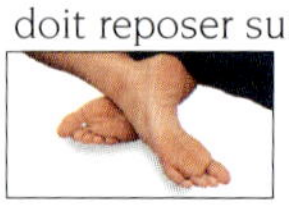

(*voir médaillon*). Tendez les orteils du pied gauche et gardez la cheville droite plaquée au sol. Les fesses sont posées au sol, et non sur les pieds. Grandissez le torse de façon à étirer la colonne vertébrale vers le haut. Restez dans la position quelques instants.

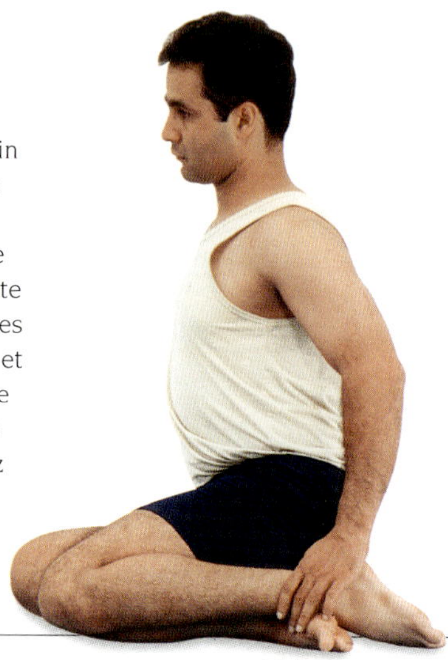

**3** Sur une expiration, tournez la poitrine et l'abdomen vers la droite, de façon que votre épaule gauche avance vers la droite et que votre épaule droite recule. Placez la paume gauche sur le genou droit et laissez la paume droite au sol. Amenez l'omoplate droite en arrière et rentrez l'omoplate gauche. Prenez une à deux respirations dans cette position.

## Bienfaits

*Soulage les douleurs dans le cou, les épaules et le dos*

*Entretient la souplesse de la colonne vertébrale et des épaules*

*Soulage les vertèbres lombaires douloureuses, raides, foulées ou soudées*

*Diminue les sensations d'inconfort dans la partie dorsale de la colonne vertébrale*

*Augmente la souplesse du dos et des hanches*

4 Plaquez le tibia droit au sol. Cela vous aidera à redressez le torse et à le faire pivoter plus loin vers la droite. Tournez le torse jusqu'à ce que le côté gauche de votre corps soit aligné avec votre cuisse droite. Tournez la tête et le cou vers la droite. Inspirez, puis retenez la respiration en appuyant fermement contre le sol le bout des doigts de la main droite. Puis, sur une expiration, grandissez la colonne vertébrale tout en continuant à la faire pivoter vers la droite. Regardez par-dessus votre épaule droite. Gardez la posture 30 à 60 secondes.

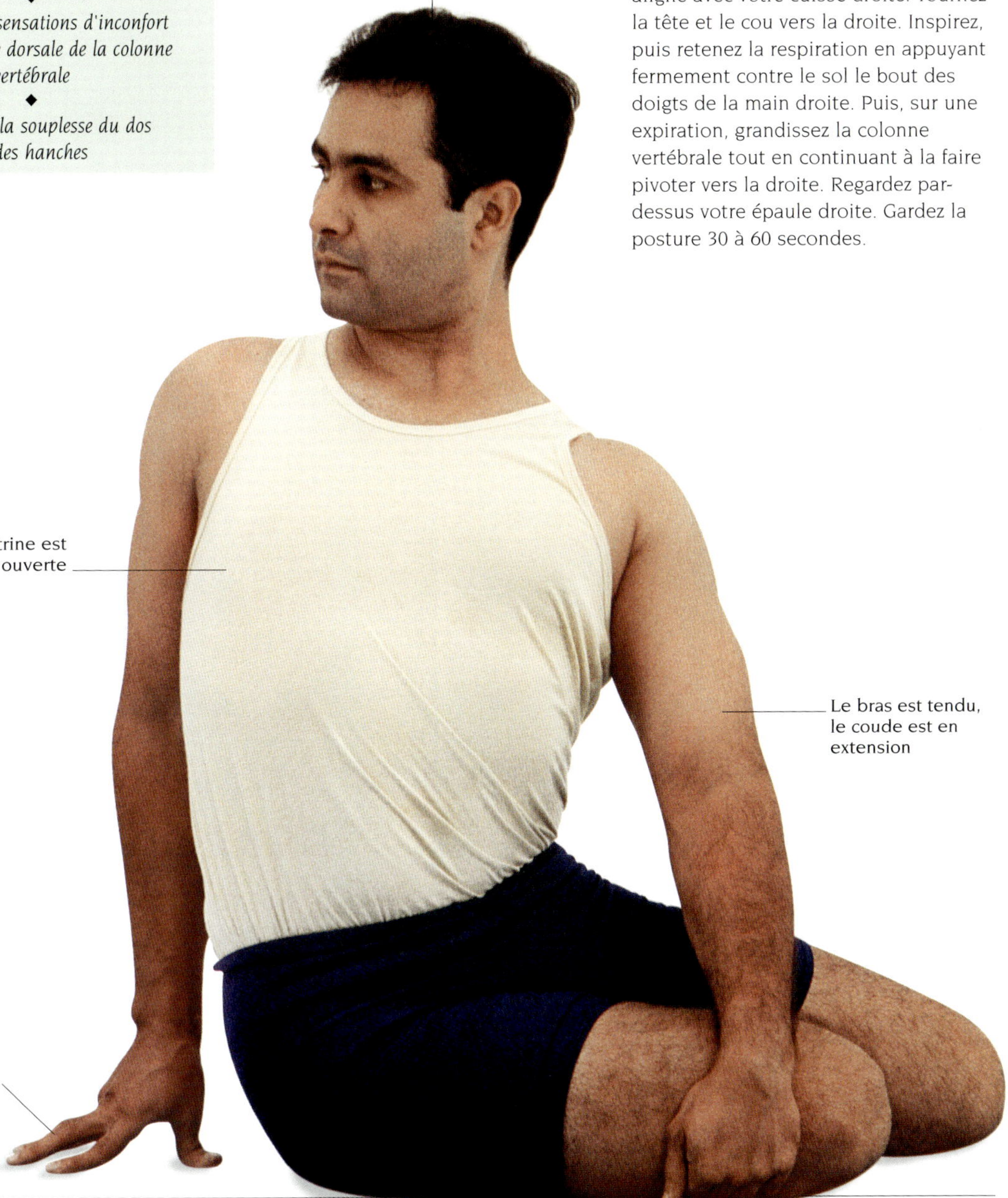

भरद्वाजासन

# Bharadvajasana

## TRAVAIL AVANCÉ DANS LA POSTURE

Une fois que votre cou et votre tête sont tournés vers la droite et que votre torse est tourné aussi loin que possible, baissez les épaules. Levez le sternum ; la colonne vertébrale doit rester droite pendant qu'elle pivote sur son axe. Les genoux ne doivent pas bouger pendant la torsion – ils ont tendance à suivre le corps dans son mouvement vers la droite. Veillez à ce que le corps ne penche pas en arrière et à ce que votre tête et votre cou restent bien tournés vers la droite. La hanche gauche et l'épaule gauche sont alignées pendant la rotation du torse. Accentuez la rotation de la colonne en allant aussi loin que possible vers la droite. Concentrez-vous sur la peau du dos : essayez de la pousser consciemment vers le bas depuis le cou et de la tirer vers le haut depuis les lombaires. Respirez calmement.

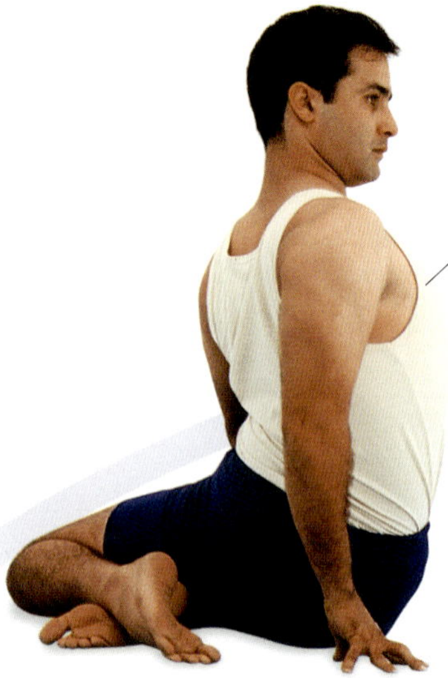

Les deux côtés de la cage thoracique sont parallèles

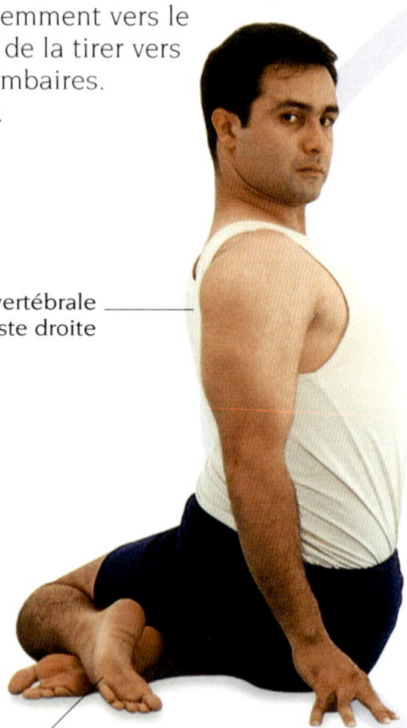

La colonne vertébrale reste droite

Le pied gauche repose sur la voûte du pied droit

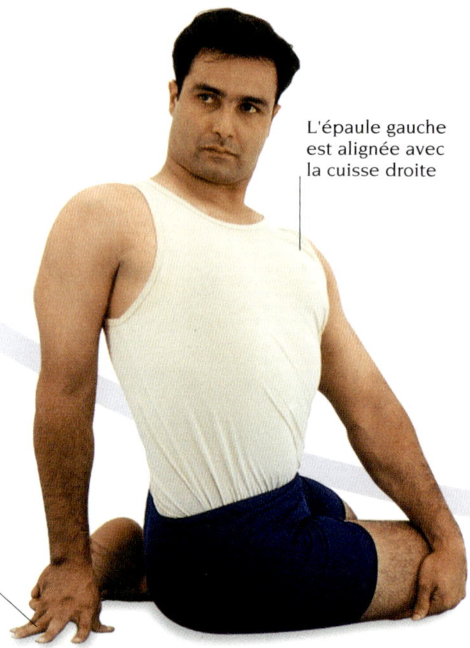

L'épaule gauche est alignée avec la cuisse droite

Poussez sur les doigts pour redresser la colonne

### Quitter la posture

◆

Lâchez votre genou droit et ramenez le torse vers l'avant. Tendez les jambes. Répétez la posture de l'autre côté, puis revenez en Dandasana.

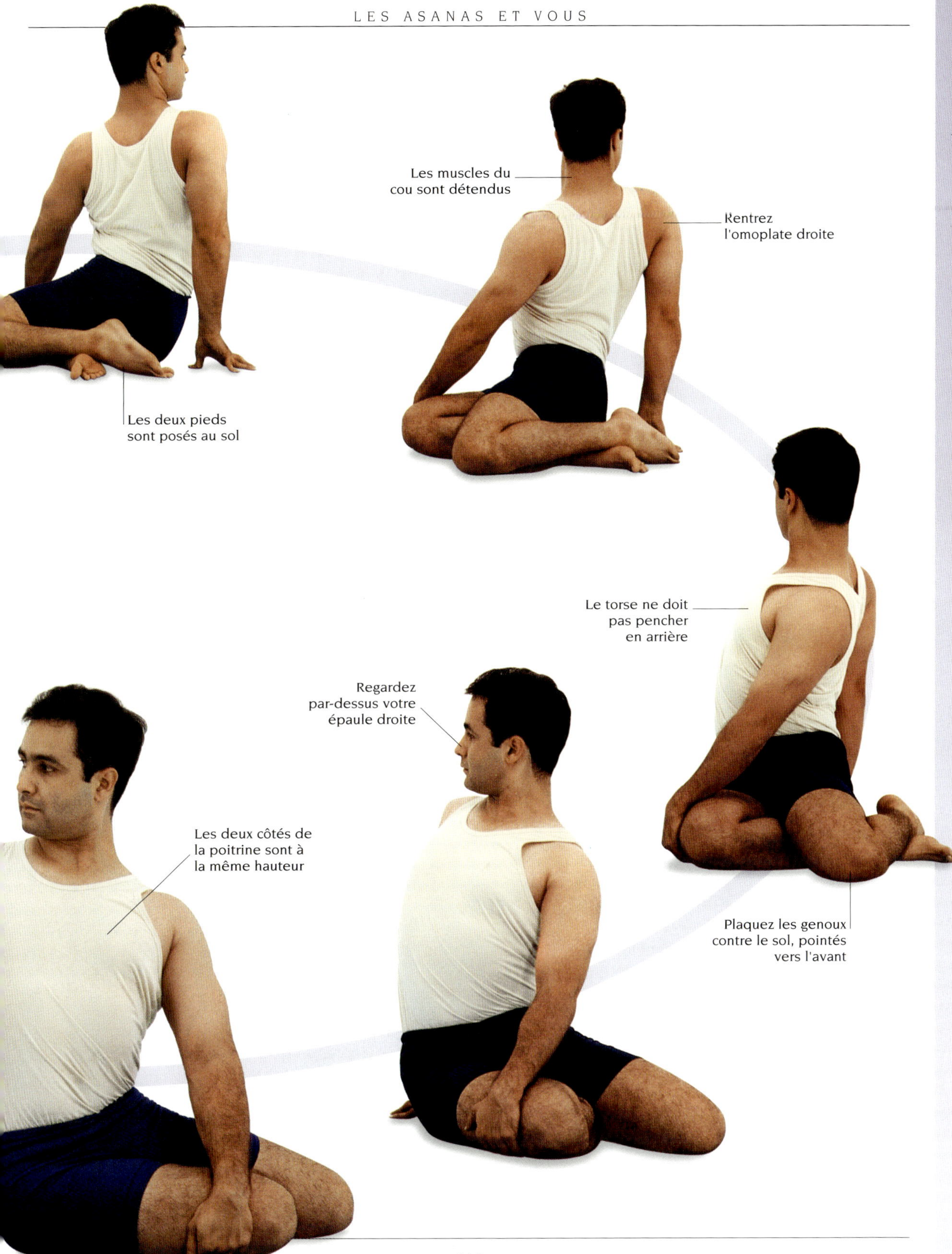
Les muscles du
cou sont détendus
Rentrez
l'omoplate droite
Les deux pieds
sont posés au sol
Le torse ne doit
pas pencher
en arrière
Regardez
par-dessus votre
épaule droite
Les deux côtés de
la poitrine sont à
la même hauteur
Plaquez les genoux
contre le sol, pointés
vers l'avant

मरीच्यासन

# Marichyasana

## - Étirement du torse et de la jambe -

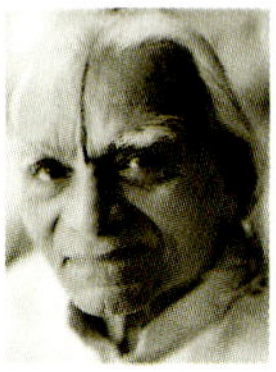

Cette asana est dédiée au sage Marichi. Brahma, créateur de l'univers, est son père et Surya, le dieu-soleil qui donne la vie, son petit-fils. Une pratique régulière de cette asana étire le corps tout entier et lui donne une énergie renouvelée. Marichyasana augmente le niveau d'énergie, masse et tonifie les organes abdominaux.

### Précautions

◆

Ne pratiquez pas cette asana si vous souffrez de diarrhée ou de dysenterie, ou quand vous avez un rhume. Évitez cette posture en cas de maux de tête, de migraine, d'insomnie ou lorsque vous vous sentez fatigué. Ne pratiquez pas la posture pendant les règles.

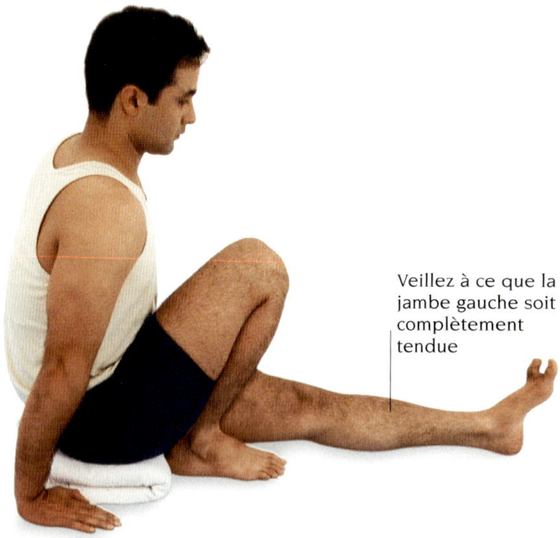


**1** Asseyez-vous en Dandasana (*voir page* 82) sur une couverture pliée. Pliez le genou droit et ramenez le pied droit vers la cuisse droite pour que le talon touche la fesse. Les orteils pointent vers l'avant, le pied est plaqué au sol. Posez les paumes au sol, à côté des fesses, les doigts pointés vers l'avant.

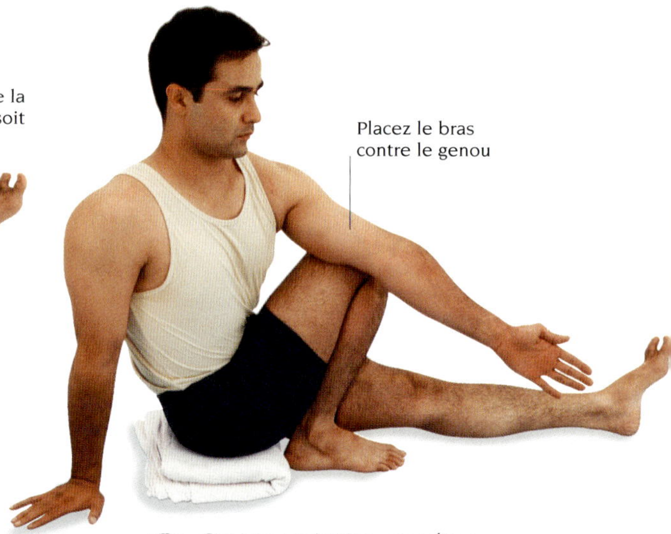


**2** Sur une expiration, grandissez-vous et tournez le torse de 90° vers la droite. Placez le bras gauche contre la cuisse droite pour étirer l'épaule gauche. Tendez le bras gauche depuis l'aisselle jusqu'au coude : cela est crucial pour l'étirement final. La jambe gauche ne doit pas pencher vers la gauche. Votre paume droite ne doit pas supporter le poids de votre corps.

## Bienfaits

◆

*Augmente le niveau d'énergie*

◆

*Tonifie et masse les organes abdominaux*

◆

*Améliore le fonctionnement du foie, de la rate, du pancréas, des reins et des intestins*

◆

*Diminue la graisse abdominale*

◆

*Soulage le mal de dos*

◆

*Soulage le lumbago*

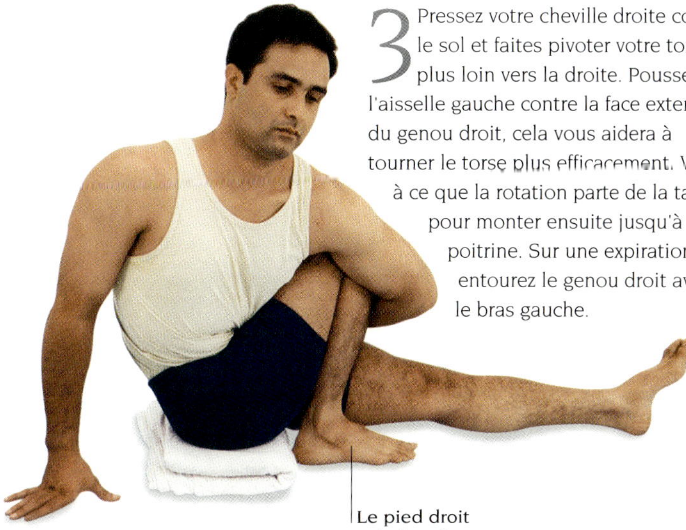


**3** Pressez votre cheville droite contre le sol et faites pivoter votre torse plus loin vers la droite. Poussez l'aisselle gauche contre la face externe du genou droit, cela vous aidera à tourner le torse plus efficacement. Veillez à ce que la rotation parte de la taille, pour monter ensuite jusqu'à la poitrine. Sur une expiration, entourez le genou droit avec le bras gauche.

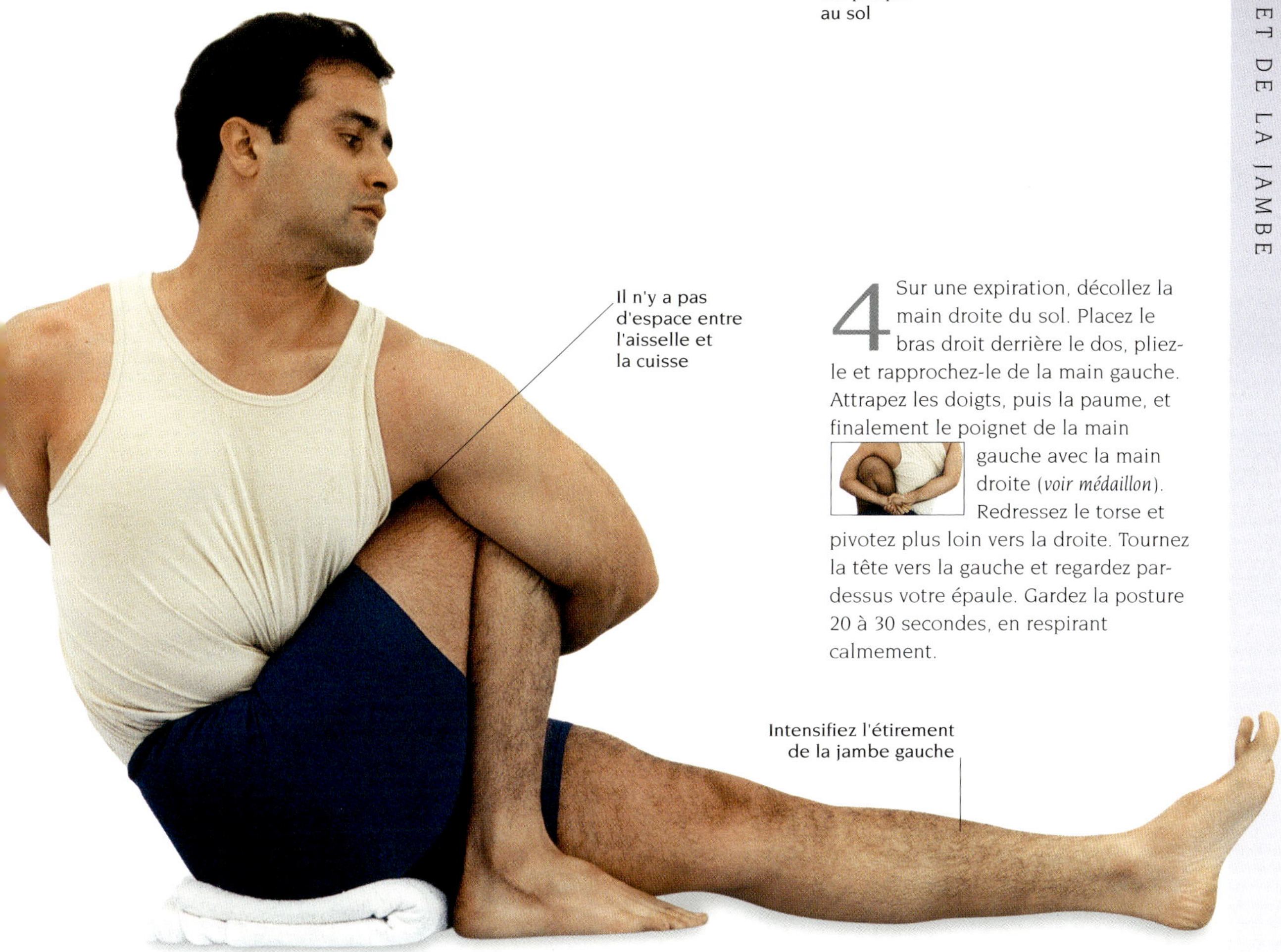
Il n'y a pas d'espace entre l'aisselle et la cuisse
Intensifiez l'étirement de la jambe gauche

**4** Sur une expiration, décollez la main droite du sol. Placez le bras droit derrière le dos, pliez-le et rapprochez-le de la main gauche. Attrapez les doigts, puis la paume, et finalement le poignet de la main gauche avec la main droite (*voir médaillon*). Redressez le torse et pivotez plus loin vers la droite. Tournez la tête vers la gauche et regardez par-dessus votre épaule. Gardez la posture 20 à 30 secondes, en respirant calmement.

मरीच्यासन

# Marichyasana

## TRAVAIL AVANCÉ DANS LA POSTURE

Cette asana requiert un mouvement vertébral. Ne pivotez pas à partir des bras, mais à partir de la colonne. Le torse a tendance à pencher vers la droite dans cette posture : il faut consciemment garder le côté gauche du corps plus haut que le côté droit. Grandissez et étirez le devant de la colonne vertébrale. Amenez votre taille, et pas seulement la poitrine, près du milieu de la cuisse droite. Tout le côté gauche du torse doit être en contact avec la cuisse droite. Rapprochez les bras en tirant dessus avec les mains. La partie supérieure du bras droit est le « cerveau » de la pose (*voir page* 45), elle doit donc rester complètement stable.

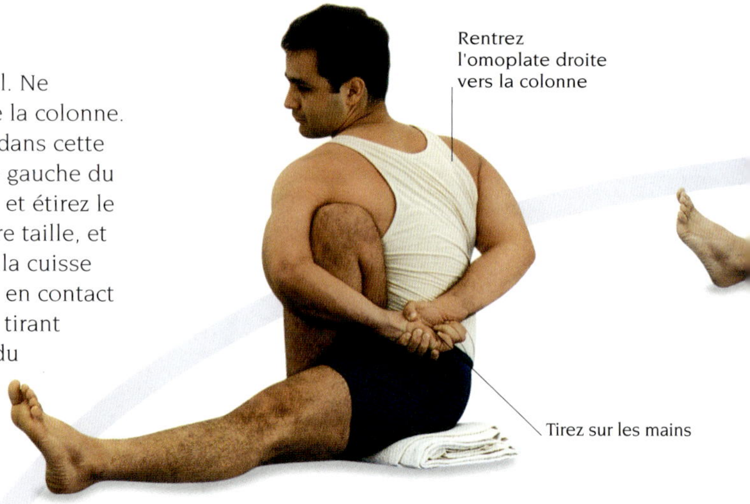


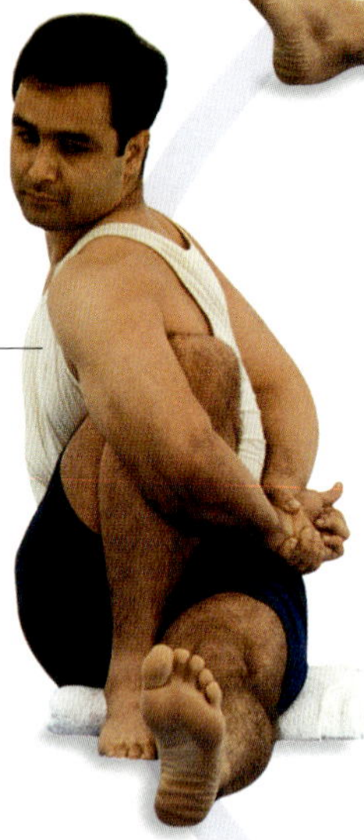
Rapprochez tout le corps du genou plié

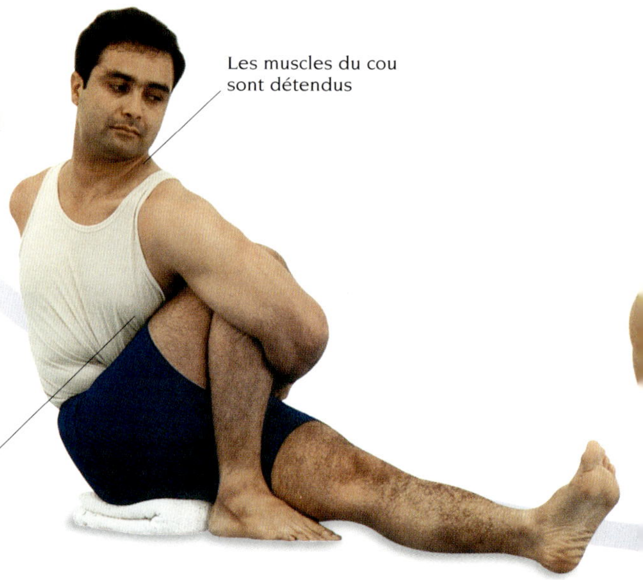
Les muscles du cou sont détendus
La poitrine est collée à la cuisse

### QUITTER LA POSTURE

◆

Prenez une inspiration, retenez le souffle et faites pivoter la colonne vertébrale pour la redresser. Ramenez la tête devant vous. Lâchez votre poignet et tendez la jambe. Répétez la pose de l'autre côté. Revenez en Dandasana.

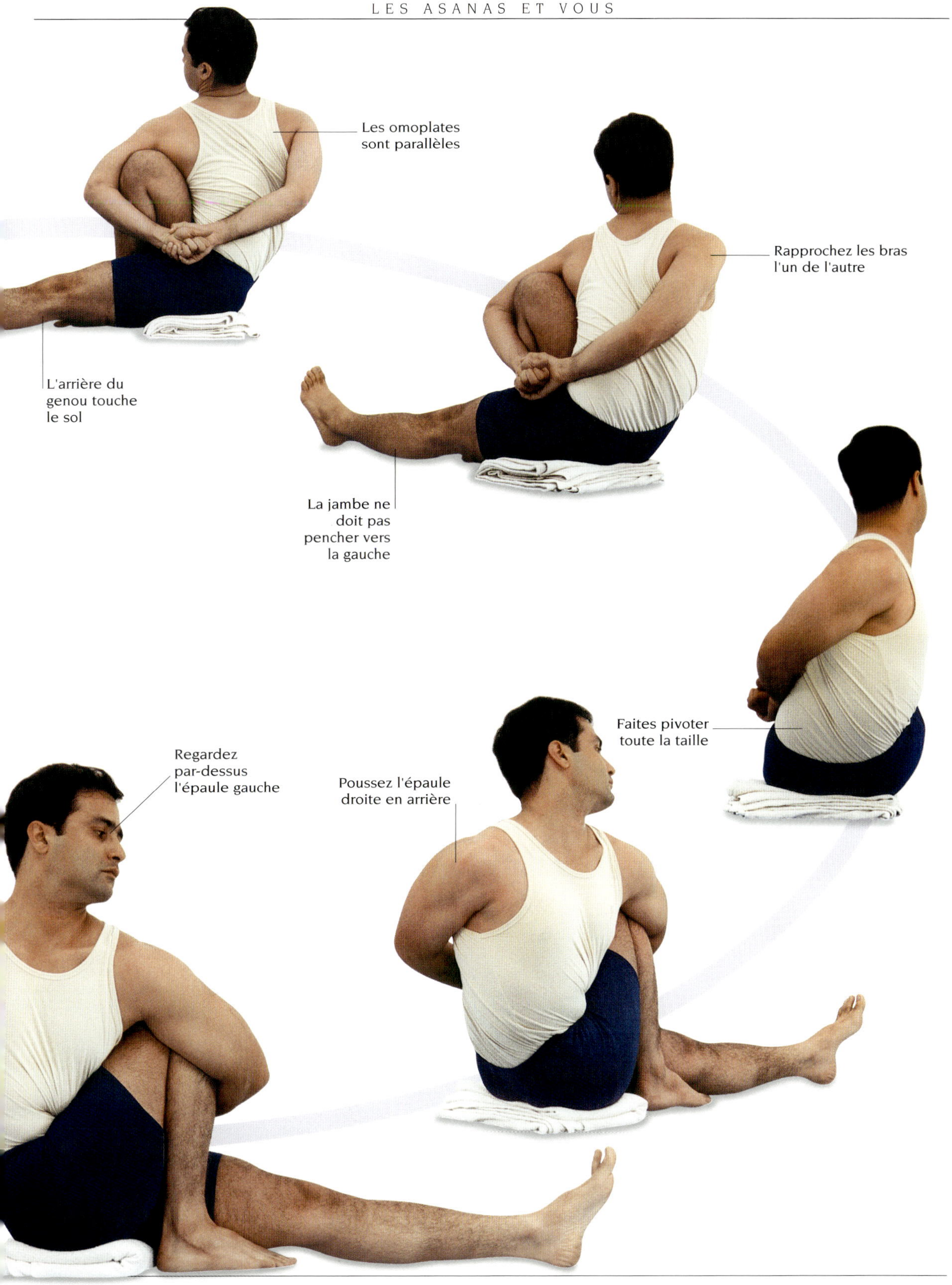
Les omoplates sont parallèles
L'arrière du genou touche le sol
Rapprochez les bras l'un de l'autre
La jambe ne doit pas pencher vers la gauche
Faites pivoter toute la taille
Regardez par-dessus l'épaule gauche
Poussez l'épaule droite en arrière

# Asanas inversées

*« La pratique des asanas débarrasse le corps de ses impuretés et amène force, fermeté, calme et clarté du mental. »*

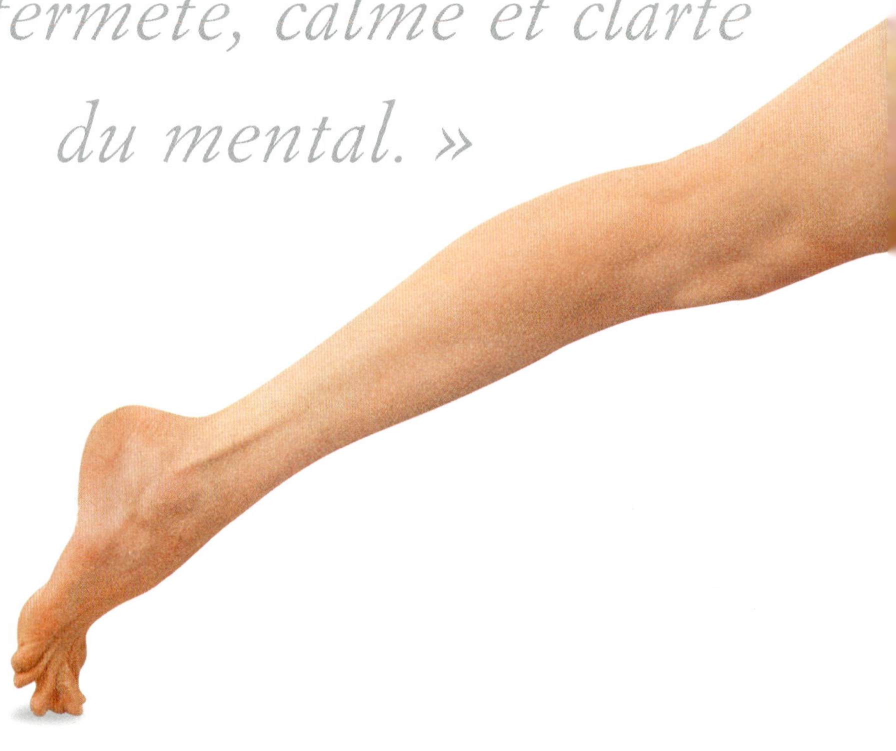

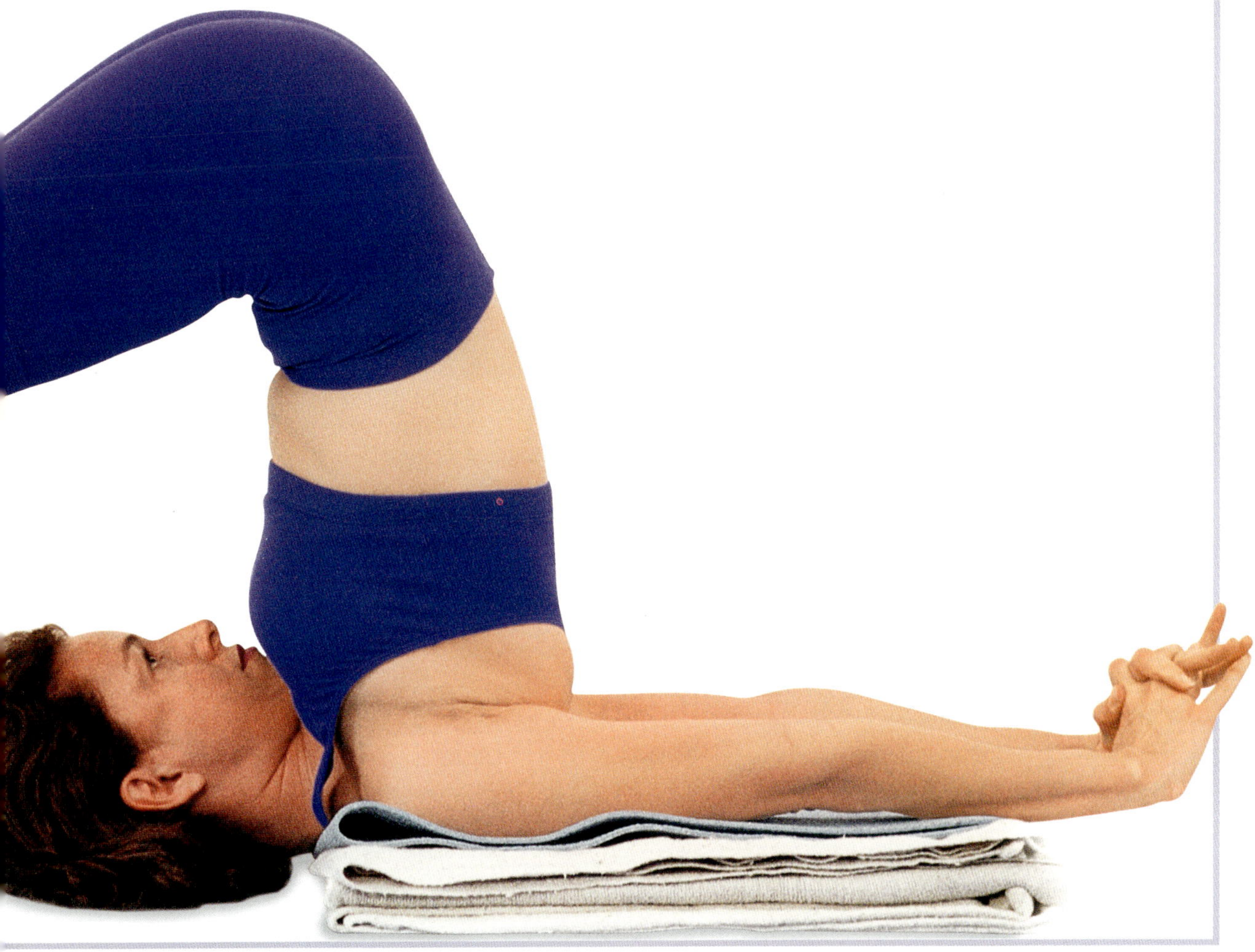

सालंब शीर्षासन

# Salamba Sirsasana

## - *Posture sur la tête* -

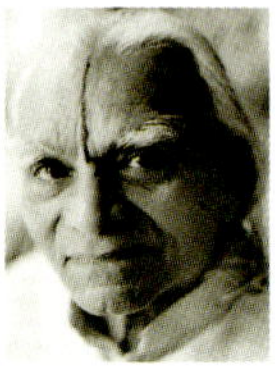

La Posture sur la tête est l'une des postures les plus importantes en yoga. L'inversion dans la pose finale amène un afflux de sang frais aux neurones. Une pratique régulière de cette asana vous ouvre de nouveaux horizons spirituels. La posture augmente la clarté mentale, la capacité de concentration et aiguise la mémoire. Cette asana aide grandement ceux que les tâches mentales fatiguent rapidement. En sanscrit, *sirsa* signifie « tête » et, *salamba* « support, soutien ».

### Précautions

◆

Ne pratiquez pas cette asana si vous souffrez d'hypertension, de spondylose cervicale, de troubles cardiaques, de maux de tête, de migraine ou de mal de dos. Ne commencez pas votre séquence d'asanas par la Posture sur la tête si votre tension artérielle est trop basse. Ne prenez la posture qu'une fois plusieurs asanas pratiquées, et ne la répétez pas, car c'est une posture qui nécessite beaucoup de force et qui risque de vous fatiguer. Ne pratiquez pas cette asana pendant les règles.

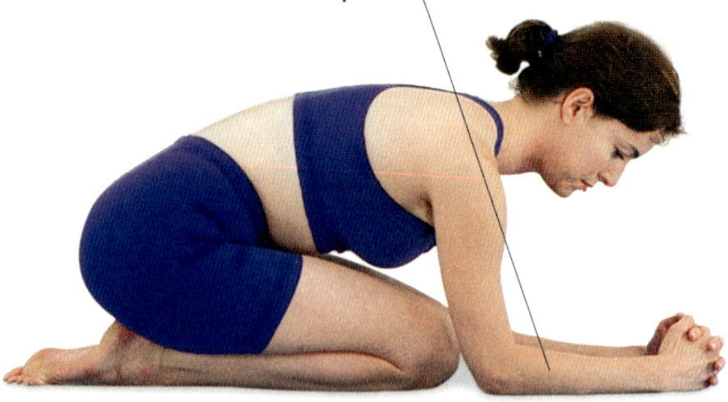
Plaquez les avant-bras contre le sol et redressez les épaules

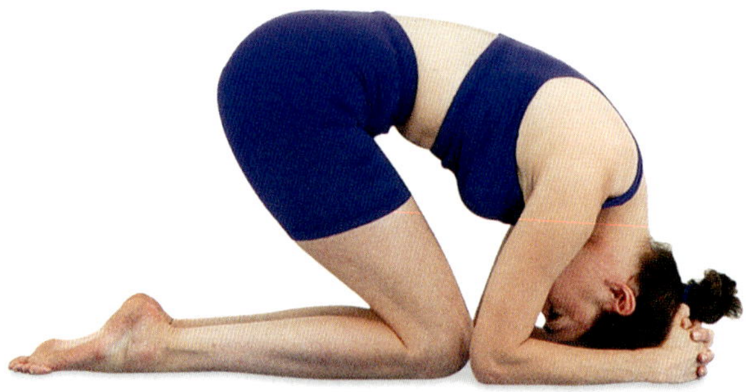

1 À genoux au sol en Virasana (*voir page* 84), attrapez la face interne de votre coude gauche avec la main droite et la face interne du coude droit avec la main gauche. Puis penchez-vous en avant et placez les coudes au sol. Veillez à ce que la distance entre vos coudes ne soit pas supérieure à la largeur de vos épaules. Lâchez vos coudes et entrelacez les doigts pour former une coupe avec vos mains (*voir médaillon*). Les doigts sont fermement serrés, sans être rigides. Posez les poignets au sol.

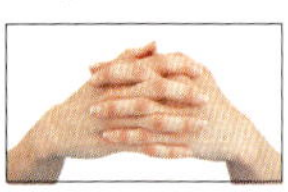

2 Placez le sommet du crâne sur le sol, de façon que l'arrière de la tête touche l'intérieur de vos mains. Veillez à ce que seul le sommet du crâne touche le sol, et pas le front ni l'arrière de la tête. Dans la posture finale, le poids du corps repose sur le milieu du crâne – pas sur l'avant ni l'arrière, ce qui risquerait de mettre trop de pression sur les yeux ou sur le cou et courberait la colonne vertébrale. Les auriculaires doivent toucher le crâne, sans être dessous. Gardez cette position quelques secondes et respirez calmement.

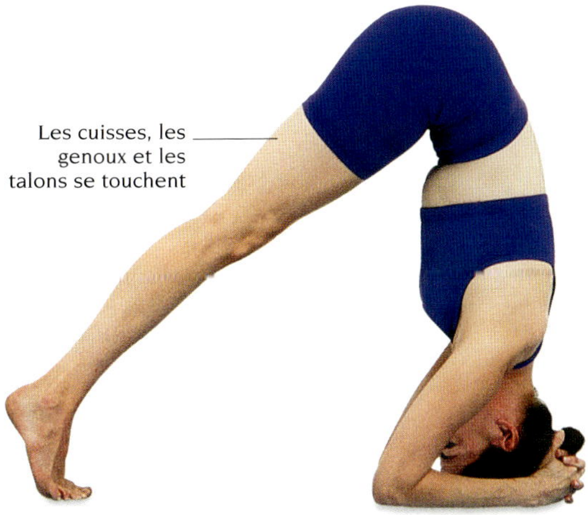
Les cuisses, les genoux et les talons se touchent

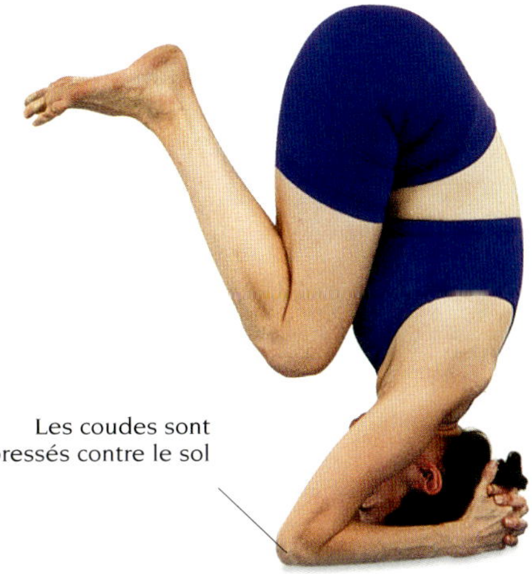
Les coudes sont pressés contre le sol

**3** Poussez sur les orteils et tendez les genoux. Les talons ne touchent pas le sol. Le torse doit être perpendiculaire au sol : pour cela, ramenez les pieds en faisant de petits pas vers la tête, jusqu'à ce que votre dos soit à la verticale, depuis la tête jusqu'aux reins.

**4** Sur une expiration, amenez les genoux vers la poitrine : pressez les orteils contre le sol et poussez les jambes vers le haut. Ce mouvement ressemble à un petit saut, qui vous donne l'élan pour lever les jambes. Amenez les talons aux fesses.

**NOTE** Si les étapes 4 à 8 vous semblent difficiles, entraînez-vous contre un mur (*voir encadré ci-dessous*).

## SALAMBA SIRSASANA CONTRE UN MUR

Entraînez-vous contre un mur tant que vous n'avez pas la confiance en vous nécessaire pour pratiquer sans support. Placez une couverture pliée contre le mur. Puis suivez les étapes 1 à 3 (*voir ci-contre et ci-dessus*). Vos mains doivent être à environ 5 à 8 cm du mur, pas plus, sinon le poids du corps sera sur les coudes, ce qui courbera votre colonne vertébrale et placera une pression indésirable sur les yeux. Suivez les étapes 4, 5 et 6 décrites ci-contre. Au début, demandez à quelqu'un de vous aider à lever les jambes du sol. Pour quitter la posture, suivez les instructions page 122 ou répétez à l'envers les étapes 4 à 6.

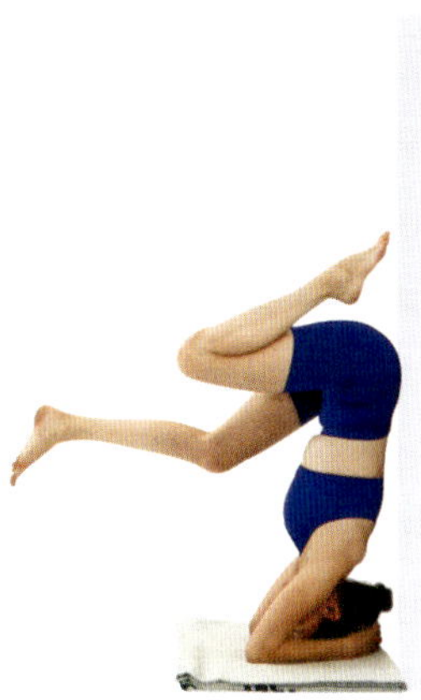

*4 Une fois que le torse est perpendiculaire au sol, placez les hanches contre le mur. Puis pliez les genoux et lancez le pied gauche en l'air. Ce mouvement doit amener la cuisse et le genou au niveau des fesses. Lancez l'autre jambe en l'air.*

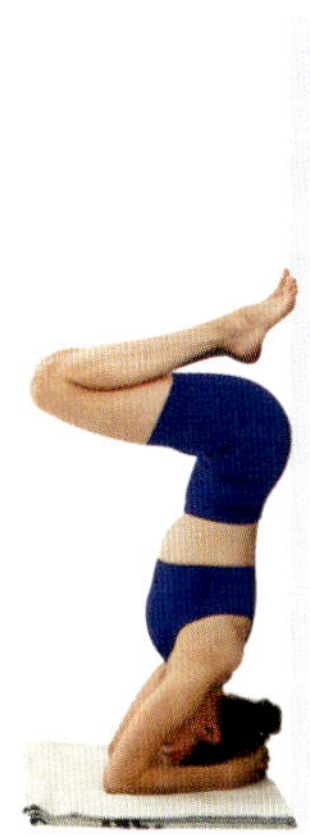

*5 Dans cette position, les hanches et la base des orteils sont contre le mur. Ajustez votre corps dans la posture : pressez les coudes contre le sol et redressez la partie supérieure des bras. Étirez-vous en remontant depuis les aisselles, en passant par le torse, jusqu'à la taille.*

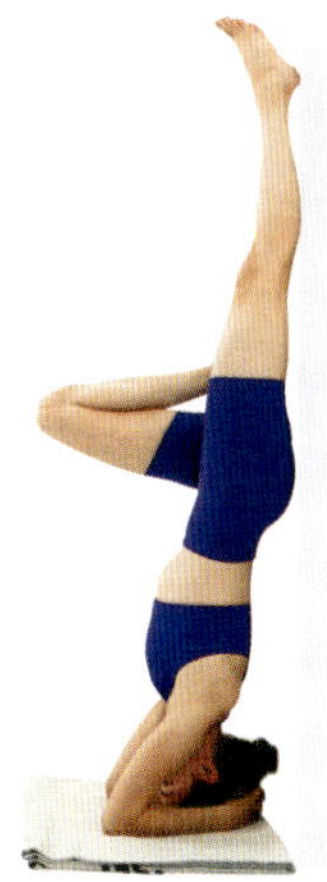

*6 Tendez les jambes une par une jusqu'à ce que vos hanches, vos jambes et vos talons soient contre le mur. Avec l'entraînement, éloignez peu à peu les hanches du mur et portez le poids du corps sur la tête, les bras et le torse. Autrement, si vous restez contre le mur, vous ne parviendrez pas à redresser la colonne vertébrale.*

सालंब शीर्षासन

# Salamba Sirsasana

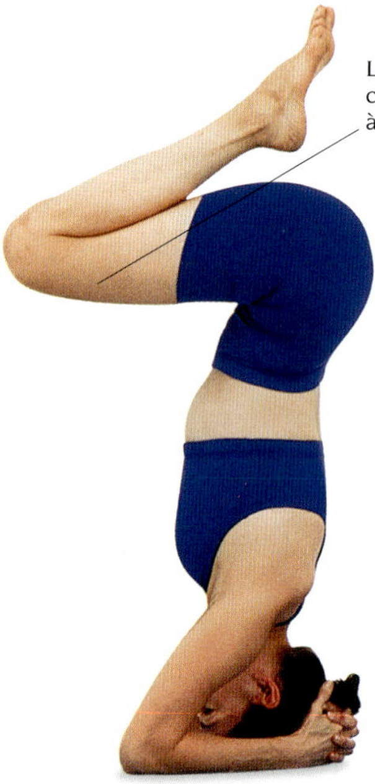


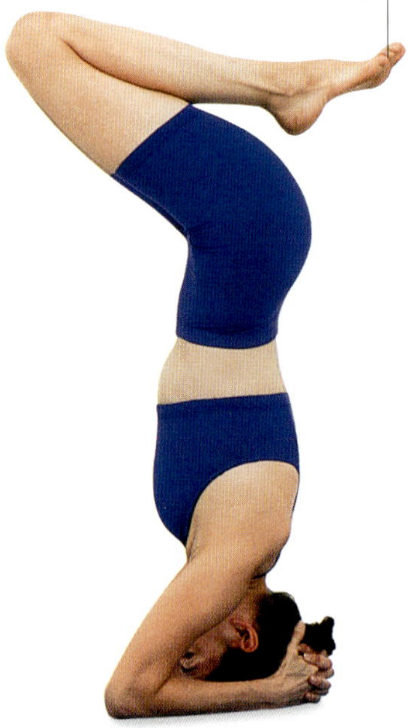


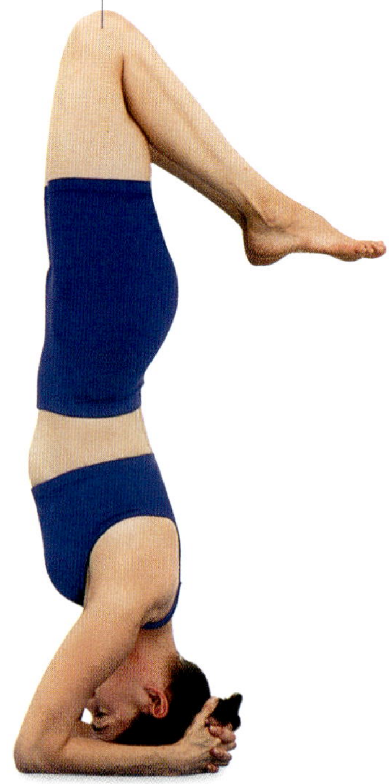


**5** Pressez les coudes contre le sol et redressez les épaules en les éloignant du sol (*voir médaillon*). Sur une expiration, vos genoux

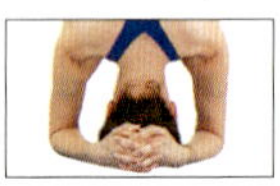

décrivent une courbe jusqu'à ce que les cuisses soient parallèles au sol. Dans cette position, le haut du corps, depuis la tête jusqu'à la taille et jusqu'aux hanches, doit être perpendiculaire au sol. Les coudes ne doivent plus bouger jusqu'au moment où vous quittez la posture.

**6** Les genoux continuent à monter lentement, jusqu'à pointer vers le ciel. Les talons sont aussi près des fesses que possible. Concentrez-vous pour garder l'équilibre ; le torse ne doit pas bouger pendant ce mouvement. Les étapes 5, 6 et 7 constituent un mouvement continu pendant que vous levez les jambes vers le ciel.

**7** Une fois que les genoux pointent vers le ciel, gardez cette position quelques secondes. La colonne vertébrale doit être bien droite. Les fesses sont serrées. Veillez à ce que les cuisses soient perpendiculaires au sol, les tibias contre l'arrière des cuisses. Empêchez vos épaules de pencher. Gardez la position quelques secondes pour vous y habituer.

8 Tendez les jambes en montant les tibias dans le prolongement des cuisses, de façon que le corps forme une ligne verticale. Pointez les orteils vers le ciel. Les genoux sont actifs, comme en Tadasana (voir page 48), les cuisses, les genoux et les pieds se touchent. Le corps tout entier repose sur le sommet du crâne, et non sur les avant-bras ni les mains, qui aident simplement à garder l'équilibre. Étirez la partie supérieure des bras, le torse et la taille vers le ciel, ainsi que les jambes et les orteils, tout en veillant à ce que votre torse ne penche pas. La stabilité dans la posture vient de la concentration et du mouvement constant des épaules vers le haut. Tenez la posture 5 minutes en respirant calmement.

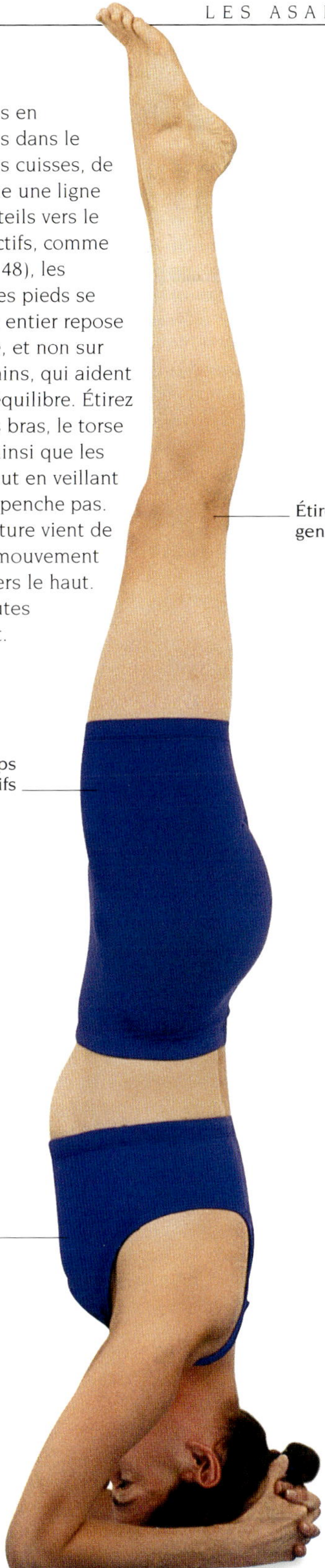


## BIENFAITS

◆

*Donne de la vigueur*

◆

*Lutte contre l'insomnie*

◆

*Réduit la fréquence des palpitations cardiaques*

◆

*Lutte contre la mauvaise haleine*

◆

*Renforce les poumons*

◆

*Améliore le fonctionnement de l'hypophyse et de l'épiphyse*

◆

*Augmente le taux d'hémoglobine dans le sang*

◆

*Soulage les symptômes liés au rhume et à l'amygdalite et ainsi que la toux*

◆

*Soulage les problèmes digestifs et d'élimination lorsqu'on la pratique avec Salamba Sarvangasana*

## CORRIGEZ-VOUS

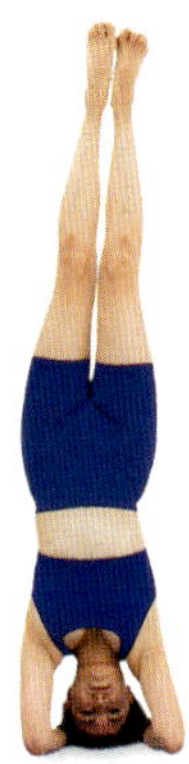

Il se peut que vos jambes perdent l'alignement avec le torse, parce qu'elles penchent à droite ou à gauche. Vérifiez la position de vos coudes et contractez les genoux.

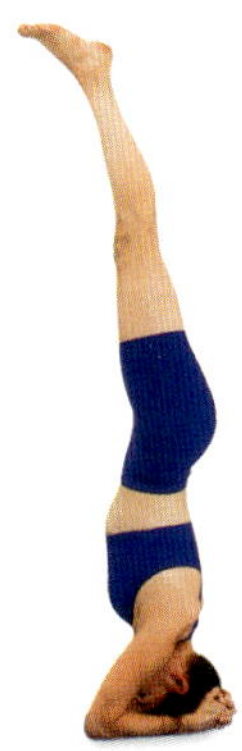

Si vous n'étirez pas la zone dorsale et la poitrine, vos jambes basculeront en avant et vos fesses ne seront plus dans l'alignement du dos. Lorsque cela se produit, le poids du corps porte sur les coudes, non sur la tête.

सालंब शीर्षासन

# Salamba Sirsasana

## TRAVAIL AVANCÉ DANS LA POSTURE

Une fois dans la posture, redressez tout votre corps et grandissez-vous, depuis les bras jusqu'aux orteils. Redressez et ouvrez le sternum de façon à ouvrir la poitrine de tous les côtés. Les genoux sont actifs, les jambes sont dans l'axe du corps, cela afin qu'elles soient bien perpendiculaires au sol et d'aplomb. Rentrez les abdominaux pour étirer le bas du dos. Cette asana doit être pratiquée à partir de la colonne vertébrale, et non à partir du cerveau. Ce n'est pas la force qui est la clé de cette asana, mais l'équilibre. Il faut arriver à trouver l'équilibre sur le sommet du crâne sans effort. Cela apporte un sentiment de légèreté au cerveau et une détente complète dans tout le corps.

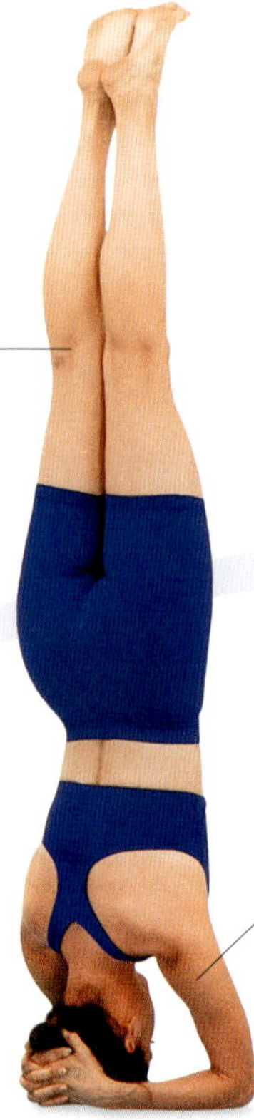


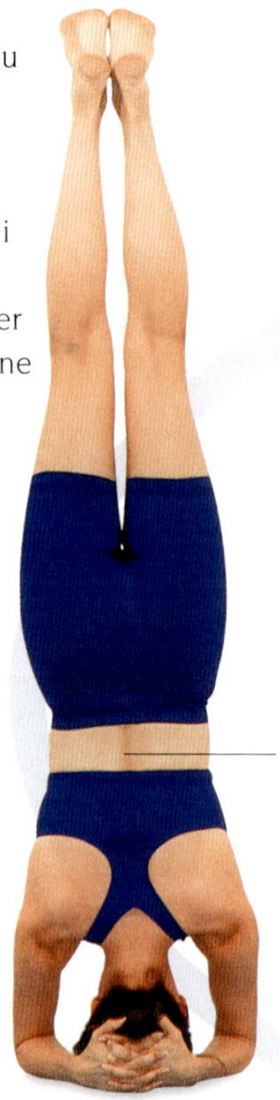


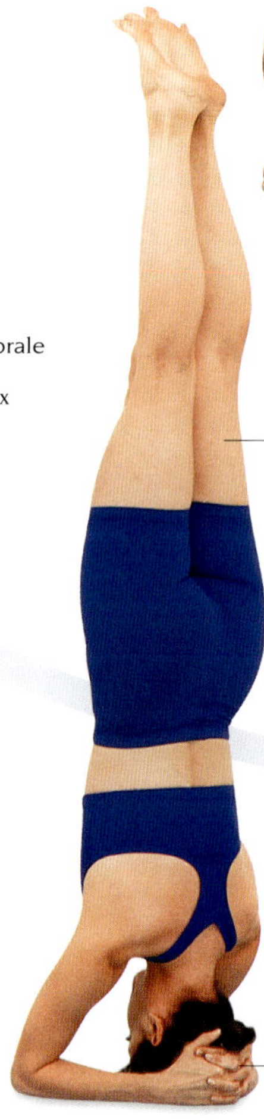


### QUITTER LA POSTURE

◆

Les jambes sont tendues, l'une contre l'autre. Descendez-les petit à petit jusqu'à ce que les orteils touchent par terre. Pliez les jambes, mettez-vous à genoux et asseyez-vous sur les mollets. Posez le front au sol. Gardez cette position quelques secondes puis asseyez-vous en Virasana.

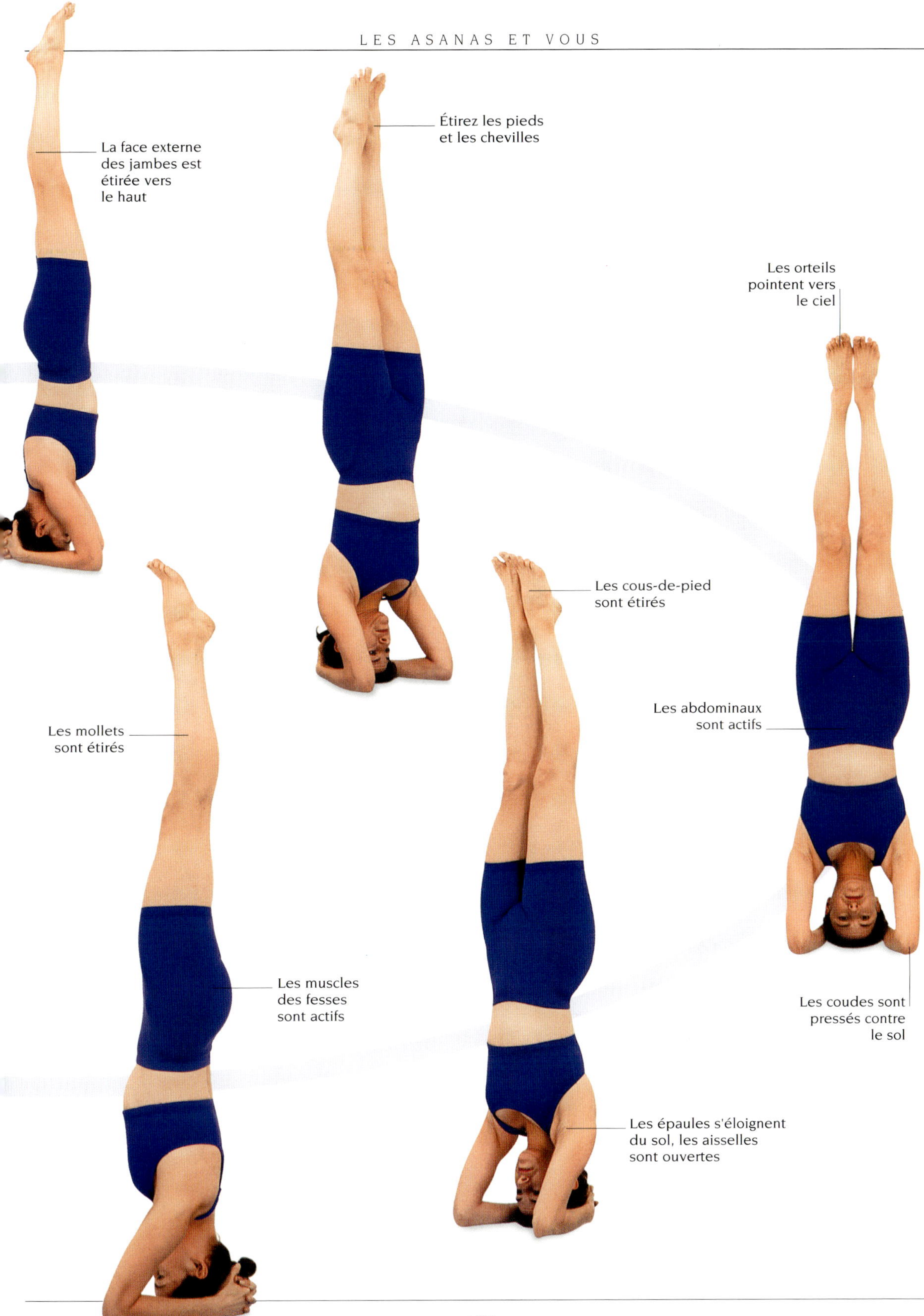
La face externe des jambes est étirée vers le haut
Étirez les pieds et les chevilles
Les orteils pointent vers le ciel
Les cous-de-pied sont étirés
Les abdominaux sont actifs
Les mollets sont étirés
Les muscles des fesses sont actifs
Les coudes sont pressés contre le sol
Les épaules s'éloignent du sol, les aisselles sont ouvertes

सालंब सर्वांगासन

# Salamba Sarvangasana

## *- Posture sur les épaules -*

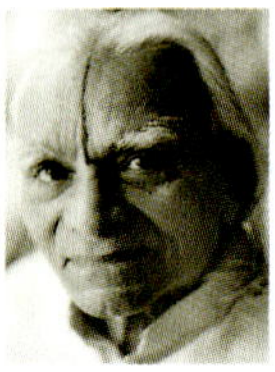

La pratique de cette asana restaure l'harmonie entre mental, corps et âme. L'esprit est alerte mais calme, le corps est léger et radieux. La posture inversée apporte un afflux de sang frais au cou et à la poitrine. Cela soulage les problèmes de bronches, et stimule les glandes thyroïde et parathyroïdes. *Salamba* signifie « support » en sanscrit et *sarvanga*, « tout le corps, tous les membres du corps ».

### Précautions

◆

Ne pratiquez pas cette pose si vous souffrez de diarrhée ni pendant les règles. Les personnes qui souffrent d'hypertension ne doivent pratiquer cette asana qu'immédiatement après avoir gardé la posture finale de Halasana (*voir page* 130) pendant au moins 3 minutes.

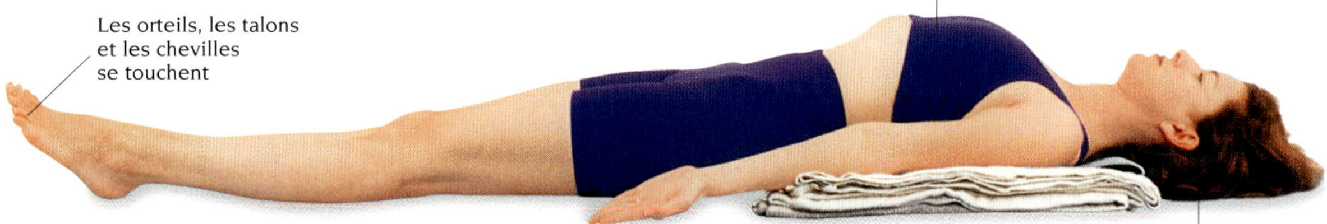


**1** Placez un tapis de yoga sur trois couvertures pliées l'une sur l'autre. Allongez-vous avec le cou, les épaules et le dos sur les couvertures ; la tête, elle, touche le sol. Tendez les jambes, contractez les genoux. Poussez la face interne des jambes vers les talons. Pressez la face externe des épaules contre les couvertures. Soulevez le haut de la colonne vertébrale tandis que vous pressez le bas de la colonne contre les couvertures. Tendez les bras le long du corps, les paumes vers le ciel. Les poignets touchent le corps. Sentez que votre sternum s'ouvre et s'élargit. La tête reste immobile.

**2** Roulez les épaules en arrière et rentrez les omoplates. Tournez légèrement le haut des bras vers l'extérieur et étirez la face interne des bras vers l'auriculaire de chaque main. Sur une expiration, pliez les genoux.

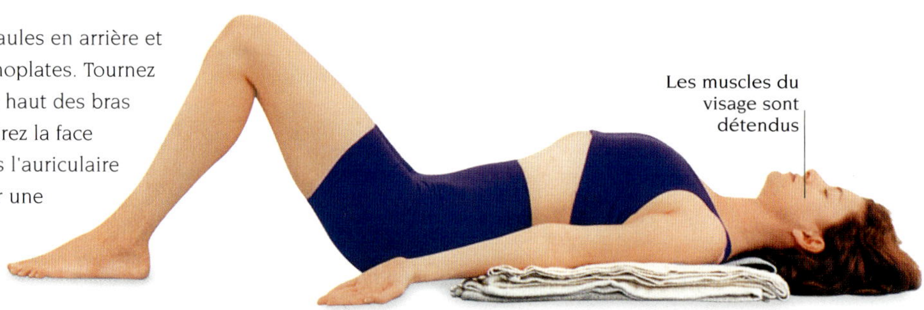

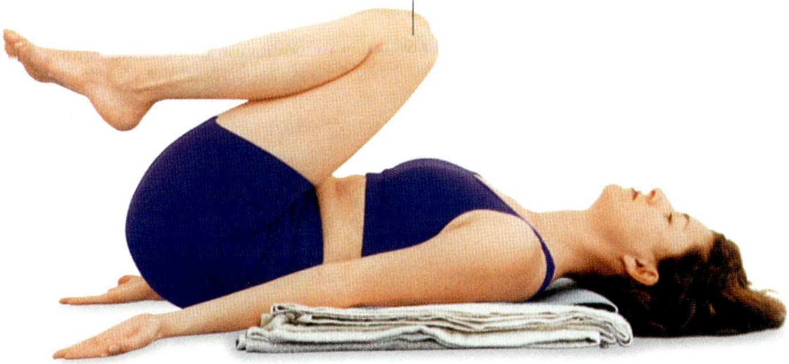
Les genoux sont serrés

**3** Sans bouger le haut du corps, soulevez les hanches et les fesses sur une expiration. Amenez les genoux au-dessus de la poitrine.

**NOTE** S'il vous est difficile au début de soulever les hanches du sol, demandez à quelqu'un de tenir vos chevilles et de pousser vos jambes pliées vers votre tête. En même temps, soulevez les hanches et le dos pour arriver dans la pose finale. Gardez le corps ferme, tout en soutenant votre dos contre les genoux de la personne qui vous aide.

Vous pouvez aussi, une fois que l'on vous a aidé à lever les jambes, suivre les étapes 5, 6 et 7 ci-après.

## BIENFAITS

◆ *Soulage l'hypertension*

◆ *Apaise l'insomnie et les nerfs*

◆ *Améliore le fonctionnement des glandes thyroïde et parathyroïdes*

◆ *Soulage l'asthme, les bronchites et les affections de la gorge*

◆ *Soulage l'essoufflement et les palpitations*

◆ *Aide à soigner les rhumes et les sinusites*

◆ *Améliore le péristaltisme intestinal et soulage les colites*

◆ *Aide à soigner les hémorroïdes*

◆ *Soulage les troubles urinaires*

◆ *Contribue à soigner les hernies*

◆ *Aide dans le traitement d'un utérus prolabé et réduit le risque de fibrome utérin*

◆ *Soulage les congestions et les lourdeurs dans les ovaires, aide dans le traitement des kystes ovariens*

◆ *Diminue des règles trop abondantes quand l'asana est pratiquée en dehors des règles*

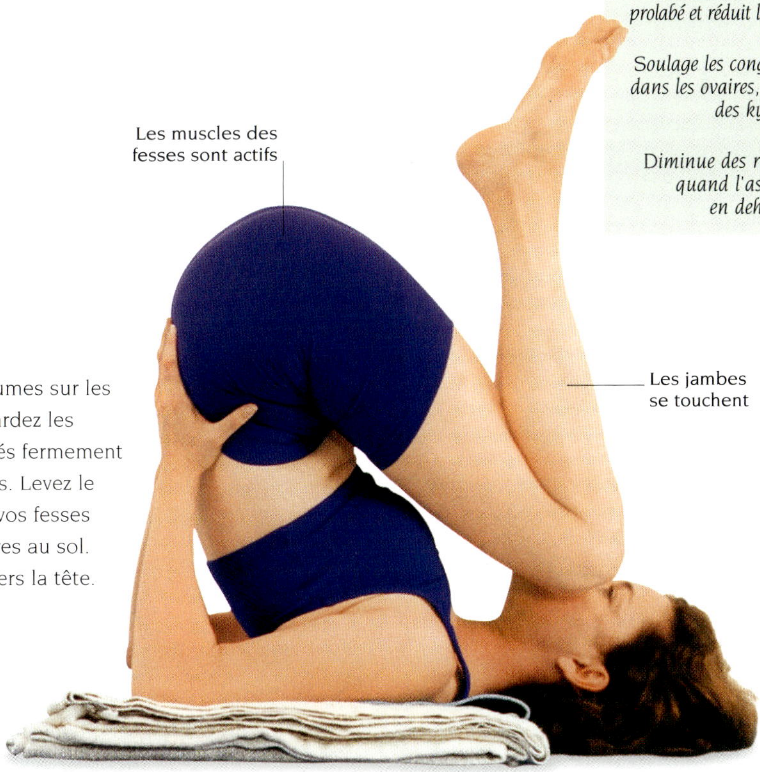
Les muscles des fesses sont actifs
Les jambes se touchent

**4** Placez les paumes sur les hanches et gardez les coudes pressés fermement contre les couvertures. Levez le torse jusqu'à ce que vos fesses soient perpendiculaires au sol. Amenez les genoux vers la tête.

सालंब सर्वांगासन

# Salamba Sarvangasana

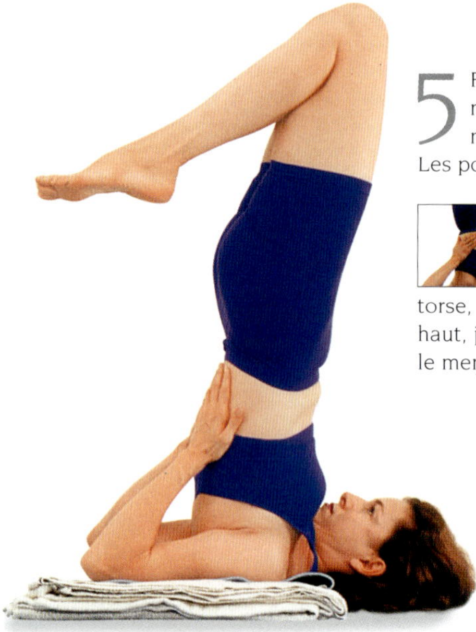

5 Faites glisser vos mains vers le milieu du dos pour les amener au niveau des reins (*voir médaillon*). Les pouces pointent vers l'avant du corps et les autres

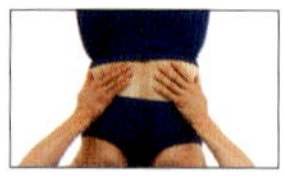

doigts, vers la colonne vertébrale. Sur une expiration, amenez le torse, les hanches et les genoux vers le haut, jusqu'à ce que la poitrine touche le menton. Respirez calmement.

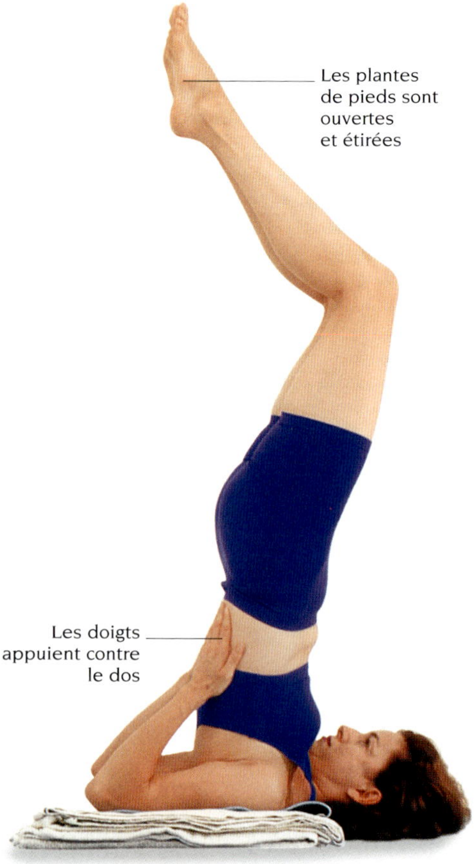
Les plantes de pieds sont ouvertes et étirées
Les doigts appuient contre le dos

6 Levez les pieds vers le ciel. Seuls la nuque, les épaules et les bras reposent sur les couvertures. Veillez à ce que votre corps soit bien perpendiculaire au sol, des épaules aux genoux.

## Corrigez-vous

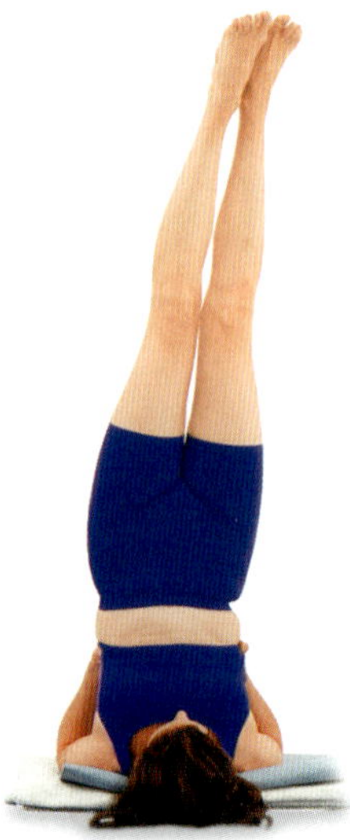

Si vos jambes penchent vers la droite ou vers la gauche dans la posture finale, pliez les genoux, ajustez la position de la taille pour l'aligner avec la poitrine, puis tendez à nouveau les jambes.

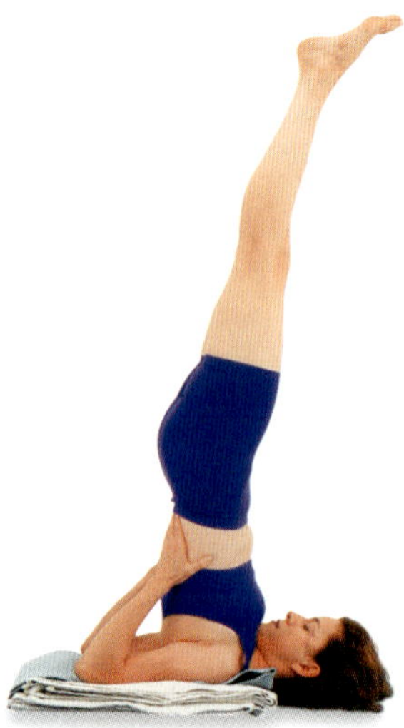

Si votre torse penche vers l'avant, vous sentirez une lourdeur dans la poitrine et il vous sera difficile de respirer. Poussez vers le haut la taille, les cuisses, les hanches et les fesses.

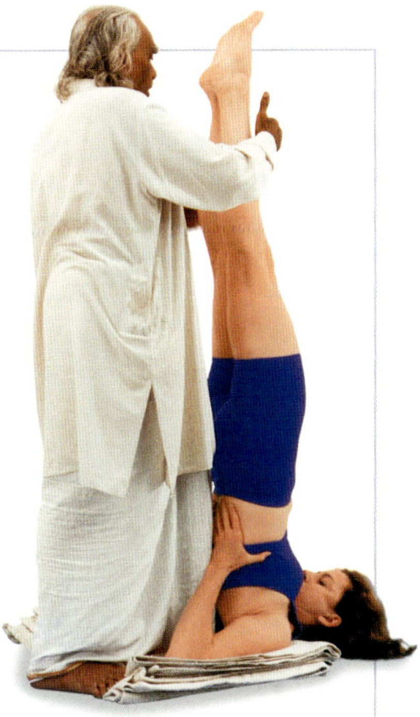

LE CONSEIL DU GOUROU

*« Ne lancez pas les jambes en arrière, mais levez-les lentement. Tournez la face interne des mollets vers l'extérieur et poussez la peau de la face externe des jambes vers les talons. »*

7 Appuyez bien les paumes de mains dans le dos pour redresser et étirer le corps depuis les aisselles jusqu'aux orteils. La colonne vertébrale doit être complètement droite. Les deux coudes sont proches du corps afin de maintenir l'expansion de la poitrine. Pour redresser le torse plus haut, lâchez le dos, puis replacez vos paumes et appuyez à nouveau. Étirez le corps vers le haut depuis la nuque, non depuis la gorge. Poussez les épaules en arrière, pour détendre et étirer le cou. Étirez les faces interne et externe des jambes vers le ciel. Veillez à ne pas balancer vos jambes d'avant en arrière. Gardez la posture 2 à 3minutes. Respirez normalement.

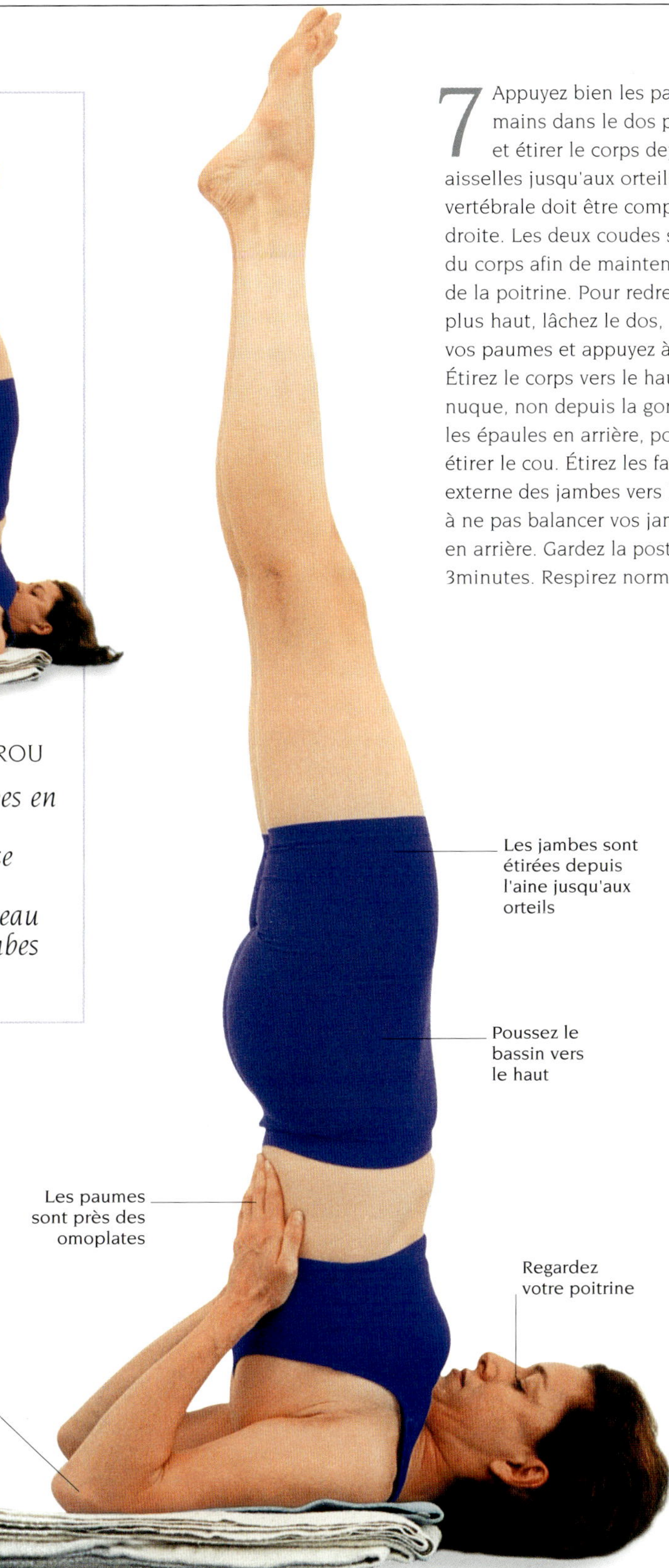
Les jambes sont étirées depuis l'aine jusqu'aux orteils
Poussez le bassin vers le haut
Les paumes sont près des omoplates
Regardez votre poitrine
Les coudes sont bien calés sur les couvertures

सालंब सर्वांगासन

# Salamba Sarvangasana

## Travail avancé dans la posture

Sentez l'énergie vitale dans la colonne vertébrale. L'énergie de la colonne doit circuler dans votre corps par les doigts. Portez le regard vers le sternum, car cela renforce la volonté et stabilise le mental. Pressez vos pouces contre les muscles du dos pour les pousser vers la colonne. Cela comprime le dos. Dans cette asana, le dos doit être étroit et la poitrine, large, ouverte. Ne laissez pas les coudes rouler vers l'extérieur. Rapprochez-les l'un de l'autre, car si une trop grande distance les sépare, votre poitrine s'affaissera. Le nez doit être aligné avec le sternum. Faites rouler les épaules en arrière. Concentrez-vous sur la face interne des jambes, pour l'étirer vers le ciel. C'est un mouvement subtil et difficile mais que vous parviendrez à accomplir avec de l'entraînement. À mesure que vous pratiquez, augmentez le temps que vous passez dans la posture jusqu'à 5 minutes. Respirez calmement.

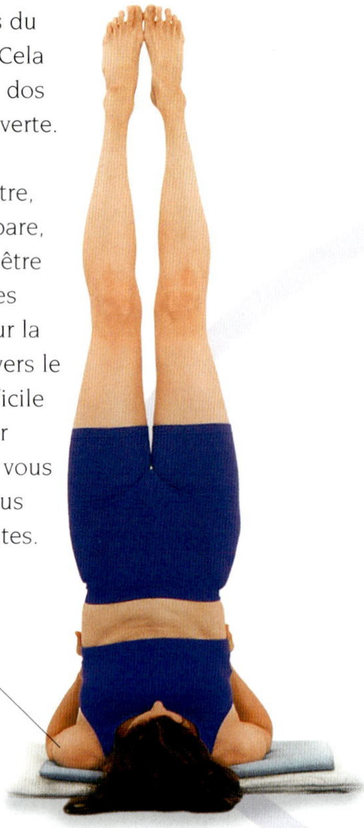

Les épaules sont en arrière, s'éloignent de la tête

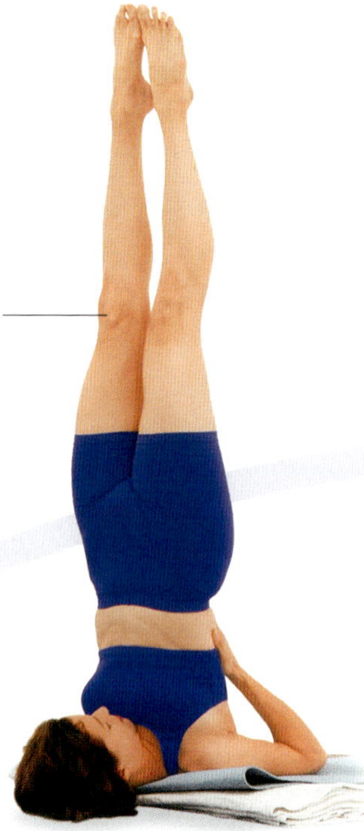

Les genoux sont actifs

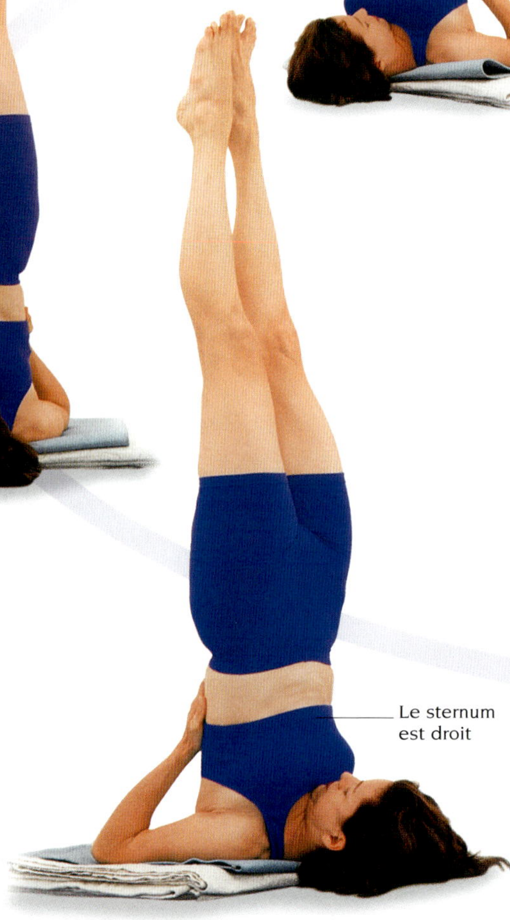

Le sternum est droit

### Quitter la posture

◆

Sur une expiration, pliez les genoux. Amenez les cuisses vers le ventre, puis descendez lentement les fesses et le dos vers le sol. Enlevez les mains du dos et ramenez-les le long du corps. Restez allongée sur le sol et détendez tout le corps.

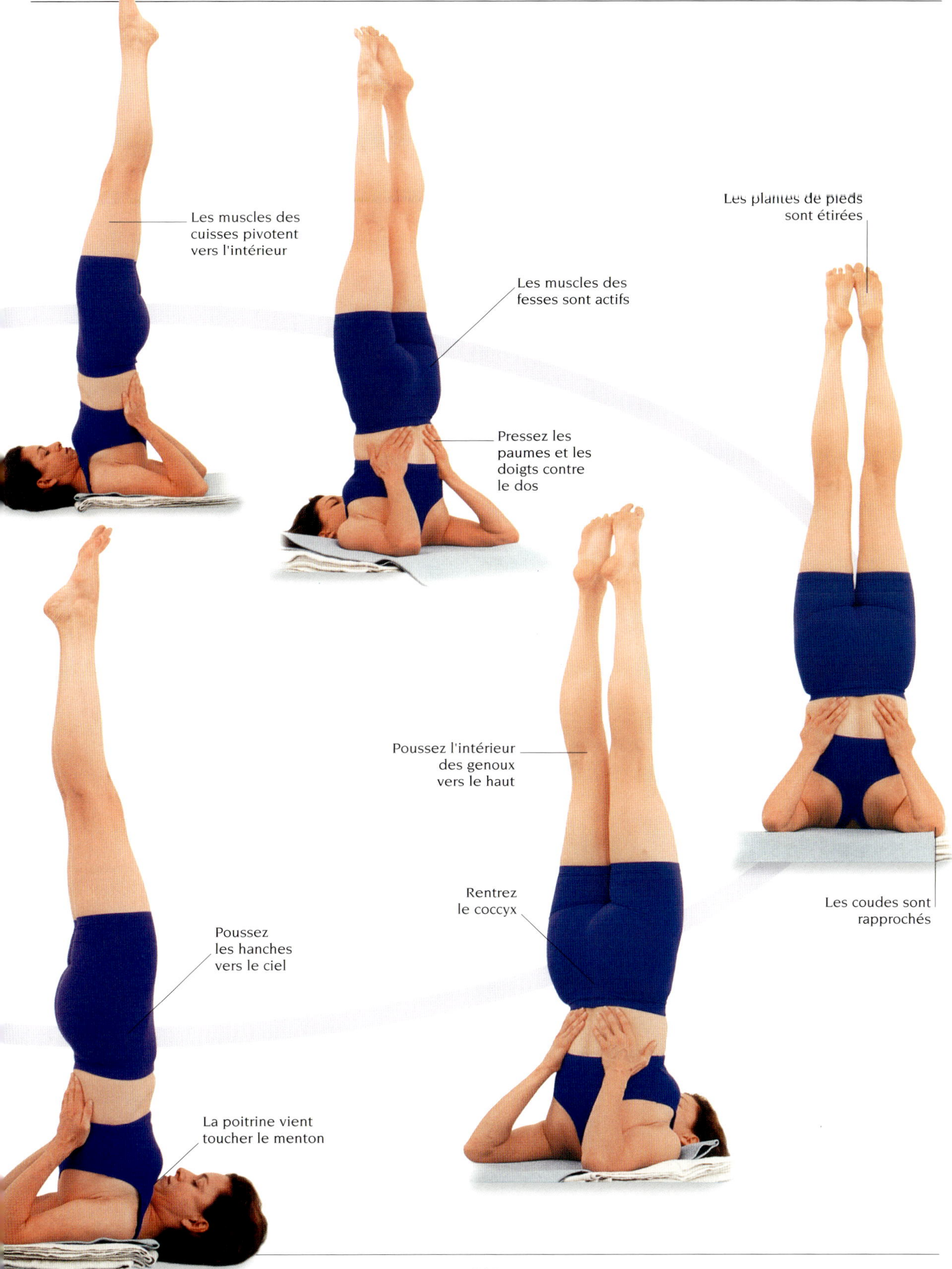
Les muscles des cuisses pivotent vers l'intérieur
Les muscles des fesses sont actifs
Pressez les paumes et les doigts contre le dos
Les plantes de pieds sont étirées
Poussez l'intérieur des genoux vers le haut
Rentrez le coccyx
Les coudes sont rapprochés
Poussez les hanches vers le ciel
La poitrine vient toucher le menton

हलासन

# Halasana

## - La Charrue -

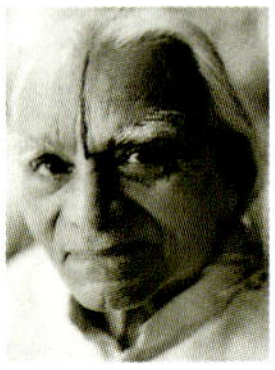

DANS cette asana, votre corps prend la forme d'une charrue : *hala* en sanscrit signifie « charrue ». Une pratique régulière d'Halasana permet d'augmenter la confiance en soi et l'énergie. L'asana permet de regagner le calme et la clarté mentale après une longue maladie. Halasana soulage du stress et de la tension par le repos et la détente qu'elle procure aux yeux et au cerveau.

### PRÉCAUTIONS

◆

Ne pratiquez pas cette asana si vous souffrez d'ischémie, de spondylose cervicale ou de diarrhée. Évitez cette posture pendant les règles. Si vous souffrez de maux de tête, de migraine, d'asthme, de difficultés respiratoires, d'hypertension, de fatigue physique et mentale ou de surpoids, pratiquez Halasana les yeux fermés avec des accessoires (blocs, couvertures, coussins, sangles).

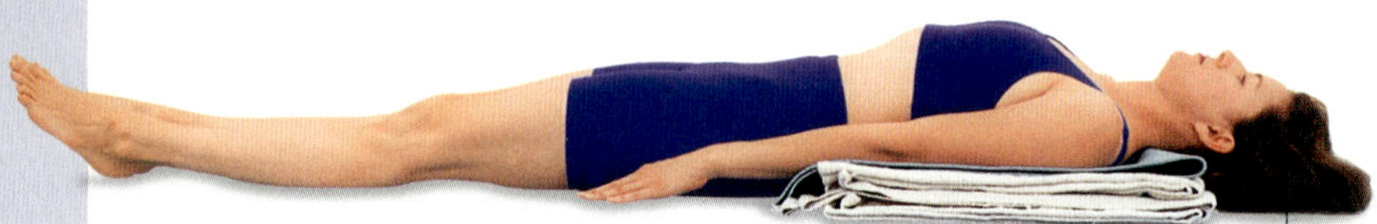
La tête repose au sol

1 Placez sur le sol deux couvertures pliées recouvertes d'un tapis de yoga. Allongez-vous avec le dos, le cou et les épaules sur les couvertures. Les jambes sont tendues, les genoux sont actifs. Concentrez-vous sur la face interne des jambes et étirez-vous depuis les cuisses jusqu'aux talons. Les bras sont placés le long du corps, les paumes à plat sur le sol.

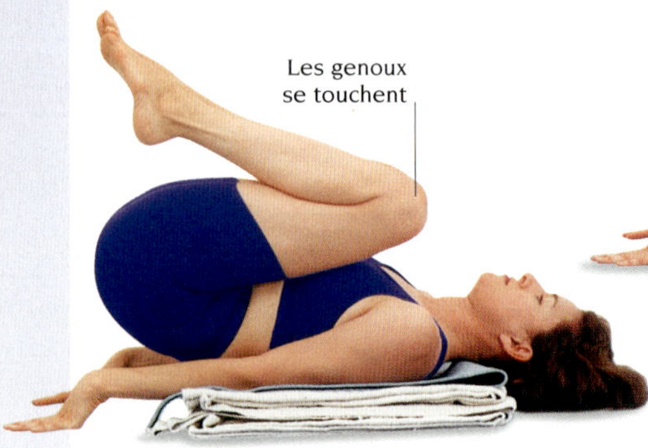
Les genoux se touchent

2 Sur une expiration, soulevez les fesses et amenez les genoux à la poitrine. Les bras restent tendus, les doigts appuient fortement dans le sol. Poussez les épaules en arrière, ouvrez la poitrine.

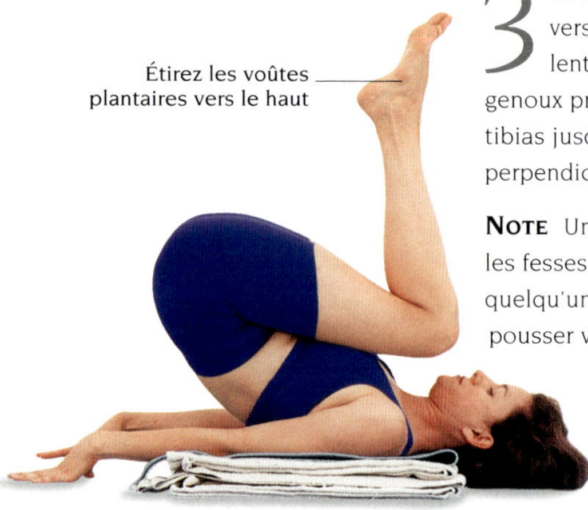
Étirez les voûtes plantaires vers le haut

3 Soulevez les hanches et les fesses vers le ciel dans un mouvement lent et régulier. Amenez les genoux près du menton, puis levez les tibias jusqu'à ce qu'ils soient perpendiculaires au sol.

**NOTE** Une fois que vous avez soulevé les fesses, vous pouvez demander à quelqu'un de tenir vos chevilles et de pousser vos jambes vers votre tête.

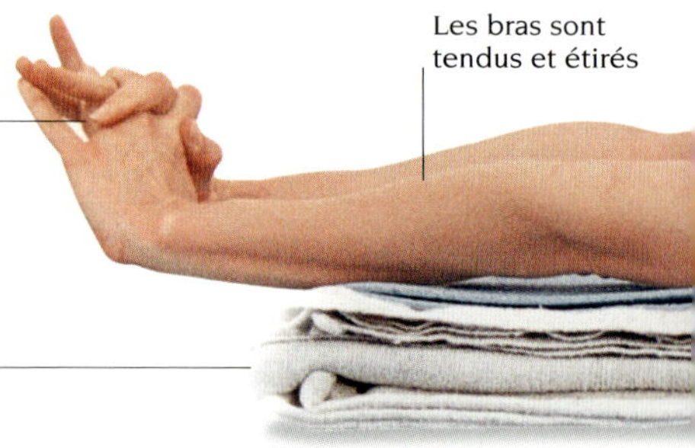

## Bienfaits

◆

*Soulage la fatigue, augmente l'énergie*

◆

*Contrôle l'hypertension*

◆

*Tonifie les organes abdominaux et améliore la digestion*

◆

*Allonge la colonne vertébrale et améliore son alignement*

◆

*Aide à soigner les hernies et les hémorroïdes lorsqu'on pratique avec les jambes écartées*

◆

*Soulage les douleurs et les crampes dans les doigts, les mains, les poignets, les coudes et les épaules lorsqu'on pratique avec les bras et les doigts entrelacés tendus vers les jambes*

**4** Pliez les coudes et placez les mains dans le creux des reins (*voir médaillon*). Continuez de monter les hanches et les fesses,

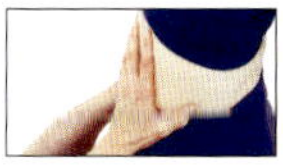

jusqu'à ce que le torse soit perpendiculaire au sol et que les cuisses soient au-dessus de votre visage. Amenez les genoux pliés au-dessus du front, avant de baisser les jambes vers le sol. Respirez calmement.

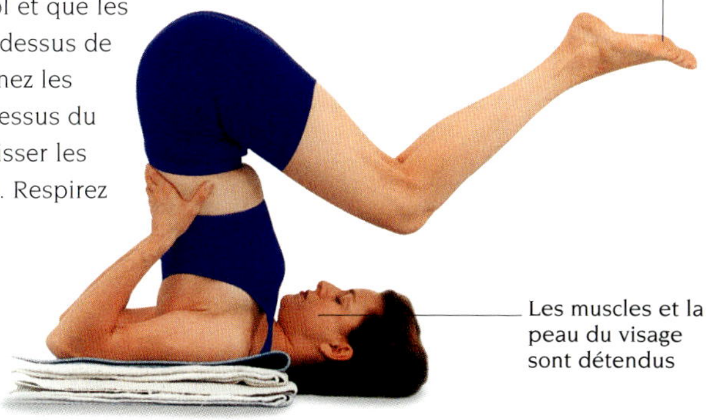
Les pieds, les genoux et les cuisses se touchent
Les muscles et la peau du visage sont détendus

**5** Basculez les fesses et les hanches au-dessus de la tête, jusqu'à ce qu'elles soient perpendiculaires au sol, alignées avec les épaules. Tendez lentement les jambes, tout en continuant à les baisser jusqu'à ce que les orteils touchent le sol. Levez la poitrine, pour amener le sternum contre le menton. Étirez les bras derrière votre dos, sur les couvertures. Puis entrelacez fermement les doigts et faites pivoter vos poignets pour que vos mains pointent vers le ciel. Gardez la posture 1 à 5 minutes. Respirez calmement.

**Note** Au départ, vous pouvez étirer les bras vers les pieds ; puis, une fois que vous serez à l'aise dans cette posture, vous pourrez ramener les bras derrière le dos.

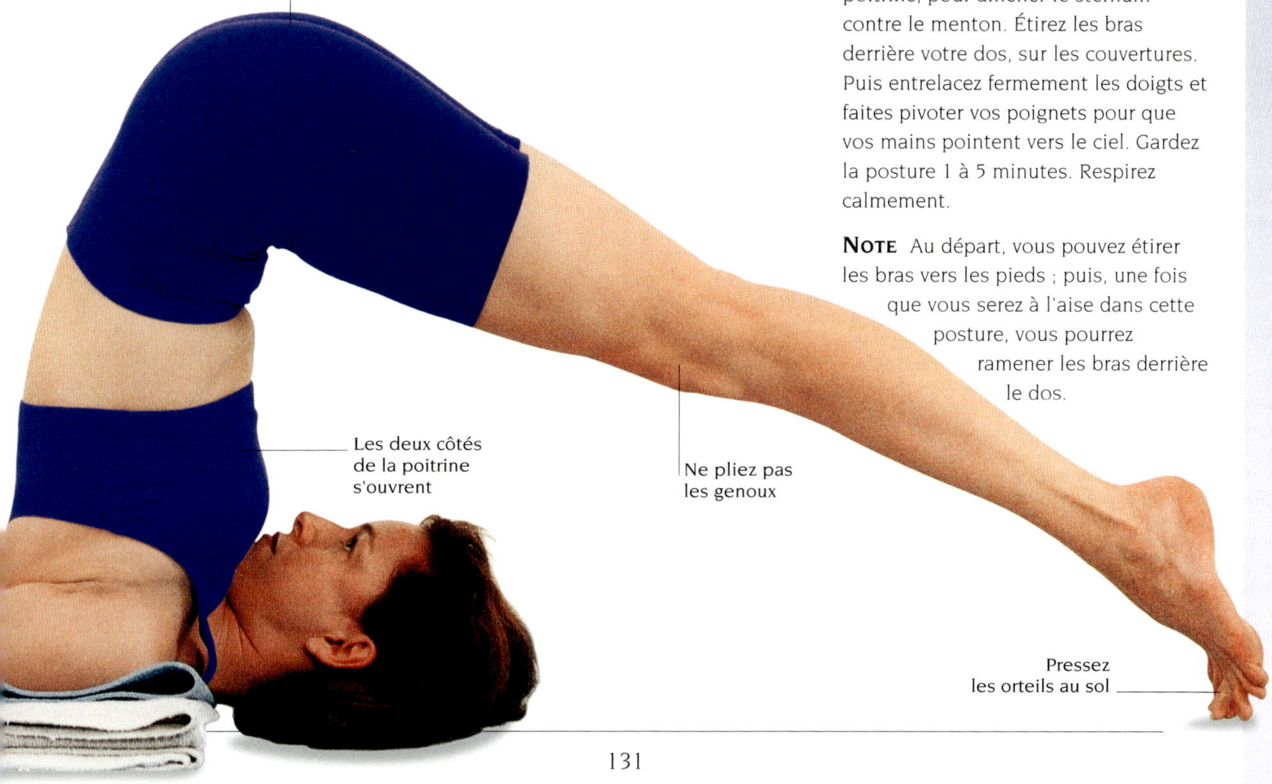
Les muscles des fesses sont actifs
Les deux côtés de la poitrine s'ouvrent
Ne pliez pas les genoux
Pressez les orteils au sol

हलासन

# Halasana

## Travail avancé dans la posture

Quand vous tenez la posture, veillez à ce que votre cerveau ne soit pas tendu. Détendez consciemment la peau et les muscles du visage. Regardez votre poitrine, ne levez pas les yeux. Ne forcez pas sur les yeux, laissez-les se détendre dans leurs orbites, afin de détendre les muscles du visage. Le cou est complètement détendu, pour reposer le cerveau. Votre gorge est le siège de Vishuddhi Chakra (*voir page* 37) : si ce chakra se contracte, votre cerveau sera tendu et inquiet. Levez le sternum et la poitrine pour détendre la gorge et faciliter une respiration douce et sans effort. Augmentez l'espace entre votre nombril et votre diaphragme.

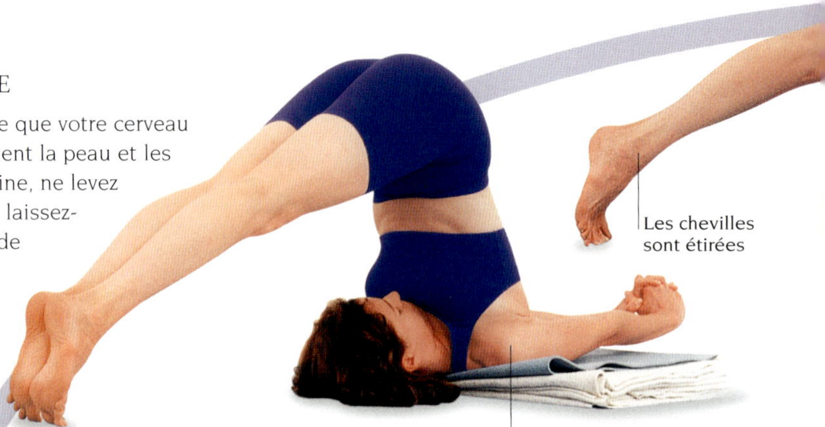


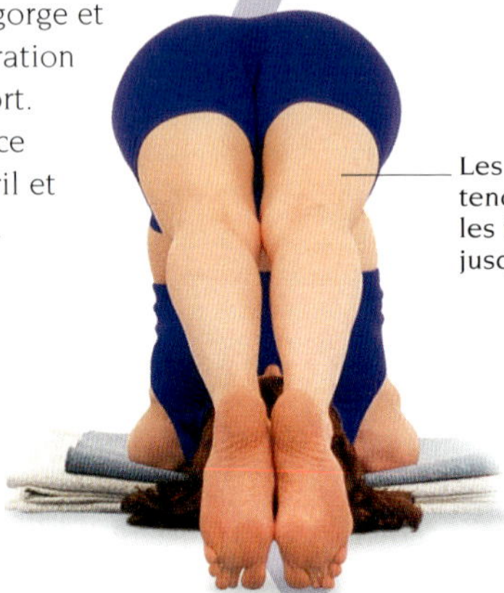


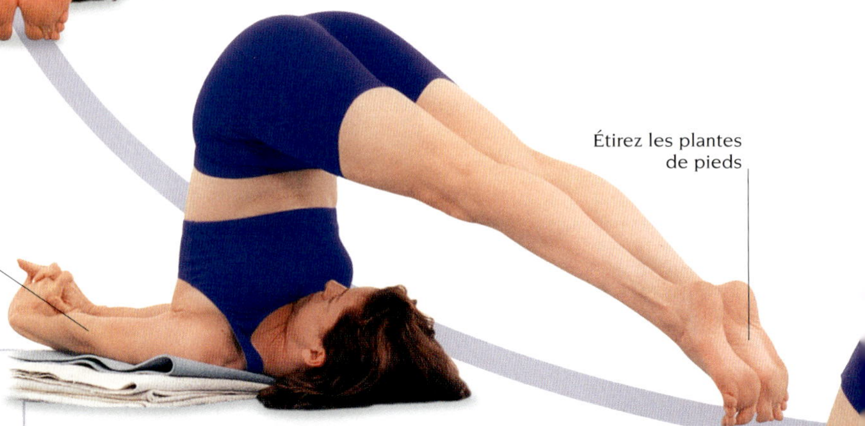


## Quitter la posture

◆

Lentement, avec contrôle, levez les jambes. Amenez les cuisses et les genoux vers le ventre. Poussez les fesses en arrière, puis descendez-les lentement vers le sol. Allongez-vous, le dos à plat sur le sol, et détendez tout le corps, en respirant profondément.

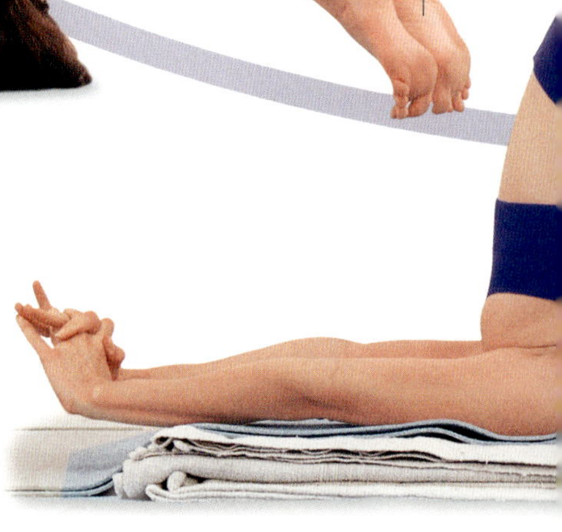

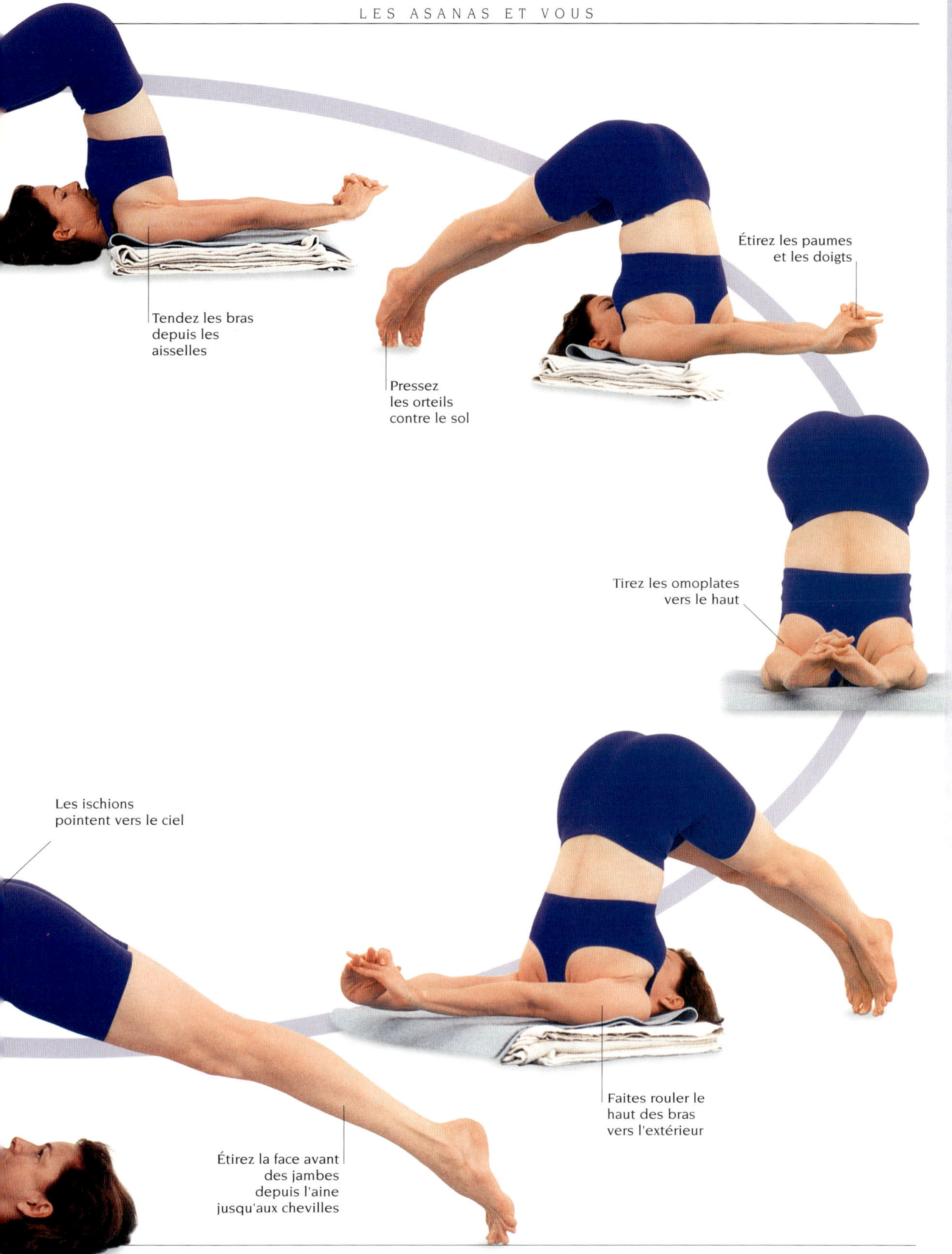
Tendez les bras
depuis les
aisselles
Pressez
les orteils
contre le sol
Étirez les paumes
et les doigts
Tirez les omoplates
vers le haut
Les ischions
pointent vers le ciel
Faites rouler le
haut des bras
vers l'extérieur
Étirez la face avant
des jambes
depuis l'aine
jusqu'aux chevilles

# *Flexions arrière*

*« Les asanas pénètrent profondément dans chaque couche du corps, et finalement au plus profond de la conscience elle-même. »*

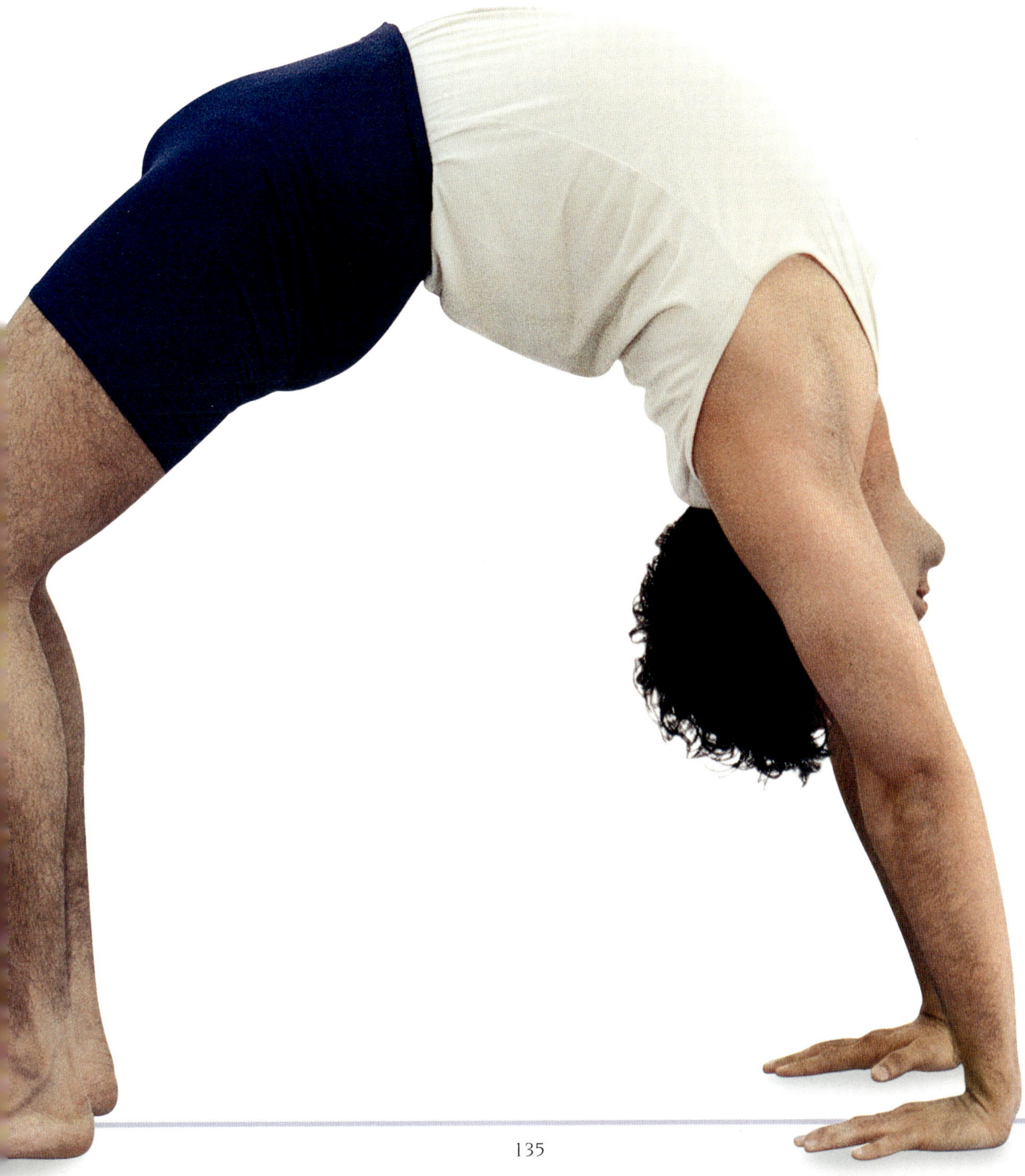

उष्ट्रासन

# Ustrasana

## - Le Chameau -

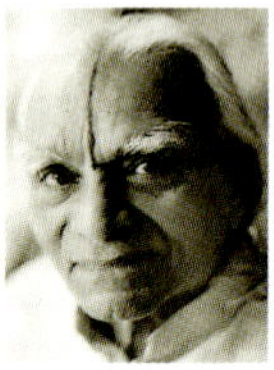

DANS cette asana, vous vous penchez en arrière jusqu'à ce que votre corps prenne la forme d'un chameau : *ustra* signifie « chameau » en sanscrit. Ustrasana est particulièrement recommandé aux débutants et aux personnes âgées, parce que l'équilibre de la pose finale est relativement facile à atteindre. Cette asana aide aussi les personnes qui ont une profession sédentaire et dont le travail implique de rester penché en avant pendant de longues périodes. Pratiquer Ustrasana régulièrement permet de soulager les raideurs dans le dos, les épaules et les chevilles.

### PRÉCAUTIONS

◆

Ne pratiquez pas cette asana si vous souffrez de constipation chronique, de diarrhée, de maux de tête, de migraine ou d'hypertension. Si vous êtes en convalescence après une crise cardiaque, pratiquez Ustrasana en vous aidant d'accessoires (blocs, coussins, sangles).

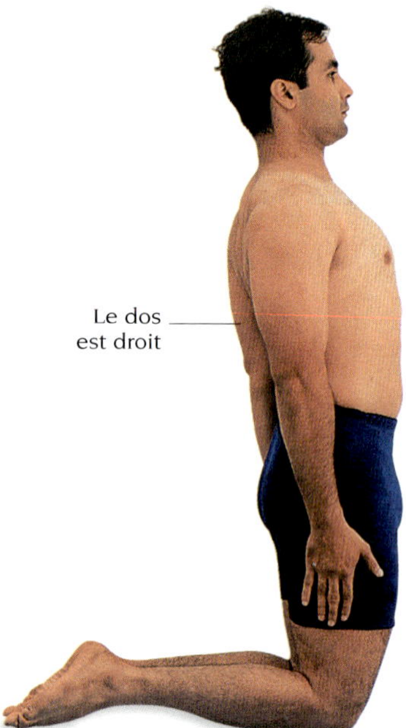


1 Placez-vous à genoux au sol, les bras le long du corps. Les cuisses, les genoux et les pieds se touchent. Trouvez votre équilibre sur les cous-de-pied ; les orteils pointent vers l'arrière. Gardez le torse bien droit et respirez calmement.

**NOTE** Si garder les genoux serrés vous oblige à trop forcer sur les cuisses, pratiquez la posture avec les genoux légèrement écartés. Cela vous permettra aussi de bouger la colonne vertébrale avec plus de liberté.

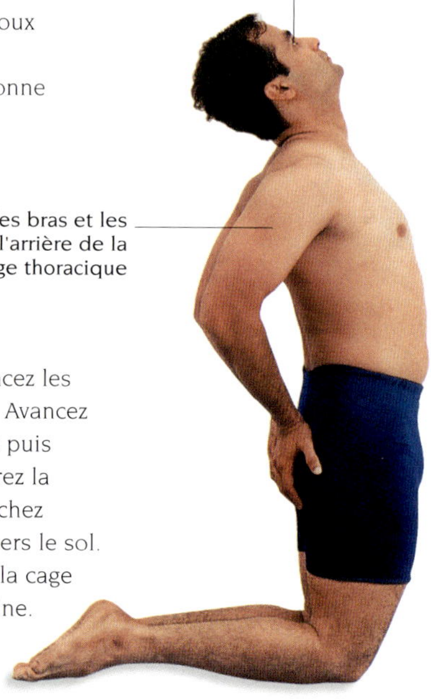


2 Sur une expiration, placez les paumes sur les fesses. Avancez légèrement les cuisses puis poussez-les vers l'aine. Rentrez la colonne vertébrale, puis penchez lentement le dos en arrière vers le sol. En même temps, grandissez la cage thoracique et ouvrez la poitrine. Continuez à respirez calmement.

## Bienfaits

◆

*Aide à adopter une bonne posture*

◆

*Augmente la capacité pulmonaire*

◆

*Améliore la circulation du sang vers tous les organes du corps*

◆

*Tonifie les muscles du dos et de la colonne vertébrale*

◆

*Soulage les raideurs dans les épaules, le dos et les chevilles*

◆

*Soulage les crampes abdominales*

◆

*Régule le flux menstruel*

3 Poussez les épaules en arrière et étirez les bras depuis les épaules vers les pieds. Sur une inspiration, renversez la tete en arriere et attrapez les talons avec les mains. Veillez à ce que vos cuisses soient perpendiculaires au sol. Poussez la colonne vertébrale vers les jambes et respirez calmement.

**Note** Au début, vous pouvez attrapez les talons l'un après l'autre en penchant les épaules une par une.

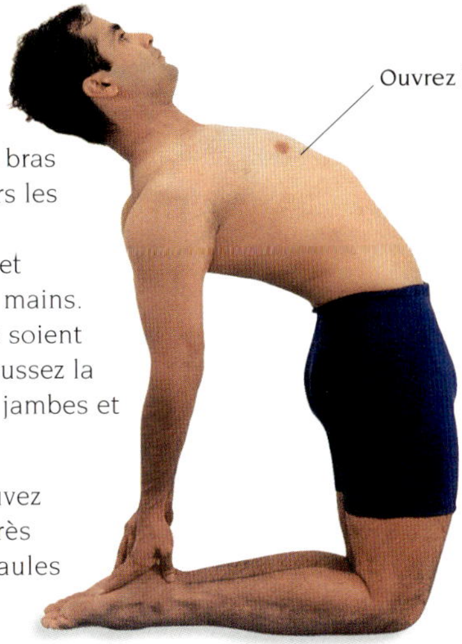


4 Plaquez les pieds contre le sol. En même temps, pressez vos paumes contre les plantes de pieds. Les doigts pointent vers les orteils (*voir médaillon*). Contractez les muscles des fesses et rentrez le coccyx. Rentrez les omoplates. Penchez la tête aussi loin que possible, mais sans forcer sur la gorge. Gardez la posture 30 secondes.

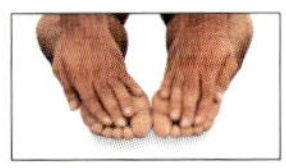

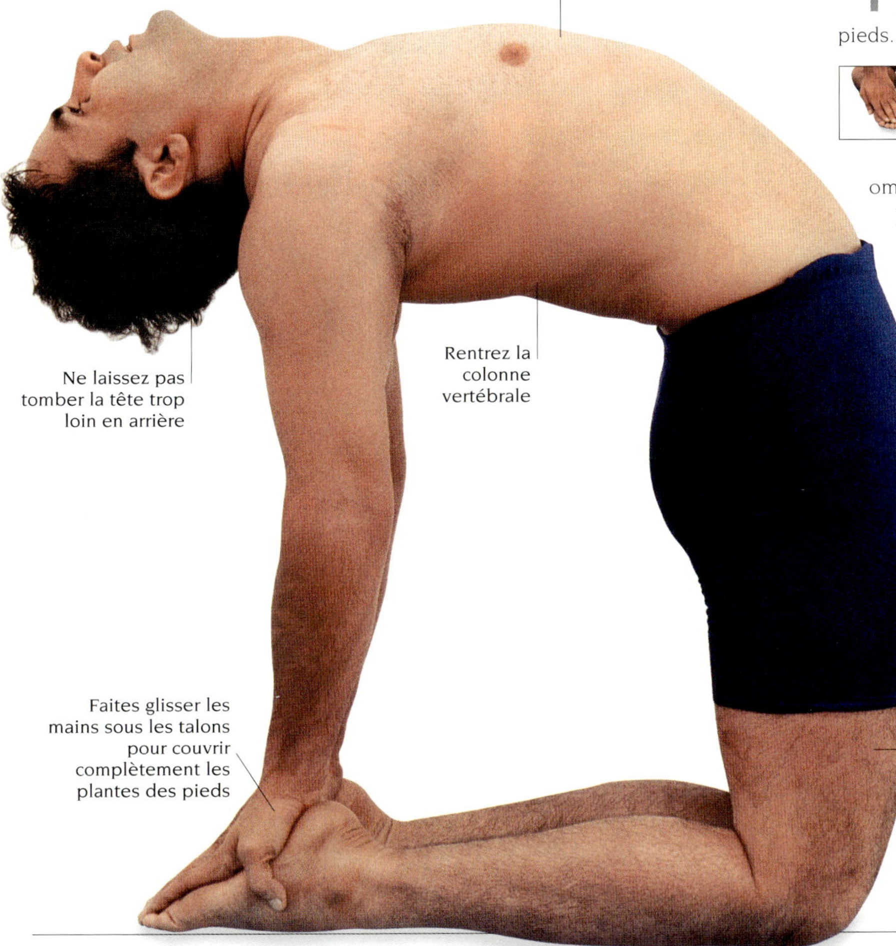

उष्ट्रासन

# Ustrasana

## Travail avancé dans la posture

Plaquez les tibias au sol et pressez les paumes de mains contre les plantes de pieds. Étirez vers le haut l'ensemble de la colonne vertébrale, de façon que votre corps forme un arc. Votre poitrine, vos aisselles et votre dos doivent s'enrouler vers l'intérieur, parce que ce mouvement soutient l'arrière de la poitrine. Rentrez consciemment l'arrière de la cage thoracique, sentez que vos reins sont pressés vers l'intérieur. Essayez de créer de l'espace d'abord entre le dôme du diaphragme et le nombril, puis entre le nombril et l'aine. Grâce à cela, vous étirez les organes abdominaux et pelviens ainsi que les intestins. Faites rouler la face interne du haut des bras vers l'avant et la face externe vers le dos. Les coudes sont en extension. Respirez calmement.

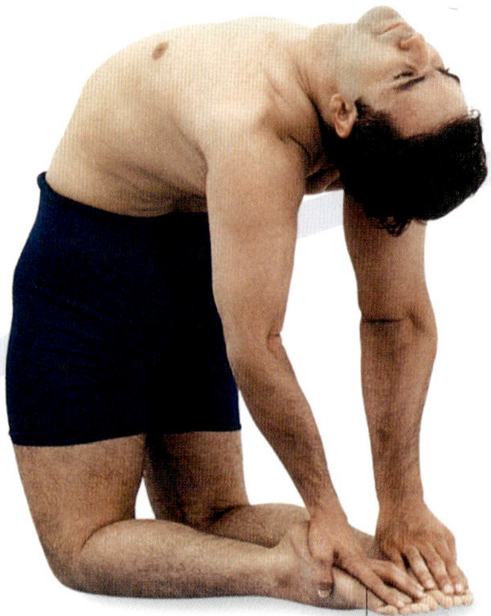

Le cou-de-pied est plaqué au sol

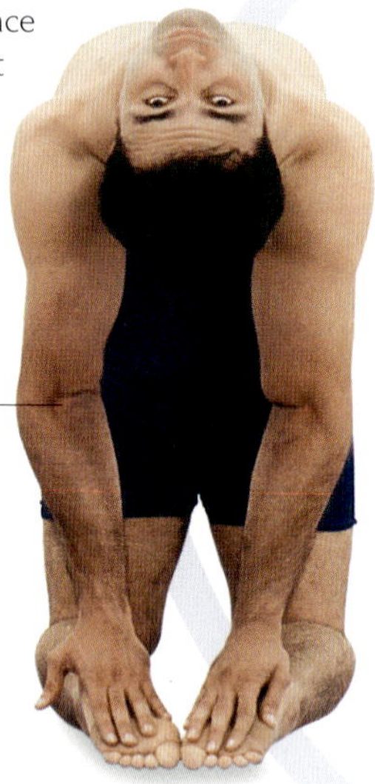

Les coudes sont en extension

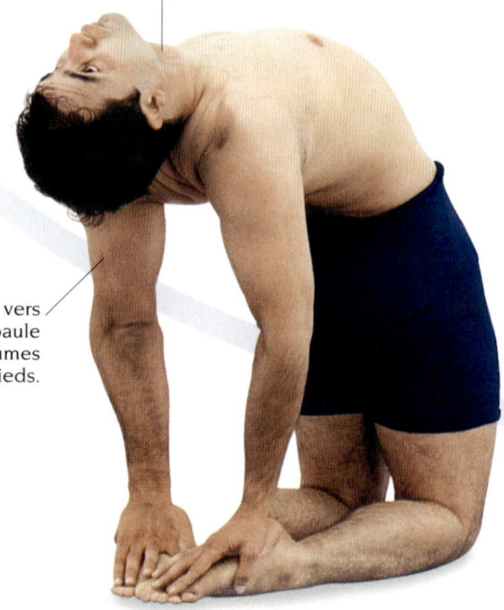

Ne forcez pas sur la gorge

Tendez les bras vers l'articulation de l'épaule et pressez les paumes contre les pieds.

### Quitter la posture

◆

Sur une expiration, diminuez la pression qu'exercent vos mains sur vos pieds. Redressez le torse, en gardant les bras le long du corps. L'élan pour ce mouvement vers l'avant doit venir des cuisses et de la poitrine. Si vous n'arrivez pas à ramener vos deux bras en même temps, faite-le l'un après l'autre.

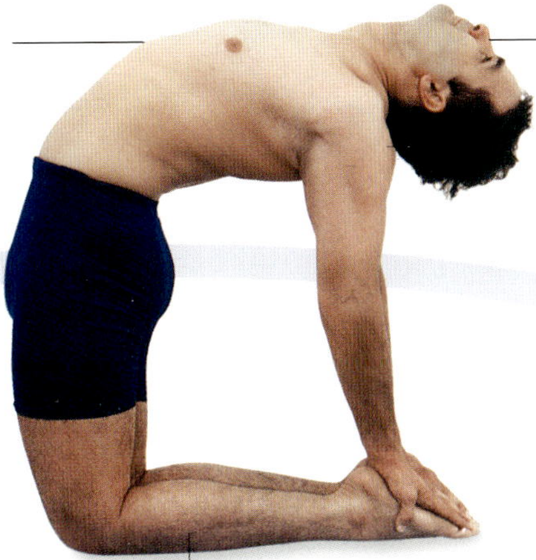

Les tibias sont
étirés et plaqués
au sol

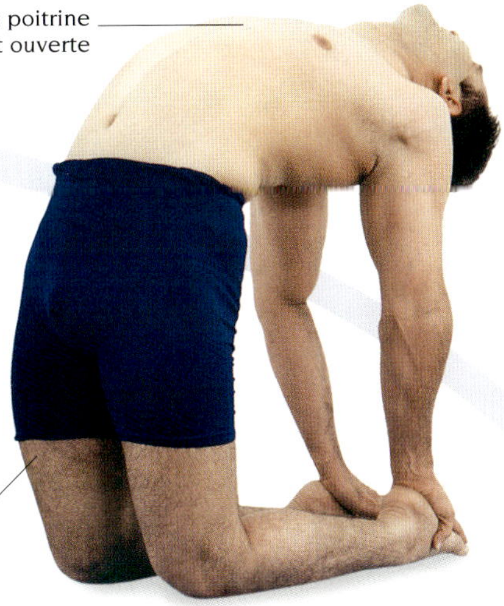

La poitrine
est haute et ouverte

Poussez
les cuisses
vers le haut

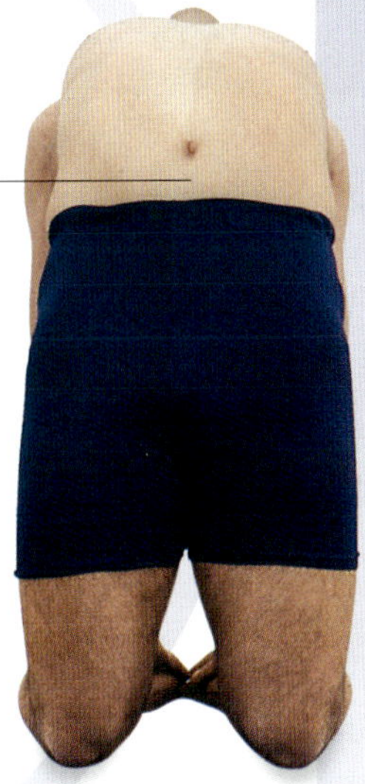

Les muscles
abdominaux sont étirés

Créez de l'espace
entre le diaphragme
et le nombril

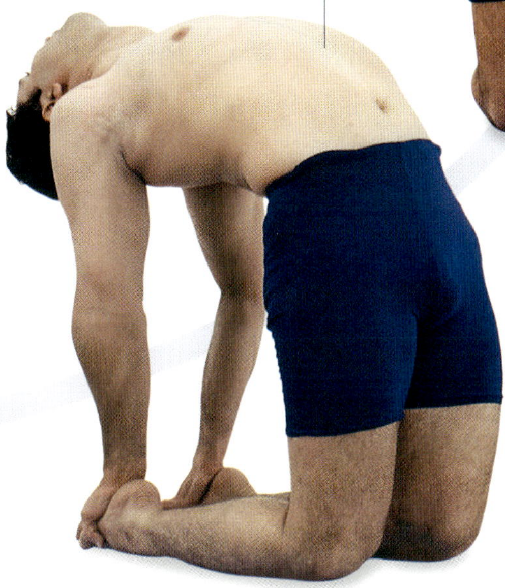

Poussez
les clavicules
en arrière

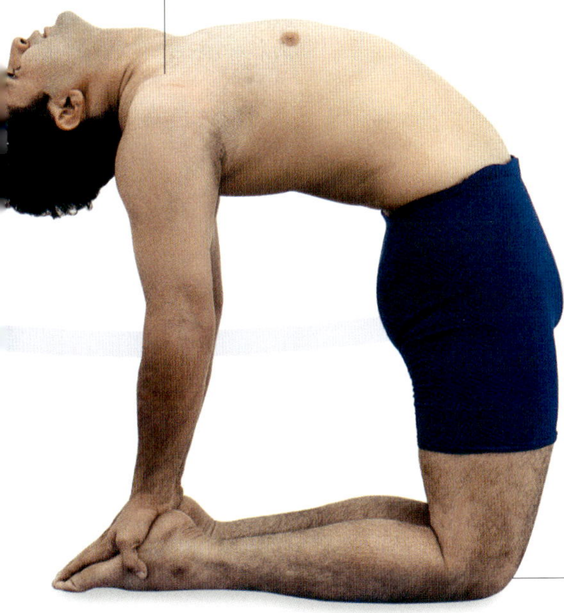

ऊर्ध्व धनुरासन

# Urdhva Dhanurasana

## - L'Arc -

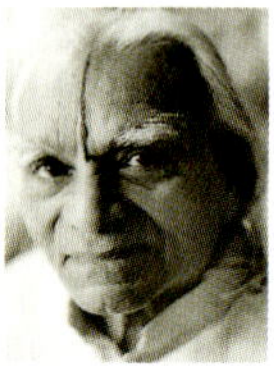

Dans cette posture, vous étirez le dos en arrière jusqu'à lui faire prendre la forme d'un arc. *Urdhva* signifie « vers le haut » en sanscrit et *dhanur* se traduit par « arc ». La pratique régulière d'Urdhva Dhanurasana donne de la souplesse au corps et crée un sentiment de vitalité et de légèreté. L'asana stimule les glandes surrénales, ce qui renforce votre volonté et augmente votre capacité à supporter le stress.

### Précautions

Ne pratiquez pas cette posture si votre pression artérielle est trop élevée ou trop basse. Évitez-la si vous souffrez de constipation ou de diarrhée. Ne pratiquez pas cette posture en cas de fatigue, de migraine ou de maux de tête. Évitez cette posture si vous souffrez de troubles cardiaques ou d'ischémie.

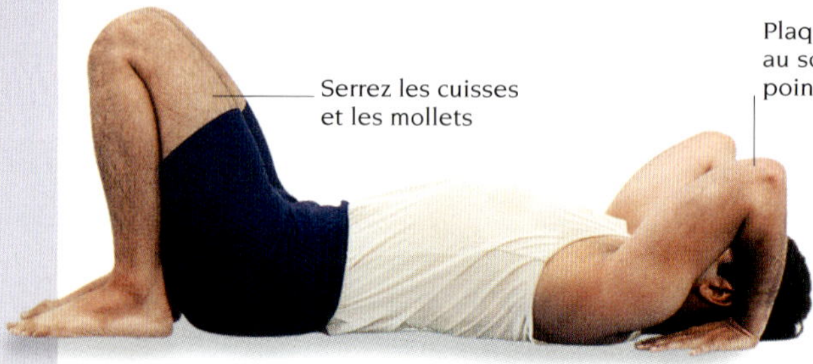
Serrez les cuisses et les mollets
Plaquez les paumes au sol, les coudes pointés vers le ciel

1 Allongé au sol sur le dos, pliez les genoux et amenez les talons contre les fesses. Étalez la plante des pieds de façon à les aligner avec les hanches. Pliez les coudes et amenez-les au niveau de la tête. Posez les paumes au sol, de chaque côté de la tête. Les doigts pointent vers les épaules.

**Note** Au début, il vous sera peut-être difficile d'amener les talons contre les fesses. Servez-vous des mains pour amener vos pieds dans la bonne position.

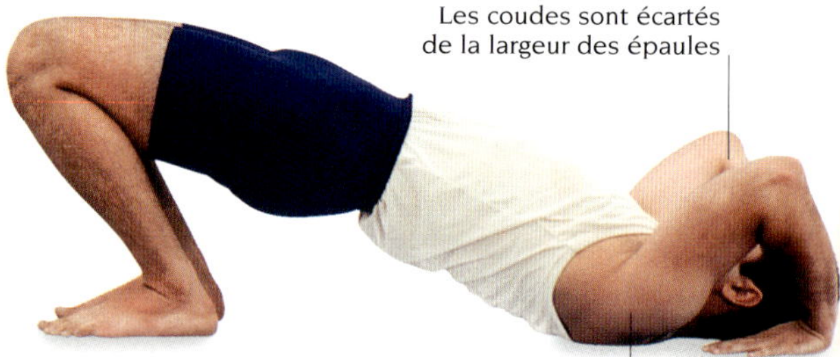
Les coudes sont écartés de la largeur des épaules
Les épaules restent au sol

2 Concentrez-vous sur les paumes de mains et les pieds : vous allez vous en servir pour monter dans la posture. Poussez les omoplates vers le haut et les muscles du dos dans le corps. Sur une expiration, soulevez le torse et les fesses. Respirez calmement.

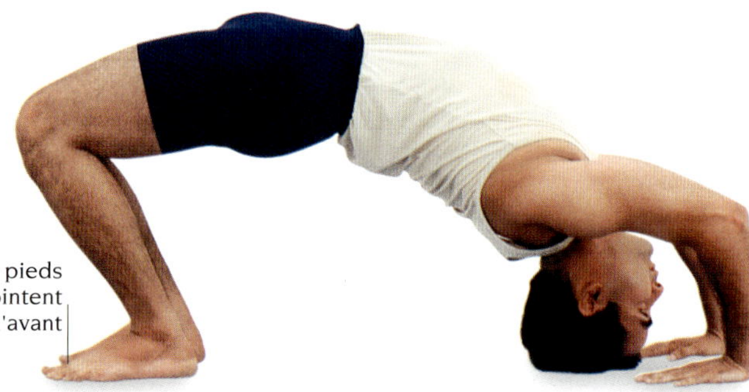
Les pieds pointent vers l'avant

3 Soulevez la poitrine et posez le sommet du crâne sur le sol. Prenez deux respirations. Sur une expiration vigoureuse, rentrez les fesses et les muscles du dos. Faites passer le poids du corps depuis les paumes de mains jusqu'à l'avant des pieds, et soulevez tout le torse en un seul mouvement. Ajustez la pose jusqu'à ce que tout votre poids soit équitablement réparti sur vos bras et sur vos jambes.

## Bienfaits

*Prévient l'épaississement des artères du cœur et assure une circulation sanguine saine dans tout le corps*

*Tonifie la colonne vertébrale*

*Renforce les organes abdominaux et pelviens*

*Stimule l'hypophyse, l'épiphyse et la thyroïde*

*Empêche une descente d'utérus*

*Aide à prévenir les règles trop abondantes et soulage les crampes menstruelles*

## Le conseil du gourou

*« Ne vous contentez pas de pousser la poitrine en avant, parce que cela ne suffira pas à empêcher le torse de s'affaisser. Regardez comme je soulève le bas de la cage thoracique de mon élève. Il vous faut lever les deux côtés de la poitrine vers le ciel. »*

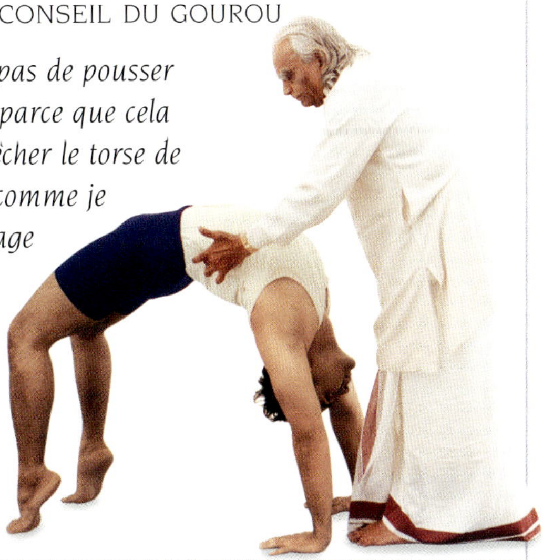

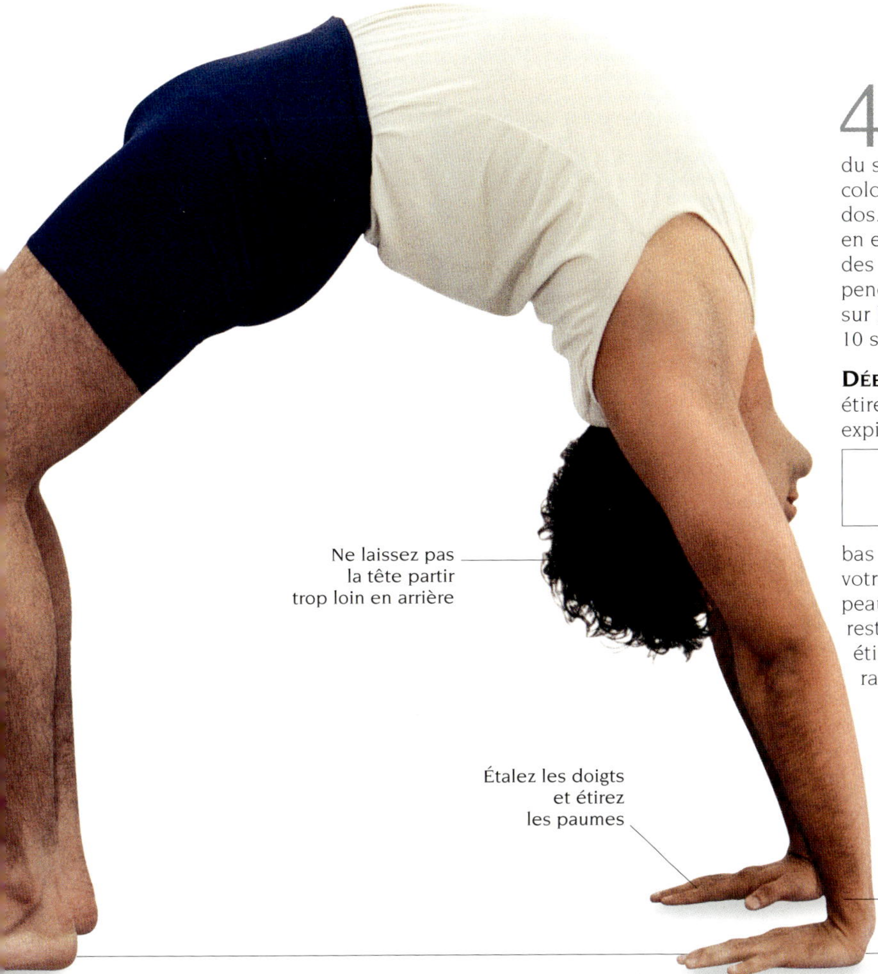

Ne laissez pas la tête partir trop loin en arrière

Étalez les doigts et étirez les paumes

Les poignets sont fermes et stables

**4** Continuez à pousser le corps vers le haut. Pressez les pieds et les mains dans le sol, soulevez la tête du sol. Sur une expiration, sentez la colonne vertébrale pousser contre votre dos. Tendez les bras, les coudes sont en extension ; rentrez la face externe des bras au niveau du coude. Puis penchez la tête en arrière sans forcer sur la gorge. Tenez la posture 5 à 10 secondes.

**Débutants avancés** Pour un étirement plus efficace, sur une expiration, tirez les muscles des cuisses vers le haut et soulevez les talons (*voir médaillon*). Ouvrez la poitrine et poussez le bas du dos vers le haut, jusqu'à ce que votre abdomen soit tendu comme la peau d'un tambour. Votre corps doit rester bien haut pendant que vous étirez toutes vos articulations. Puis ramenez les talons au sol.

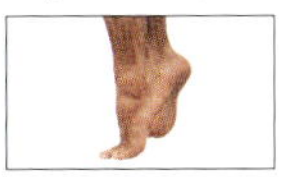

ऊर्ध्व धनुरासन

# Urdhva Dhanurasana

## TRAVAIL AVANCÉ DANS LA POSTURE

Dans la posture finale, votre corps s'étire dans deux directions : depuis les paumes et depuis les pieds. Le point de rencontre de ces deux étirements se trouve à la base de la colonne vertébrale. Efforcez-vous de soulever ce point toujours plus haut. Ouvrez les espaces entre les côtes, en particulier dans le bas de la poitrine. Ouvrez le diaphragme. Rentrez les omoplates et l'arrière de la cage thoracique : imaginez que vous êtes en train d'essorer vos reins. Veillez à ce que votre poids soit équitablement réparti sur les mains et sur les pieds, et que les jambes et les bras soient tendus vers le ciel. Au début, gardez la posture de 5 à 10 secondes, en respirant calmement. Avec la pratique, répétez l'asana trois à cinq fois. Cela apportera une plus grande liberté de mouvement à votre corps et augmentera les bienfaits de l'étirement.

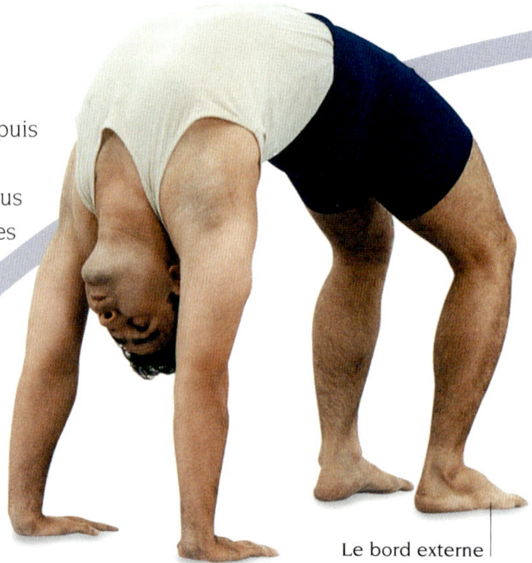
Le bord externe des pieds est plaqué contre le sol

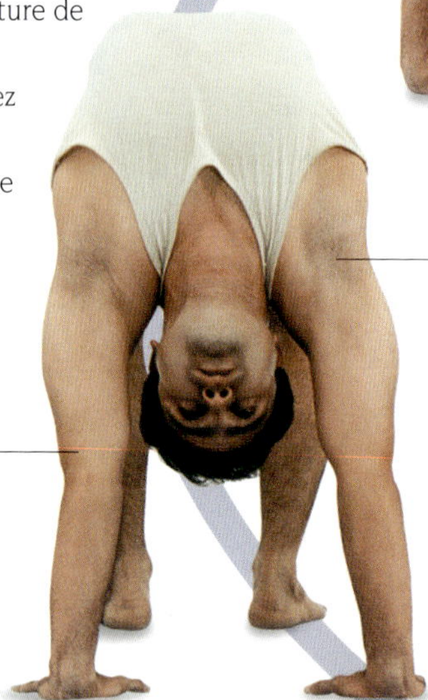


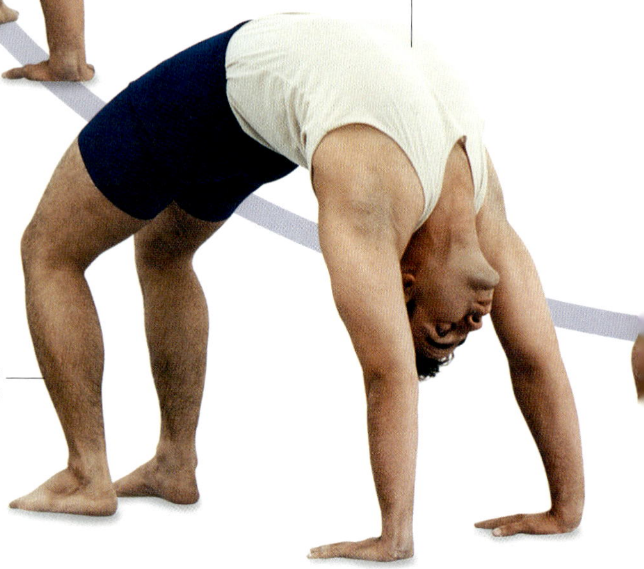
Poussez la poitrine vers le ciel
Poussez les tibias vers les cuisses

### QUITTER LA POSTURE

◆

Sur une expiration, pliez les coudes et les genoux. Baissez le torse pour ramener le sommet du crâne au sol. Posez le dos et les fesses au sol. Allongé sur le dos, respirez calmement.

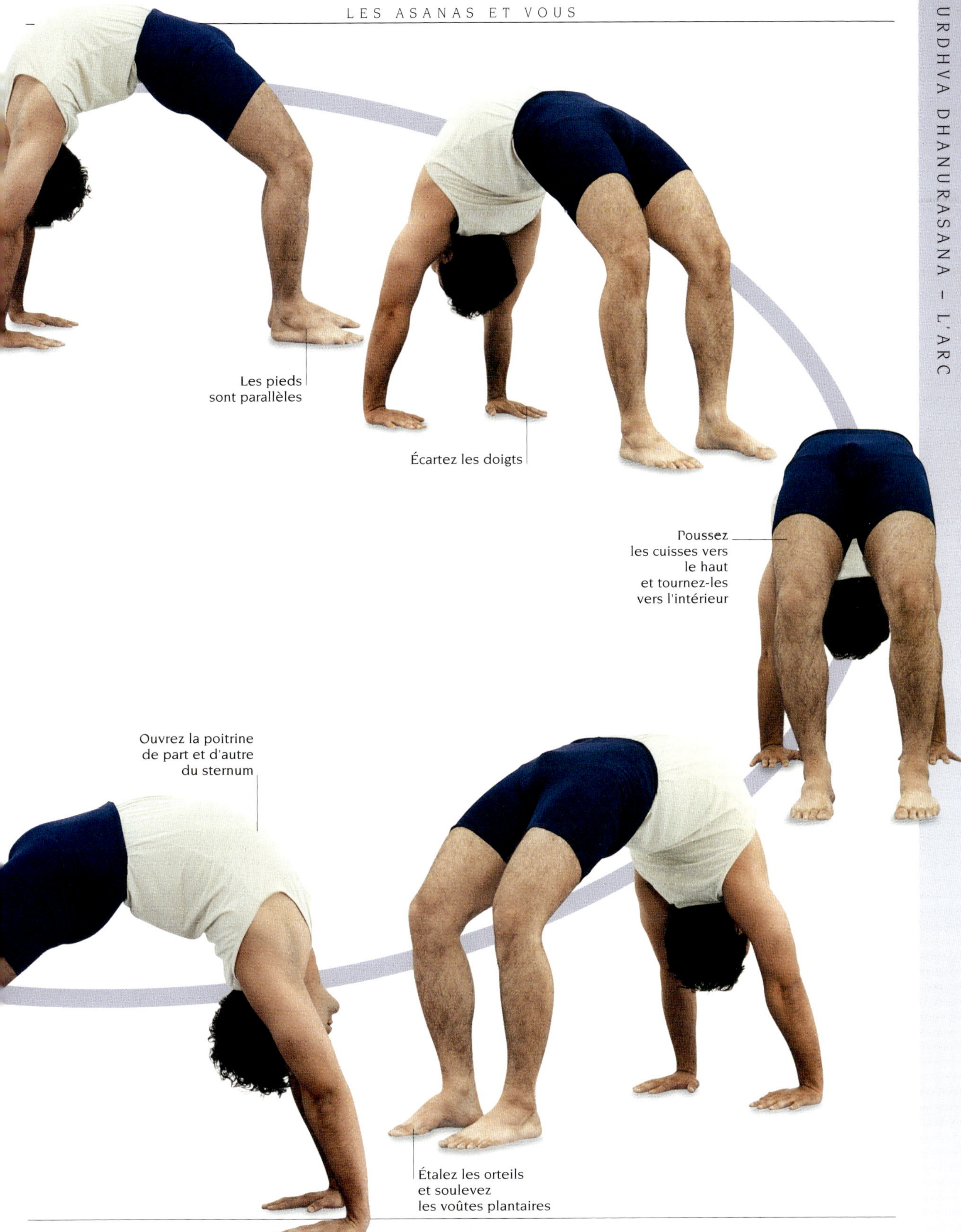
Les pieds sont parallèles
Écartez les doigts
Poussez les cuisses vers le haut et tournez-les vers l'intérieur
Ouvrez la poitrine de part et d'autre du sternum
Étalez les orteils et soulevez les voûtes plantaires

# *Asanas couchées*

*« Sentez le mental intérieur toucher tout votre corps, même les parties les plus éloignées où le mental ne parvient pas d'habitude. »*

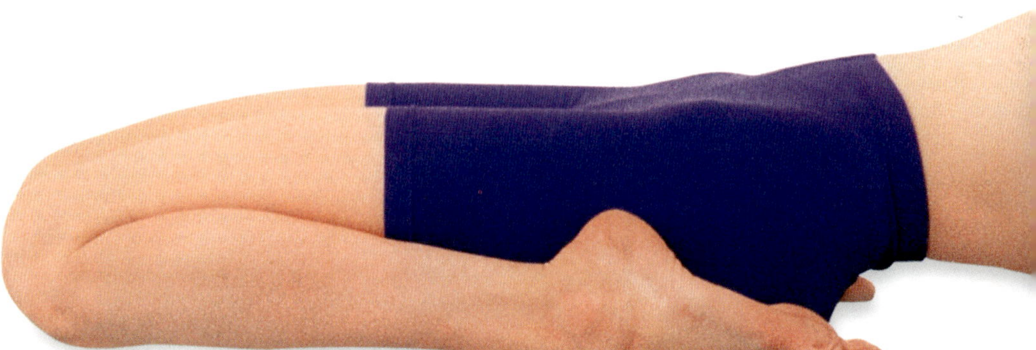

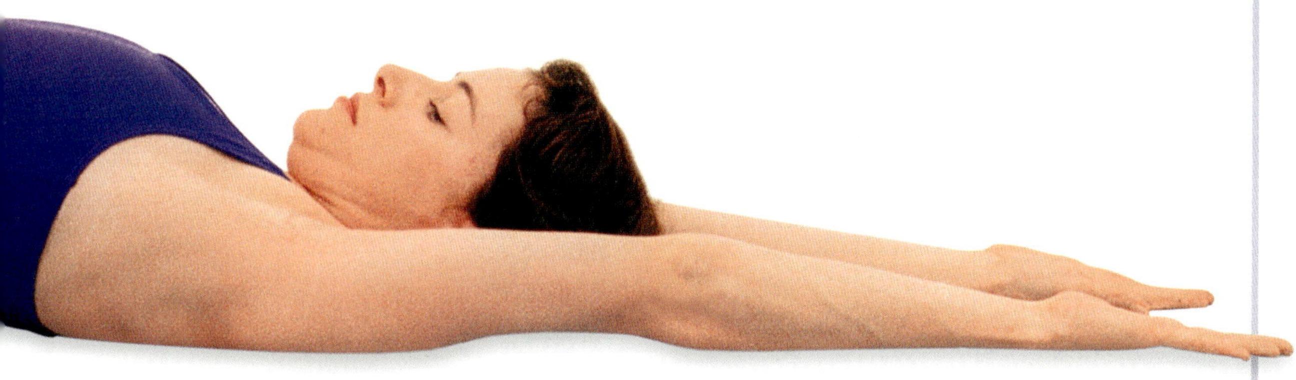

सुप्त वीरासन

# Supta Virasana

## - Le Héros couché -

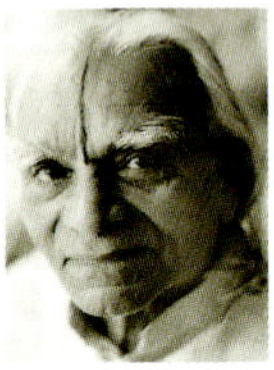

C'EST une variante de la posture assise Virasana (*voir page* 84). Dans cette asana, votre torse repose sur le sol. *Supta* signifie « couché » en sanscrit et *vira*, « héros, guerrier ». Les athlètes, ainsi que les personnes qui doivent rester debout pendant de longues périodes, apprécieront cette asana, parce qu'elle procure un étirement intense et revigorant aux jambes. Si vous pratiquez cette posture avant de vous coucher, vous sentirez vos jambes reposées et pleines d'énergie le matin.

### PRÉCAUTIONS

◆

Ne pratiquez pas cette asana si vous souffrez de problèmes cardiaques, de problèmes de dos ou d'ostéoarthrose aux genoux. Ceux qui souffrent de la goutte, d'arthrite dans les chevilles ou de problèmes liés aux disques vertébraux doivent pratiquer avec des accessoires (blocs, coussins, sangles). Les femmes pourront placer un coussin ou un pouf sous leur dos pendant les règles.

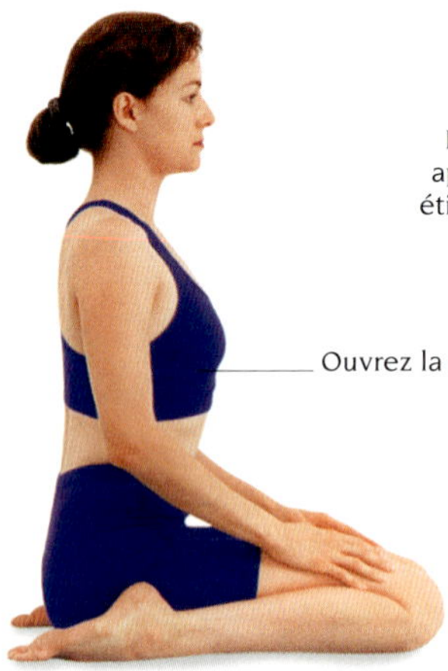


1 Assis en Virasana (*voir page* 84), les genoux se touchent, les pieds sont écartés d'environ 50 cm et sont placés à côté des hanches. Afin d'éviter les blessures, veillez à ce que la face interne de chaque mollet touche la face externe de chaque cuisse. Les plantes de pieds regardent vers le ciel. Les orteils sont au sol. Étirez complètement les chevilles et les plantes de pieds vers les orteils. Sentez l'énergie circuler dans les deux directions à travers vos pieds.

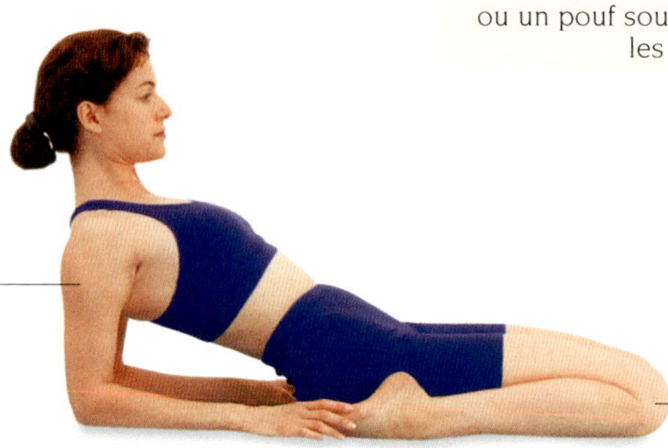
Les avant-bras appuyés au sol, étirez la poitrine
Les genoux restent serrés

2 Ajustez la position de vos jambes en tournant légèrement les cuisses vers l'intérieur et les mollets vers l'extérieur. Sur une expiration, descendez peu à peu le dos vers le sol. Posez les coudes l'un après l'autre. Vos paumes sont sur vos pieds. Respirez calmement.

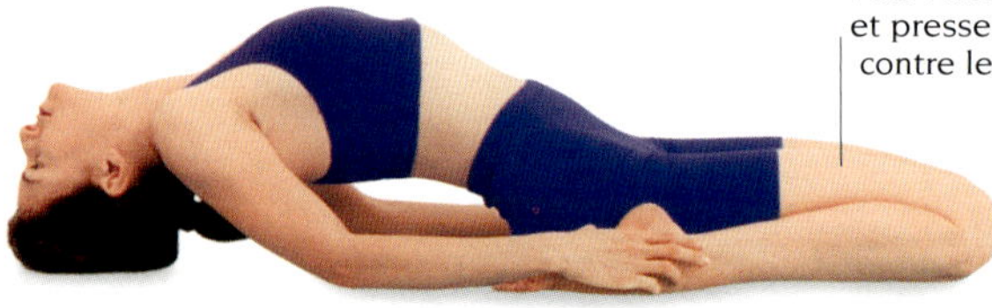


3 Placez le sommet du crâne au sol. Baissez les épaules et le haut du torse pour poser la tête, puis le dos au sol. Tendez les bras le long du corps, les poignets contre les plantes de pieds.

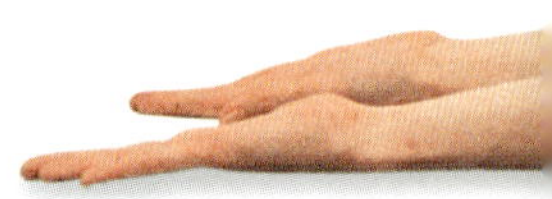

## Bienfaits

◆

*Aide à diminuer les troubles cardiaques*

◆

*Étire l'abdomen, le dos et la taille*

◆

*Soulage les rhumatismes et les douleurs dans le haut et dans le milieu du dos*

◆

*Facilite la digestion après un repas copieux*

◆

*Apaise les remontées acides et les ulcères à l'estomac*

◆

*Soulage les symptômes de l'asthme*

◆

*Calme les douleurs des règles et aide dans le traitement des troubles ovariens*

## Le conseil du gourou

*« Ne poussez pas les fesses vers le dos, car cela cambre la région lombaire. Regardez comme je pousse la taille et les fesses de mon élève vers ses genoux. Il vous faut allonger les muscles des fesses pour permettre à la région lombaire de se détendre. Puis posez la colonne vertébrale au sol. »*

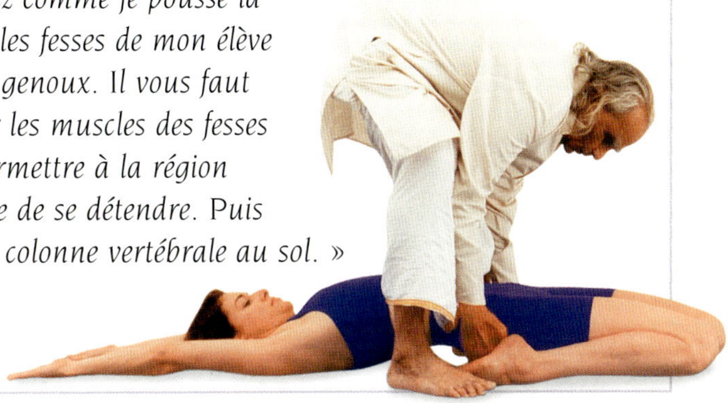

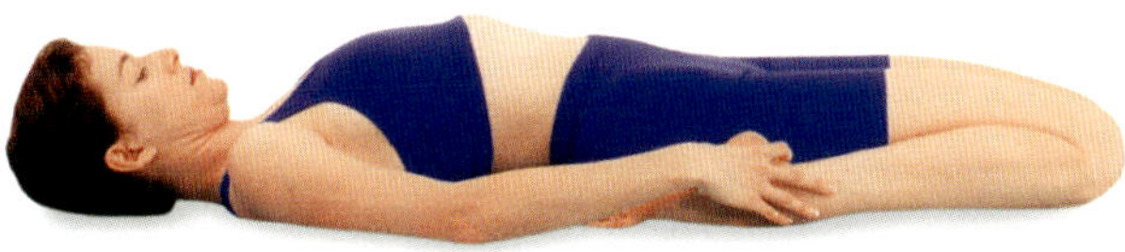

Tournez les talons vers l'extérieur en les attrapant avec les mains

**4** Écartez les coudes sur les côtés et allongez-vous complètement sur le sol, jusqu'à ce que la colonne soit tout à fait droite. Éloignez-les épaules du cou. Maintenez les omoplates et les genoux au sol.

**5** Passez les bras par-dessus la tête et tendez-les derrière vous sur le sol, paumes vers le ciel. Veillez à ce que les omoplates restent bien plaquées au sol, ne laissez pas les fesses ni les genoux se soulever. Détendez le dos et laissez-le descendre complètement jusqu'à toucher le sol. Si votre dos se cambre dans la posture, le bas du dos sera contracté. Pressez les cuisses l'une contre l'autre, en prenant soin de ne pas tirer brusquement les genoux. Respirez calmement et restez dans la posture 30 à 60 secondes.

Ouvrez la poitrine de part et d'autre du sternum

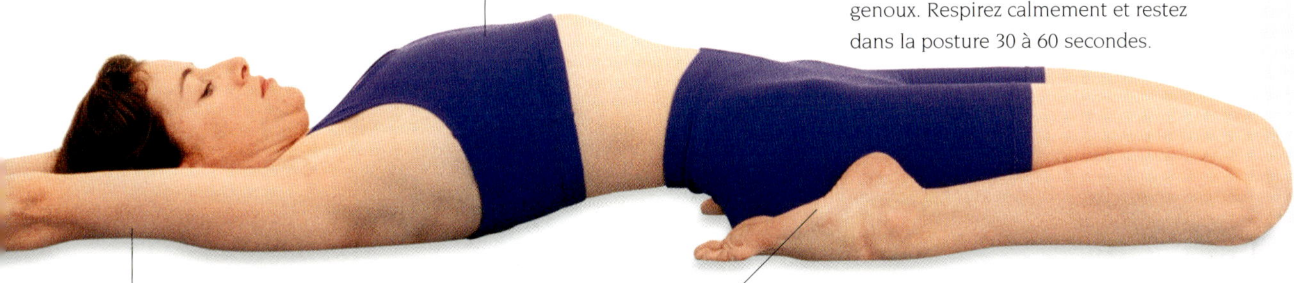

Tendez les bras : ils doivent toucher le sol

La face externe du pied pivote vers le sol

सुप्त वीरासन

# Supta Virasana

## TRAVAIL AVANCÉ DANS LA POSTURE

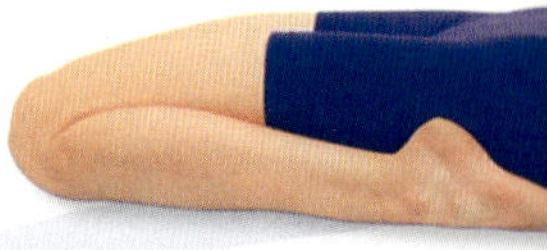

Dans la posture finale, les bras tendus tirent les cuisses et l'abdomen vers la poitrine, ce qui les masse en même temps. Rentrez bien les omoplates et ouvrez complètement la poitrine. Pressez les épaules vers le bas, tout en veillant à ce que vos genoux et vos fesses restent bien plaqués au sol. L'avant et l'arrière du corps doivent être aussi étirés l'un que l'autre, et les aisselles doivent être complètement ouvertes. Poussez le bassin vers les genoux et contre le sol. Concentrez-vous sur les côtes, pour les étirer consciemment vers la tête. Petit à petit, augmentez le temps que vous passez dans la posture jusqu'à 5 à 7 minutes.

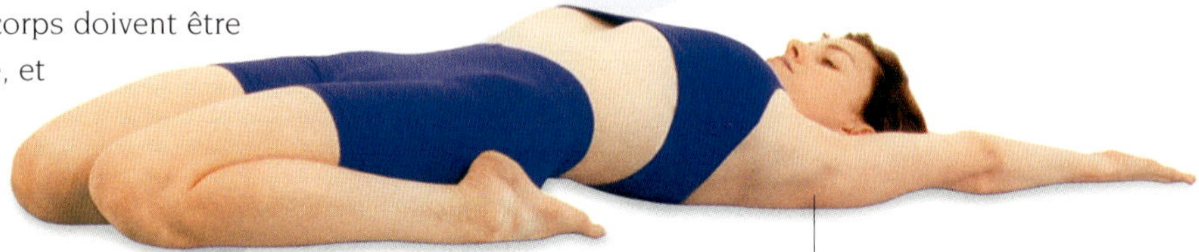

Les omoplates sont rentrées

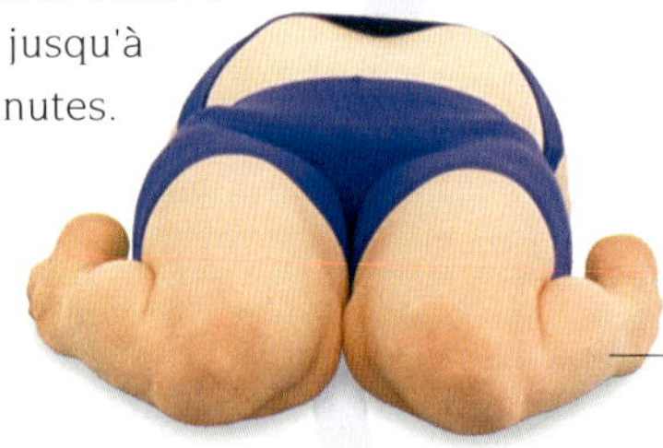

Les tibias sont plaqués au sol

*« Lorsque le ment*

*apaisé, ce qu*

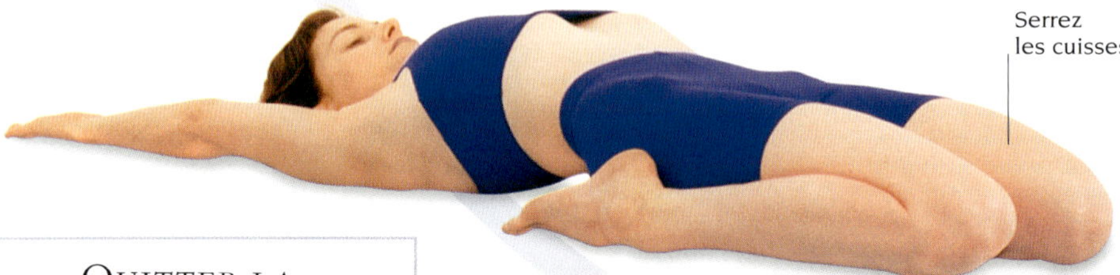

Serrez les cuisses

### QUITTER LA POSTURE

◆

Ramenez les mains par-dessus la tête et attrapez vos chevilles. Levez la tête et le torse, en prenant appui sur les coudes. Asseyez-vous en Virasana. Sur une expiration, tendez les jambes l'une après l'autre. Asseyez-vous en Dandasana.

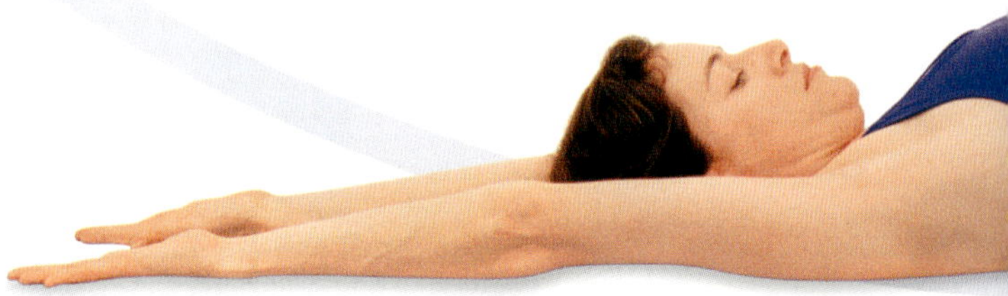

La poitrine ne doit pas s'affaisser

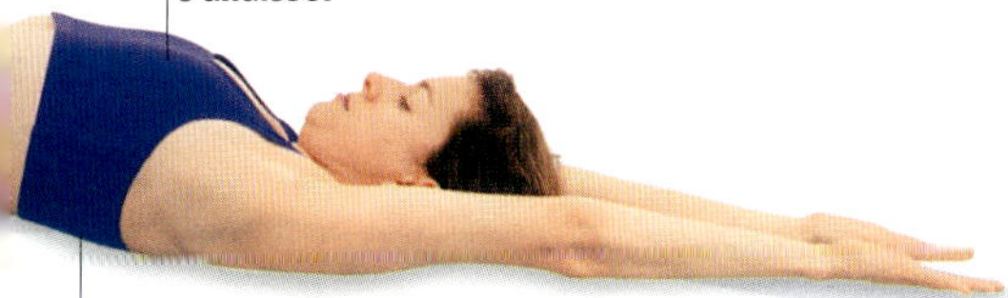

Le dos est étiré ; ne le cambrez pas

Les coudes ne doivent pas pivoter vers l'extérieur

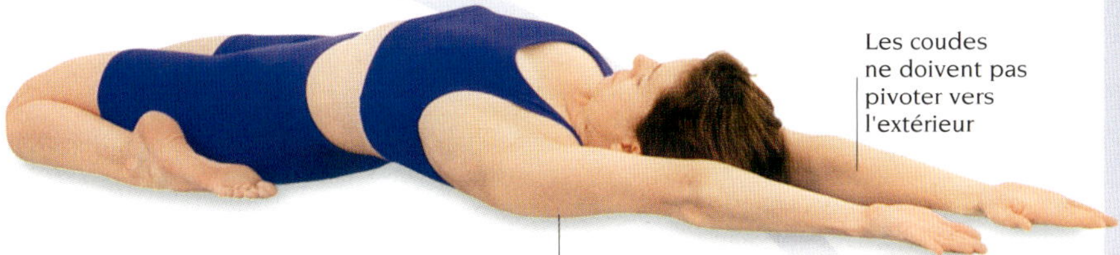

Les deux épaules touchent le sol

*est sous contrôle,*

*reste est l'âme. »*

La poitrine reste ouverte

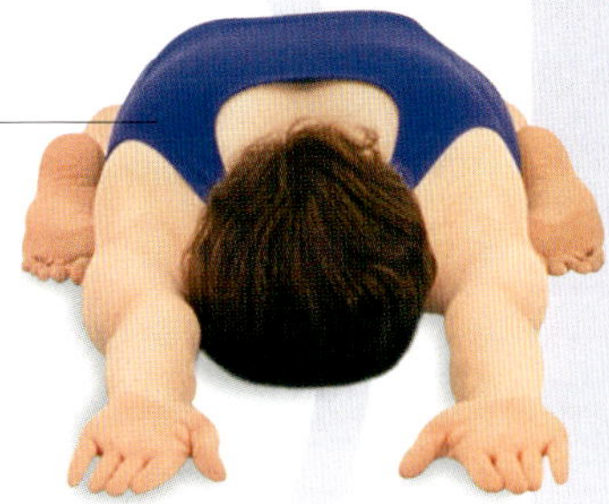

Les paumes de mains sont ouvertes à plat

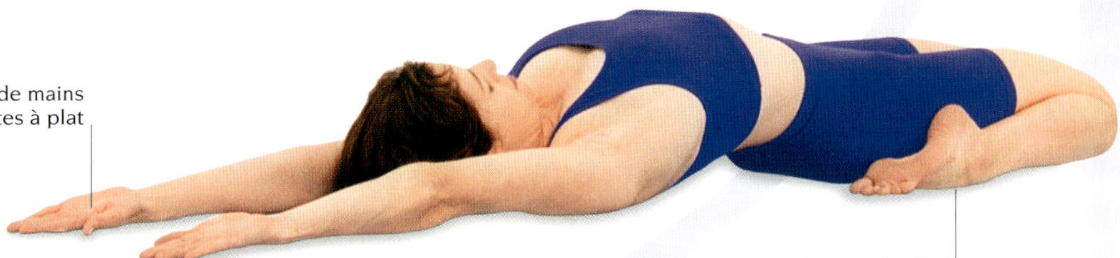

Le cou-de-pied est contre le sol

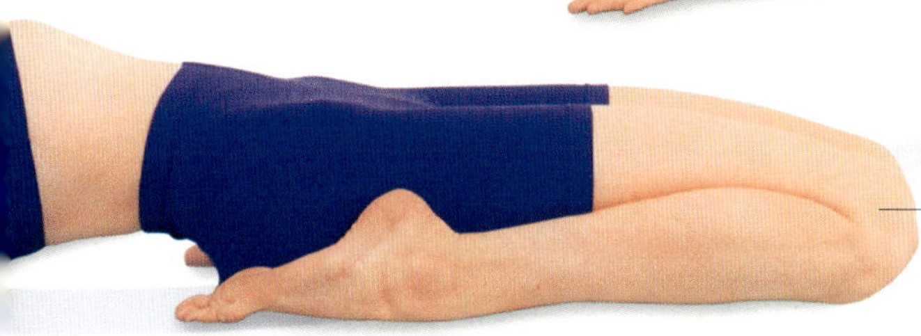

Les genoux sont l'un contre l'autre, plaqués au sol

शवासन

# Savasana

## - Le Cadavre -

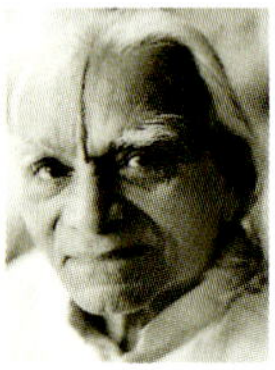

DANS cette asana, le corps est aussi immobile qu'un cadavre, tandis que le mental est alerte, tout en restant calme. Le mot *sava* veut dire « cadavre » en sanscrit. Savasana supprime la fatigue et apaise le mental. Chaque partie du corps doit être placée avec exactitude pour parvenir à une totale relaxation. Lorsque vous pratiquez cette asana, les organes de la perception (les yeux, les oreilles, la langue) se détournent du monde extérieur. Le corps et le mental ne font plus qu'un, vous ressentez le silence intérieur. Cette asana est la première étape dans la pratique de la méditation.

### PRÉCAUTIONS

Si vous êtes enceinte, que vous souffrez de troubles respiratoires ou de crises d'angoisse, pratiquez Savasana avec la tête et la poitrine soutenues par un coussin. Si vous avez mal au dos, allongez-vous le dos au sol et posez les mollets sur une chaise, les cuisses perpendiculaires au sol. Ne pratiquez pas Savasana entre les autres asanas.

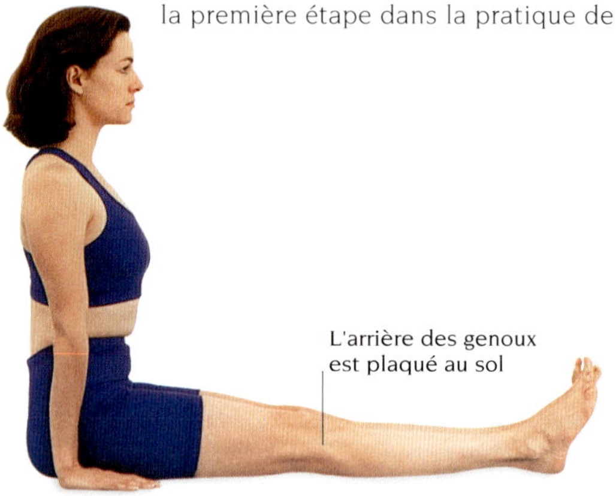


1 Assis en Dandasana (*voir page* 82), poussez les fesses sur les côtés, de façon que votre poids soit équitablement réparti sur les ischions. Respirez calmement.

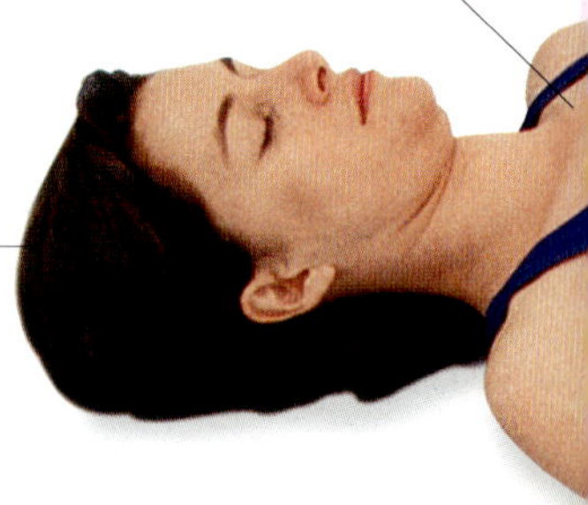


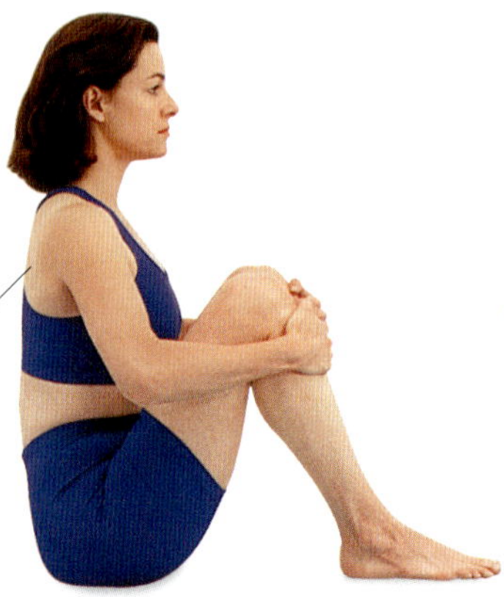


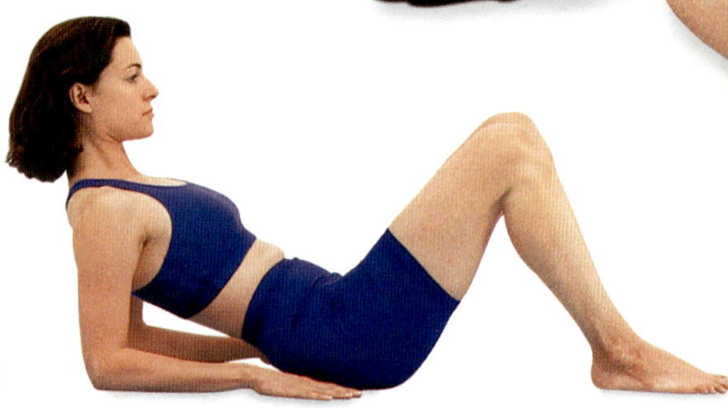

2 Pliez les genoux et amenez les talons vers les fesses. Attrapez le haut des tibias et pressez les ischions contre le sol. Veillez à garder le dos droit.

3 Pour amener le torse au sol, placez les avant-bras et les paumes par terre et penchez-vous en prenant appui sur les coudes. Les pieds, les genoux et les fesses ne doivent pas bouger.

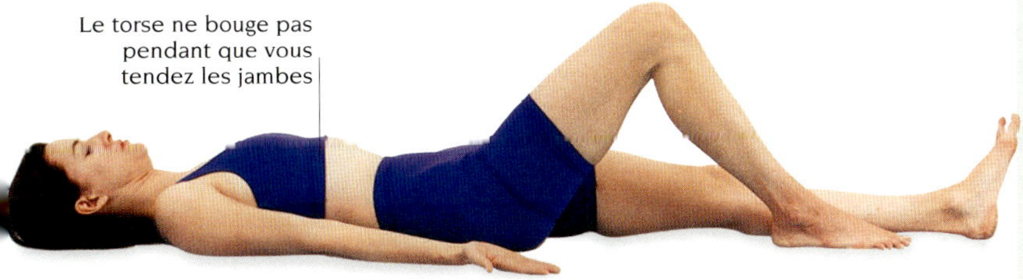
Le torse ne bouge pas
pendant que vous
tendez les jambes

**4** Amenez le torse au sol, vertèbre par vertèbre, jusqu'à ce que la tête soit posée au sol. Tournez les paumes de mains vers le ciel. Fermez les yeux puis tendez les jambes une par une.

**DÉBUTANTS AVANCÉS** Étirez le torse dans la direction opposée aux jambes afin d'allonger le dos. Le dos est complètement à plat sur sol. Veillez à ce que l'étirement le long des jambes et du torse soit égal de chaque côté.

## BIENFAITS

◆

*Soulage la tension nerveuse, la migraine, l'insomnie et le syndrome de la fatigue chronique*

◆

*Détend le corps et facilite la respiration*

◆

*Apaise le système nerveux et amène la paix du mental*

◆

*Facilite la convalescence après une maladie longue ou grave*

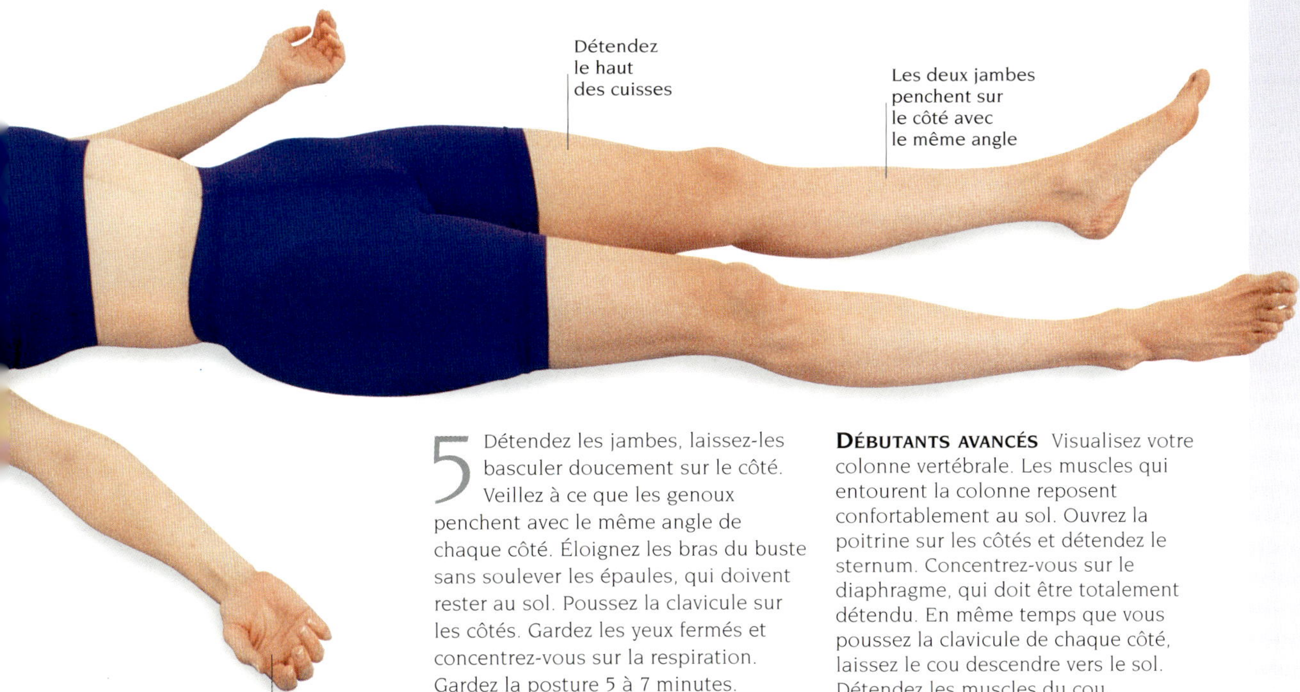
Détendez
le haut
des cuisses
Les deux jambes
penchent sur
le côté avec
le même angle
Détendez les
doigts et le centre
des paumes

**5** Détendez les jambes, laissez-les basculer doucement sur le côté. Veillez à ce que les genoux penchent avec le même angle de chaque côté. Éloignez les bras du buste sans soulever les épaules, qui doivent rester au sol. Poussez la clavicule sur les côtés. Gardez les yeux fermés et concentrez-vous sur la respiration. Gardez la posture 5 à 7 minutes.

**DÉBUTANTS AVANCÉS** Visualisez votre colonne vertébrale. Les muscles qui entourent la colonne reposent confortablement au sol. Ouvrez la poitrine sur les côtés et détendez le sternum. Concentrez-vous sur le diaphragme, qui doit être totalement détendu. En même temps que vous poussez la clavicule de chaque côté, laissez le cou descendre vers le sol. Détendez les muscles du cou.

शवासन

# Savasana

## Travail avancé dans la posture

Quand votre cou descend lentement vers le sol (*voir étape* 5, *page* 151), vous ressentez une sensation très agréable de détente à l'arrière du cerveau. Lorsque cette zone du cerveau est détendue, passez à la zone frontale. Depuis le sommet du crâne, l'énergie doit descendre en spirale vers le nez, entre les sourcils, jusqu'à un point placé au niveau du sternum. Lorsque l'énergie atteint ce point, les trois couches et les cinq enveloppes dont votre corps est constitué (*voir page* 24) sont unifiées en un tout harmonieux. C'est là le but ultime de Savasana.

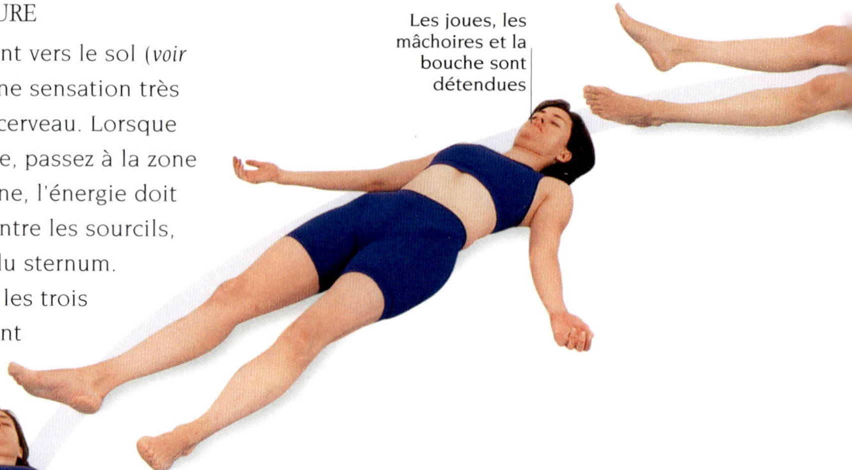


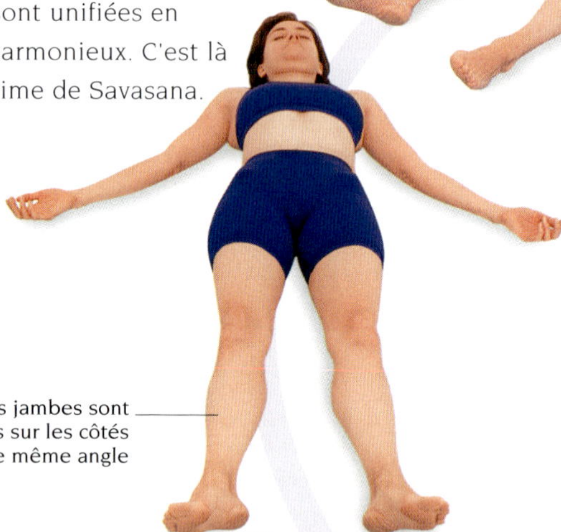


*« La relaxation la plus extérieur… vers les couches le…*

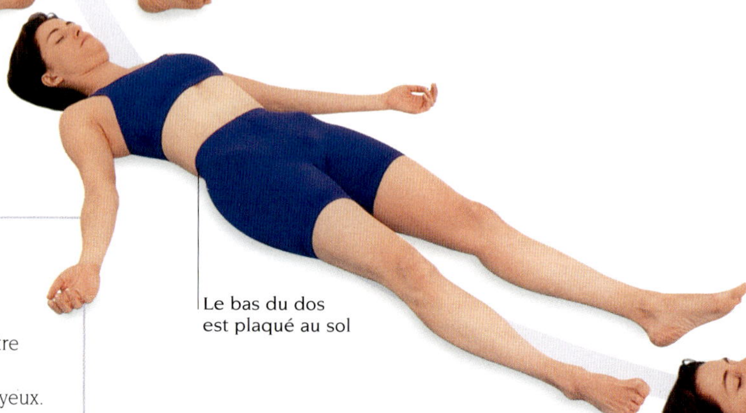


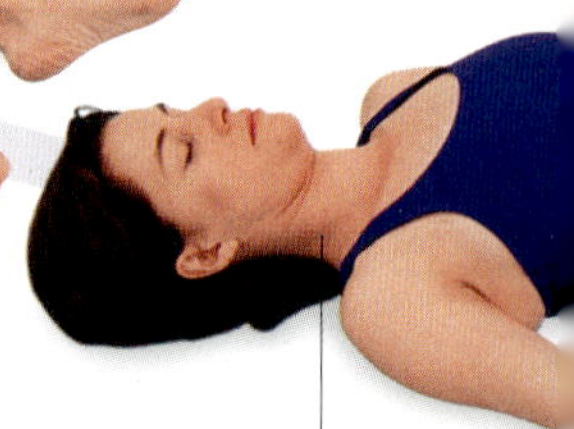


### Quitter la posture

◆

Ramenez doucement votre conscience vers votre environnement. Ouvrez les yeux. Pliez le genou droit et roulez sur le côté droit. Redressez-vous à l'aide du bras droit et asseyez-vous en tailleur.

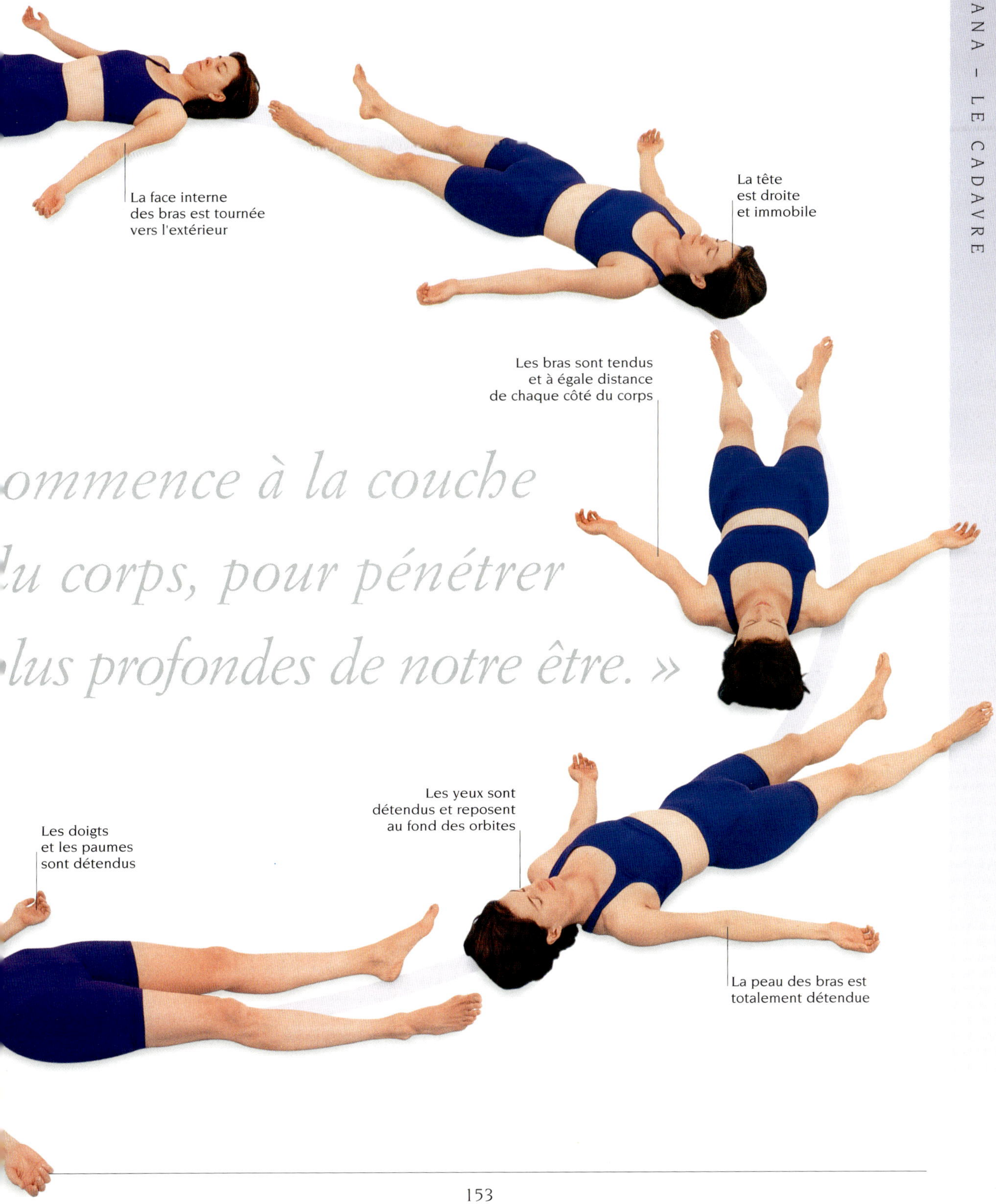
La face interne
des bras est tournée
vers l'extérieur
La tête
est droite
et immobile
Les bras sont tendus
et à égale distance
de chaque côté du corps
Les yeux sont
détendus et reposent
au fond des orbites
Les doigts
et les paumes
sont détendus
La peau des bras est
totalement détendue

*ommence à la couche*
*lu corps, pour pénétrer*
*lus profondes de notre être. »*

# Glossaire

*Abhyantara* inspiration
*Ahankara* orgueil dû à l'ignorance
*Ahimsa* non-violence
*Ajna Chakra* chakra de l'énergie ou du commandement
*Alabdha bhumikatva* indisposition
*Alasya* paresse
*Anahata chakra* chakra spirituel du cœur
*Anandamaya kosha* enveloppe de félicité, la plus importante des cinq enveloppes du corps, que l'on peut atteindre par la pratique du yoga
*Angamejayatva* déséquilibre physique
*Annamaya kosha* enveloppe anatomique, l'une des cinq enveloppes du corps
*Antara-kumbhaka* rétention du souffle à poumons pleins
*Antaranga-sadhana* discipline émotionnelle et mentale que l'on obtient en suivant les huit membres ou étapes du yoga
*Antaratma-sadhana* quête de l'âme entreprise en suivant les huit membres ou étapes du yoga
*Anusasanam* discipline
*Aparigraha* absence de désir ; non-convoitise
*Arambhavastha* niveau du débutant en yoga, qui pratique au niveau du seul corps physique
*Asmita* égoïsme
*Asteya* absence de cupidité, non-vol
*Atman* le soi ou l'âme
*Avirati* désir sensuel
*Ayama* diffusion ou distribution de l'énergie
*Bahiranga-sadhana* l'une des trois disciplines du yoga, qui comprend la pratique des principes éthiques
*Bahya* expiration
*Bahya-kumbhaka* rétention du souffle à poumons vides
*Bhakti marg* voie de l'amour et de la dévotion
*Bharadvaja* un sage, le père du guerrier Dronacharya
*Bharanti darshana* connaissance erronée, ignorance
*Brahmacharya* chasteté, abstinence
*Buddhi* intelligence
*Chakras* dans le corps, points de jonction d'une importance majeure, conceptuellement placés le long de la colonne vertébrale et qui, lorsqu'ils sont activés par les asanas et le pranayama, transforment l'énergie cosmique en énergie spirituelle
*Chitta* contrôle des mouvements de la conscience
*Chittavritti* déséquilibre dans l'état mental
Côtes flottantes les deux dernières paires de côtes qui ne sont pas attachées au sternum
*Dharana* concentration, la sixième étape ou membre du astanga yoga
*Dhyana* méditation, la septième étape ou membre du astanga yoga
*Dronacharya* fils du sage Bharadvaja, l'un des principaux personnages dans l'épopée du *Mahabharata*
*Duhkha* souffrance ou douleur
*Ekagra* état du mental concentré
*Ghatavastha* niveau intermédiaire en yoga, lorsque le mental et le corps apprennent à bouger en harmonie
*Gheranda Samhita* texte sur le yoga, rédigé par le sage Gheranda au XVe siècle
*Guru* professeur ; celui qui transmet un système de connaissance à un disciple
*Guru-sishya parampara* enseignement traditionnel, vieux de plusieurs siècles, qui lie un élève à un professeur
*Hatha yoga* vision de l'âme que l'on atteint par le contrôle de l'énergie
*Hathayoga Pradipika* traité sur le yoga compilé au XVe siècle par le sage Svatmarama
*Isvara pranidhana* dévotion à Dieu
*Jivatma* l'âme individuelle
*Jnana marg* voie de la connaissance, par laquelle celui qui cherche apprend à discerner le réel de l'irréel
*Kaivalya* liberté, émancipation
*Karana sharira* corps causal, l'une des trois couches du corps
*Karma marg* voie du service désintéressé, sans espoir de récompense
*Karya sharira* corps grossier, l'une des trois couches du corps
*Kathopanishad* texte ancien, datant d'environ 300 à 400 av. J.-C.
*Klesha* souffrance causée par l'égoïsme, le désir, l'attachement et la haine
*Ksipta* état du mental distrait
*Kumbakha* rétention de l'énergie
*Kundalini* énergie divine cosmique que l'on trouve à l'état latent dans chaque être humain
*Mahabharata* la plus importante des épopées indiennes, qui date du premier millénaire av. J.-C.
*Manas* le mental
*Manava* (*manusya*) être humain conscient et intelligent
*Manipuraka Chakra* siège du sentiment de peur et d'appréhension
*Manomaya kosha* enveloppe psychologique, l'une des cinq enveloppes du corps
*Marichi* un sage, fils de Brahma, le créateur de l'univers
*Ménorragie* règles anormalement importantes ou prolongées
*Mudha* état du mental inerte, hébété
*Muladhara Chakra* contrôle l'énergie sexuelle
*Nadi* canaux subtils qui répartissent l'énergie depuis les chakras dans tout le corps
*Nirbija* sans graine
*Niruddha* état du mental contrôlé et calme
*Nishpattyavastha* étape ultime de la pratique du yoga, état de perfection
*Niyama* contrôles de soi
*Paramatma* l'âme universelle
*Parichayavastha* troisième niveau dans la pratique du yoga, lorsque l'intelligence et le corps ne font plus qu'un
*Parigraha* possessivité
*Patanjala Yoga Darshana* corpus d'aphorismes sur le yoga, compilés entre 300 av. J.-C. et 400 de notre ère et d'habitude attribués au sage Patanjali
*Patanjali* un sage, le fondateur du yoga ; on pense qu'il a vécu entre 300 av. J.-C. et 300 de notre ère
*Périnée* zone située entre les organes génitaux et l'anus
*Prakriti shakti* énergie de la nature
*Pramada* indifférence
*Prana* énergie ou force vitale
*Pranamaya kosha* enveloppe de la force vitale, l'une des cinq enveloppes du corps
*Pranayama* contrôle de l'énergie vitale par la respiration
*Pratyahara* détachement mental du monde extérieur, retrait des sens
*Psoriasis* affection cutanée de type eczémateux, qui produit des squames secs sur la peau
*Purusha shakti* énergie de l'âme
*Raja yoga* vision de l'âme obtenue par le contrôle des mouvements de la conscience
*Rajasique* se dit des aliments épicés, piquants, qui stimulent exagérément le corps et le mental
Région dorsale, partie supérieure du dos,

*Sahasrara Chakra* le chakra le plus important qui, lorsqu'il est activé, amène la libération
*Samadhi* réalisation de soi
*Samshaya* doute
*Samyama* intégration, réunion du corps, de la respiration, du mental, de l'intellect et du soi
*Santosha* contentement
*Sarvaanga sadhana* pratique holistique qui intègre le corps, le mental et le soi
*Sattvique* aliments naturels, végétariens, d'agriculture biologique
*Satya* vérité, véracité
*Saucha* propreté, pureté
*Scoliose* déviation latérale de la colonne vertébrale
*Shakti* énergie vitale, sentiment du soi qui détermine les émotions, la volonté et le discernement
*Shvasa-prashvasa* respiration inégale, irrégulière ; déséquilibre
*Styana* réticence à travailler
*Suksma sharira* corps subtil, l'une des trois couches du corps
*Svadhyaya* étude du corps, du mental, de l'intellect et de l'ego
*Svatmarama* sage, auteur du traité *Hathayoga Pradipika*
*Swadhishtana Chakra* site des désirs mondains
*Tamasique* se dit d'aliments contenant de la viande ou de l'alcool
*Tapas* austérité atteinte par la pratique approfondie et sérieuse du yoga
*Vijnanamaya kosha* enveloppe intellectuelle, l'une des cinq enveloppes du corps
*Viksipta* état du mental dispersé, anxieux
*Virabhadra* guerrier légendaire
*Vishuddhi Chakra* siège de la conscience intellectuelle
*Vyadhi* maladies physiques
*Yama* codes de conduite éthique pour la vie quotidienne
*Yoga* la voie qui intègre le corps, les sens, le mental et l'intelligence avec le soi
*Yoga astanga* les huit membres ou étapes vers la réalisation de soi par la pratique du yoga
*Yoga marg* voie de la réalisation de soi, lorsque le mental et ses mouvements sont contrôlés
*Yoga Sutras* recueil d'aphorismes sur la pratique du yoga, attribués au sage Patanjali
*Yoga-agni* le feu du yoga qui, une fois allumé, active la *kundalini*
*Yogabhrastha* qui perd la grâce du yoga
*Yogacharya* professeur et maître de yoga de niveau supérieur
*Yogi* élève, celui qui cherche la vérité

# Liste des asanas

| Nom | Traduction |
|---|---|
| Adhomukha Svanasana | Le Chien tête en bas |
| Baddhakonasana | L'angle fixe |
| Bharadvajasana | Étirement du torse posture du sage Bharadvaj |
| Dandasana | Le Bâton |
| Halasana | La Charrue |
| Janu Sirsasana | La Tête au genou |
| Marichyasana | Étirement du torse et de la jambe posture du sage Marichi |
| Parsvottanasana | Étirement intense de la poitrine |
| Paschimottanasana | Étirement intense du dos |
| Salamba Sarvangasana | Posture sur les épaules |
| Salamba Sirsasana | Posture sur la tête |
| Savasana | Le Cadavre |
| Supta Virasana | Le Héros couché |
| Tadasana | La Montagne |
| Trianga Mukhaikapada Paschimottanasana | Étirement des trois parties du corps |
| Urdhva Dhanurasana | L'Arc |
| Ustrasana | Le Chameau |
| Uttanasana | Flexion avant debout |
| Utthita Parsvakonasana | Étirement latéral intense |
| Utthita Trikonasana | Le Triangle |
| Virabhadrasana 1 | Le Guerrier 1 |
| Virabhadrasana 2 | Le Guerrier 2 |
| Virasana | Le Héros |

# Index

## ◆ A ◆



## ◆ B ◆



## ◆ C ◆

## ◆ D ◆



## ◆ E ◆



## ◆ F ◆



## ◆ G ◆



## ◆ H ◆



## ◆ I ◆



## ◆ J ◆



## ◆ K ◆

## • L •



## • M •



## • N •



## • O •



## • P •



## • R •

## • S •



## • T •



## • U •



## • V •



## • Y •

# Remerciements

**Remerciements de l'éditeur**

L'éditeur voudrait remercier le Ramayani Memorial Yoga Institute de Pune pour avoir accordé la permission d'utiliser les photos d'archives de B.K.S. Iyengar ; Sudha Malik, conseiller en yoga sur ce projet ; Amit Kharsani pour la calligraphie sanscrite ; et R.C. Sharma qui a fait l'index. L'éditeur voudrait aussi remercier Clare Sheddon et Salima Hirani pour leur aide et leurs conseils durant l'élaboration du projet, et Abhijeet Mukherjee pour l'aide à la production.

**Crédits photographiques**

Code :

h, haut, b, bas, d, droite, g, gauche, c, centre

Merci également aux personnes et institutions suivantes, qui lui ont permis de reproduire certaines images et photos : Musée National, New Delhi p.10, p.21 bg, p.25 h, p.33 et ; b, p.35 b, p.37, American Institute of Indian Studies, New Delhi p.11 hg, p.12, p.24, p.28 h, p.39; Max Alexander p.22; Akhil Bakshi p.13 b, p.36; Subhash Bhargava p.31; Joe Cornish p.29; Andy Crawford p.11 hd et b ; Antonia Deutch p.19 b ; Ashok Dilwali p.8, p.161; Ashim Ghosh p.40; Steve Gorton p.11 hd ; Alistair Hughes p.26; Madan Mohan Jain p.13 t (2 photos superimposées), p.34 h ; Subir Kumedan p.384; Ashok Nath p.21; Stephen Parker p.6; Janet Peckam p.15; Kim Sayer p.158 Hashmat Singh p.154 ; Arvind Teki p.157; Pankaj Usrani p.28 b; Amar Talwar p.236 ; Colin Walton p.159 hc. DK Copyright pages (photos par Harminder Singh) 48-49, 56-59, 76-79, 177 b, 178, 182, 183 h, 184-185, 186 hd, 191-195, 199-203, 216-218, 219 h, 222-223, 226-227.

Nous avons déployé tous les efforts possibles pour retrouver les propriétaires des droits des photographies. L'éditeur prie ceux qu'il aurait pu oublier de bien vouloir l'en excuser et corrigera les éditions futures.